口腔正畸与修复

KOUQIANG ZHENGJI YU XIUFU

主编　于秀莉　杨宪珍　邢晓华

U0247751

上海交通大学出版社
SHANGHAI JIAO TONG UNIVERSITY PRESS

内容提要

本书共分为10个章节，不仅系统论述了口腔正畸与修复的基础理论、临床技术及实践指导要点，还针对口腔医疗工作中出现的临床治疗难点提供了有效的解决方案。在章节内容编排上，第一、二章分别介绍了口腔科常用检查技术和口腔材料学；第三至第七章分别就临床常见的口腔正畸与口腔修复的技术与方法进行了详细阐述；第八至第十章阐述了牙体、牙髓和根尖周疾病的诊治。书中用图、表直观地解析了矫治的基本原理、诊断要旨、技术方法和关键步骤，用珍贵清晰的病例图片展示了常见口腔疾病的分类及其治疗经验。本书适合口腔科医师及口腔专业学生参考使用。

图书在版编目（CIP）数据

口腔正畸与修复 / 于秀莉，杨宪珍，邢晓华主编
. --上海 ：上海交通大学出版社，2021
　　ISBN 978-7-313-26090-1

　　Ⅰ．①口… Ⅱ．①于… ②杨… ③邢… Ⅲ．①口腔正
畸学 Ⅳ．①R783.5

　　中国版本图书馆CIP数据核字（2021）第254539号

口腔正畸与修复
KOUQIANG ZHENGJI YU XIUFU

主　　编：于秀莉　杨宪珍　邢晓华			
出版发行：上海交通大学出版社	地　　址：上海市番禺路951号		
邮政编码：200030	电　　话：021-64071208		
印　　制：广东虎彩云印刷有限公司			
开　　本：787mm×1092mm　1/16	经　　销：全国新华书店		
字　　数：442千字	印　　张：17.25		
版　　次：2023年1月第1版	插　　页：2		
书　　号：ISBN 978-7-313-26090-1	印　　次：2023年1月第1次印刷		
定　　价：198.00元			

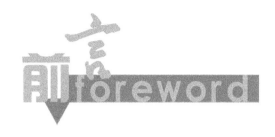

　　口腔医学是一门发展迅速的专业学科,新理论、新技术、新材料、新方法、新器械的不断涌现,使得口腔医学得以迅速发展。口腔正畸学是矫正牙齿、纠正错𬌗畸形的一门学科,在矫治技术、材料以及应用领域等方面发展迅速,理论越来越成熟,技术越来越精湛。口腔修复学是口腔医学的重要组成部分之一,是一门以基础医学、口腔基础医学、技工工艺学、口腔材料学、生物工程学和美学等学科为基础的临床学科。目前,国内外口腔正畸与口腔修复在材料开发、技术创新以及扩大应用领域方面取得了不俗的成绩,其未来发展空间也是巨大的。随着人们生活水平的提高和对口腔保健意识的增强,人们对口腔医师的专业需求也越来越高。因此,对口腔临床医师而言,及时更新自己的专业知识并与其他临床医师交流经验,不仅可以巩固自己的医学理论知识,还可以提高自身的临床诊治水平。鉴于此,我们特组织了一批临床经验丰富的口腔医师编写了《口腔正畸与修复》一书。

　　本书共分为十章,不仅系统论述了口腔正畸与修复的基础理论、临床技术及实践指导要点,还针对口腔医疗工作中出现的临床治疗难点提供了有效的解决方案。在章节内容编排上,第一、二章分别介绍了口腔科常用检查技术和口腔材料学;第三至第七章分别就临床常见的口腔正畸与口腔修复的技术与方法进行了详细阐述;第八至第十章阐述了牙体、牙髓和根尖周疾病的诊治。书中用图、表直观地解析了矫治的基本原理、诊断要旨、技术方法和关键步骤,用清晰的病例图片展示了常见口腔疾病的分类及其治疗经验。本书不失为一部实用的口腔正畸与修复专业参考书。

本书在编写过程中得到了多位口腔科专家的帮助,他们在繁忙的医疗、教学和科研工作之余参与撰写。在此表示衷心的感谢。本书编写虽力求完善,但口腔医学发展迅速,加之编者编写经验有限,书中存在的不妥之处和纰漏,敬请读者和同仁批评指正。

《口腔正畸与修复》编委会

2021 年 6 月

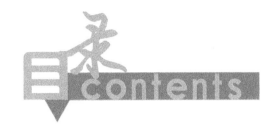

第一章

口腔科常用检查技术

第一节　常　规　检　查

一、基本器械

(一)口镜

口镜有平面和凹面两种,主要用于牵拉颊部和推压舌体以便直接观察检查部位;通过镜子反射影像,可对口腔内难以直视的部位进行观察;还可用于聚集光线,增加局部照明,增加检查部位的可视度;金属口镜的柄端亦可用于叩诊。

(二)探针

探针具有尖锐的尖端。一端呈半圆形,用于探诊检查牙齿的窝沟点隙、龋洞、穿髓点、根管口等,亦可探查牙齿表面的敏感范围和程度,还可用于检查皮肤和黏膜的感觉功能;另一端呈三弯形,主要用于检查邻面龋。

(三)镊子

镊子用于夹持物品和检查牙齿松动度。

二、一般检查

(一)问诊

问诊是医师与患者或知晓病情的人交流,了解疾病的发生、发展和诊治过程。问诊是采集病史、诊断疾病的最基本、最重要的手段。问诊内容主要包括主诉、现病史、既往史和家族史。

1.主诉

主诉的记录通常为一句话,应包括部位、症状和患病时间。如"右上后牙冷热刺激痛2周"。

2.现病史

现病史是病史的主体部分,是整个疾病的发生、发展过程。基本内容包括发病情况和患病时间,主要症状和诱因,症状加重或缓解的原因,病情的发展和演变,诊治经过和效果等。

3.既往史

既往史是指患者过去的口腔健康状况、患病情况及外伤、手术和过敏史等,还包括与口腔疾病有关的全身病史,如高血压、糖尿病、心脏病、血液病等。

4.家族史

家族史是指患者的父母、兄弟、姐妹的健康状况及患病情况,有无遗传性疾病、肿瘤、传染病等。特别是过去的某些疾病与现患疾病之间可能有关或相同时,更应详细询问并记录。

(二)视诊

视诊主要观察口腔和颌面部的改变,视诊时一般按照先口外、后口内,先检查主诉部位、后检查其他部位的顺序检查。

1.全身情况

虽然患者是因口腔疾病就诊,但口腔医师还是应通过视诊对患者的全身状况有初步的了解,例如患者的精神状态、营养和发育情况等,注意一些疾病可能出现的特殊面容或表情特征。

2.颌面部

首先观察面部发育是否正常,左右是否对称,有无肿胀或畸形;皮肤的颜色改变、瘢痕或窦道。如要检查面神经的功能,可观察鼻唇沟有无变浅或消失,可嘱患者闭眼、吹口哨等,观察面部双侧的运动是否协调,眼睛能否闭合,口角是否歪斜等。

3.牙齿及牙列

牙齿的颜色、外形、质地、大小、数目、排列、接触关系;牙体的缺损、着色、牙石、菌斑、软垢、充填体等情况;牙列的完整和缺损;修复体的情况等。

4.口腔软组织

牙周组织颜色、形态、质地的改变,菌斑及牙石的状况,肿胀程度及范围,是否存在窦道,牙龈及其他黏膜的色泽、完整性,有无水肿、溃疡、瘢痕、肿物等。另外,也要注意舌背有无裂纹,舌乳头的分布和变化,舌的运动情况及唇、舌系带情况等。

(三)探诊

探诊是利用探针或牙周探针检查和确定病变部位、范围和组织反应情况,包括牙齿、牙周和窦道等。

1.牙齿

主要是用于对龋洞的探诊,以确定部位、范围、深浅、有无探痛等;探查修复体的边缘密合度,确定有无继发龋;确定牙齿的敏感范围、敏感程度。探诊时需注意动作轻柔,特别是深龋,以免刺入穿髓点引起剧痛。

2.牙周组织

可用普通探针探测牙龈表面的质感是松软还是坚实,探查龈下牙石的数量、分布、位置,根面有无龋损或釉珠,以及根分叉处病变情况等。探测牙周袋的深度及附着水平情况时要注意使用牙周探针进行探诊,探诊时支点要稳固,探针与牙长轴方向一致,力量适中(一般以 20～25 g 压力为宜),按一定顺序如牙齿的颊、舌侧的近中、中、远中进行探诊并做测量记录,避免遗漏。

3.窦道

窦道常见于患牙根尖区牙龈颊侧,也可发生在舌侧,偶见于皮肤。探诊时可用圆头探针,或将牙胶尖插入窦道并缓慢推进探测窦道的方向和深度,结合 X 线片,以探明其来源,帮助寻找患牙或病灶。探诊时应缓慢顺势推进,避免疼痛和损伤。

(四)触诊

触诊是医师用手指在可疑病变部位进行触摸或按压,根据患者的反应和检查者的感觉对病变的硬度、范围、形状、活动度等进行判断的诊断方法。

1.颌面部

对于唇、颊和舌部的病变,可行双指双合诊检查;对于口底和下颌下区病变,可行双手双合诊检查,以便准确了解病变的范围、质地、界线、动度及有无波动感、压痛、触痛和浸润等。检查时以一只手的拇指和示指,或双手置于病变部位上下或两侧进行,并按"由后向前"顺序进行。

2.下颌下、颏下、颈部淋巴结

患者取坐位,头稍低,略向检查侧,检查者立于患者的右前或右后方,手指紧贴检查部位,按一定顺序,由浅入深滑动触诊。触诊顺序一般为:枕部、耳后、耳前、腮、颊、下颌下及颏下,顺胸锁乳突肌前后缘、颈前后三角直至锁骨上窝。触诊检查时应注意肿大淋巴结所在的部位、大小、数目、硬度、活动度、有无压痛、波动感及与皮肤或基底部有无粘连等情况。应特别注意健、患侧的对比检查。

3.颞下颌关节

以双手示指或中指分别置于两侧耳屏前方、髁突外侧,嘱患者做开闭口运动,可了解髁突活动度和冲击感,需注意两侧对比,以协助关节疾病的诊断。另外,以大张口时上、下颌中切牙切缘间能放入患者自己横指(示指、中指和无名指)的数目为依据的张口度检查,也是颞下颌关节检查的重要内容。

4.牙周组织

用示指指腹触压牙齿的唇、颊或舌侧牙龈,检查龈沟处有无渗出物。也可将示指置于患牙唇(颊)侧颈部与牙龈交界处,嘱患者做各种咬合运动,检查是否有早接触点或殆干扰,如手感震动较大提示存在殆创伤。

5.根尖周组织

用指腹扣压可疑患牙根尖部,根据是否有压痛、波动感或脓性分泌物溢出等判断根尖周组织是否存在炎症等情况。

(五)叩诊

叩诊是用平头金属器械,如金属口镜的末端叩击牙齿,根据患者的反应确定患牙的方法。根据叩击的方向可分为垂直叩诊和水平叩诊。垂直叩诊用于检查根尖部有无炎症;水平叩诊用于检查牙齿周围组织有无炎症。

1.结果判断

叩诊结果一般分5级,记录如下。

(1)叩痛(一):反应同正常牙,无叩痛。

(2)叩痛(±):患牙感觉不适,可疑叩痛。

(3)叩痛(+):重叩引起疼痛,轻度叩痛。

(4)叩痛(++):叩痛反应介于(+)和(+++)之间,中度叩痛。

(5)叩痛(+++):轻叩引起剧烈疼痛,重度叩痛。

2.注意事项

进行叩诊检查时,一定要与正常牙进行对比,即先叩正常对照牙,后叩可疑患牙。叩诊的力量宜先轻后重,以健康的同名牙叩诊不引起疼痛的最大力度为上限,对于急性根尖周炎的患牙叩诊力度要更小,以免增加患者的痛苦。

（六）咬诊

咬诊是检查牙齿有无咬合痛和有无早接触点的诊断方法。常用的方法如下。

1.空咬法

嘱患者咬紧上、下颌牙或做各种咀嚼运动,观察牙齿有无松动、移位或疼痛。

2.咬实物法

牙隐裂、牙齿感觉过敏、牙周组织或根尖周组织炎症时,咬实物均可有异常反应。检查顺序是先正常牙再患牙,根据患牙是否疼痛而明确患牙的部位。

3.咬合纸法

将咬合纸置于上、下颌牙列之间,嘱患者做各种咬合运动,根据牙面上所留的印记,确定早接触部位。

4.咬蜡片法

将烤软的蜡片置于上、下颌牙列之间,嘱患者做正中咬合,待蜡片冷却后取下,观察蜡片上最薄或穿破处即为早接触点。

（七）牙齿松动度检查

用镊子进行唇舌向(颊舌向)、近远中向及垂直方向摇动来检查牙齿是否松动。检查前牙时,用镊子夹住切端进行检查;检查后牙时,以镊子合拢抵住后牙𬌗面的窝沟进行检查。根据松动的幅度和方向对松动度进行分级(表 1-1)。

表 1-1　牙齿松动度的检查方法和分级

检查方法	I°	II°	III°
松动幅度	<1 mm	1~2 mm	>2 mm
松动方向	唇(颊)向	唇(颊)向近、远中向	唇(颊)向近、远中向垂直向

（八）嗅诊

嗅诊是通过辨别气味进行诊断的方法。有些疾病可借助嗅诊辅助诊断,如暴露的坏死牙髓、坏死性龈口炎、干槽症均有特殊腐败气味。

（九）听诊

颌面部检查中听诊应用较少,但将听诊器放在颌面部蔓状动脉瘤上时,表面可听见吹风样杂音。颞下颌关节功能紊乱时,可借助听诊器辨明弹响性质及时间。

（于秀莉）

第二节　辅助检查

一、牙髓活力测验

（一）温度测验

牙髓温度测验是通过观察患者对不同温度的反应来对牙髓活力状态进行判断的方法。其原理是正常牙髓对温度有一定的耐受范围(20～50 ℃);当牙髓发炎时,疼痛阈值降低,感觉敏感;牙髓变性时阈值升高,感觉迟钝;牙髓坏死时无感觉。温度低于 10 ℃ 为冷刺激,高于 60 ℃ 为热刺激。

1.冷测法

可使用小冰棒或冷水,取直径为 3～4 mm、长为 5～6 mm 的一端封闭的塑料管,内注满水后置冰箱冷冻制备小冰棒,并置于被测牙的唇(颊)或舌面颈 1/3 或中 1/3 完好的釉面处数秒,观察患者的反应(图 1-1)。

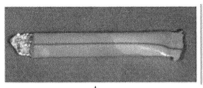
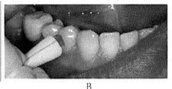

图 1-1 冷测法

A.自制小冰棒;B.冷测法检查

2.热测法

将牙胶棒的一端在酒精灯上烤软但不冒烟燃烧(65 ℃ 左右),立即置于被测牙的唇(颊)或舌面的颈 1/3 或中 1/3 釉面处,观察患者的反应。

3.结果判断

温度测验结果是被测可疑患牙与正常对照牙比较的结果,不能简单采用(＋)、(－)表示,其具体表示方法如下。

(1)正常:被测牙与对照牙反应程度相同,表示牙髓正常。

(2)一过性敏感:被测牙与对照牙相比,出现一过性疼痛,但刺激去除后疼痛立即消失,表明可复性牙髓炎的存在。

(3)疼痛:被测牙产生疼痛,温度刺激去除后仍持续一段时间,提示被测牙牙髓存在不可复性炎症。

(4)迟缓性疼痛或迟钝:刺激去除后片刻,被测牙才出现疼痛反应,并持续一段时间,或被测牙比对照牙感觉迟钝,提示被测牙处于慢性牙髓炎、牙髓炎晚期或牙髓变性状态。

(5)无反应:被测牙对冷热温度刺激均无感觉,提示被测牙牙髓已坏死。

4.注意事项

用冷水检测时,应注意按先下颌牙后上颌牙,先后牙再前牙的顺序测验,尽可能避免因水的流动而出现假阳性反应。用热诊法时,热源在牙面上停留的时间不应超过 5 秒钟,以免造成牙髓损伤。

(二)牙髓电活力测验

牙髓电活力测验是通过牙髓活力电测仪来检测牙髓神经对电刺激的反应,主要用于判断牙髓"生"或"死"的状态。

1.方法

吹干、隔湿被测牙(若牙颈部有牙结石需先去除,以免影响检测结果),先将挂钩置于被测牙对侧口角,检查头置于牙唇(颊)面的中 1/3 釉面处,用生理盐水湿润的小棉球或牙膏置于检测部位作导体,调节测验仪上的电流强度,从"0"开始,缓慢增大,待患者举手示意有"麻刺感"时离开牙面,记录读数。先测对照牙,再测可疑患牙。每牙测 2～3 次,取其中 2 次相近值的平均值。选择对照牙的顺序为:首选对侧正常同名牙,其次为对颌同名牙,最后为与可疑牙处在同一象限内的健康邻牙。

2.结果判断

牙髓电活力测验只有被测可疑患牙与对照牙相差一定数值时才具有临床意义。被测牙读数低于对照牙说明敏感,高于对照牙说明迟钝,若达最高值无反应,说明牙髓已坏死。如为右上第一磨牙,则结果可记录为 $\underline{\quad 6^{65} \mid 6^{70} \quad}$。

3.注意事项

(1)测试前需告知患者有关事项,说明测验目的。

(2)装有心脏起搏器的患者严禁做牙髓电活力测验。

(3)牙髓活力电测仪工作端应置于完好的牙面上。

(4)牙髓电活力测验不能作为诊断的唯一依据。如患者过度紧张、患牙有牙髓液化坏死、大面积金属充填体或全冠修复时可能出现假阳性结果;若患牙过度钙化、刚受过外伤或根尖尚未发育完全的年轻恒牙则可能会出现假阴性结果。

二、影像学检查

(一)牙片

1.牙体牙髓病

(1)龋病的诊断:牙片有助于了解龋坏的部位和范围,以及有无继发龋和邻面龋,可用于检查龋损的范围及与髓腔的关系(图1-2)。

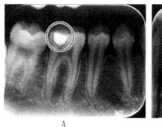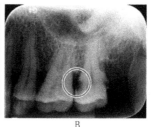

A   B

图1-2　牙片辅助诊断牙体牙髓病

A.右下第一磨牙继发龋;B.左上第二磨牙近中邻面龋

(2)非龋性疾病:可协助诊断牙齿的发育异常、牙外伤、牙根折/裂等(图1-3)。

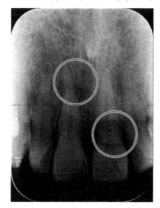

图1-3　牙片辅助诊断非龋性疾病

双侧上中切牙牙折

（3）牙髓病及根尖周病的诊断：可用于鉴别根尖周肉芽肿、脓肿或囊肿等慢性根尖周病变（图1-4）。

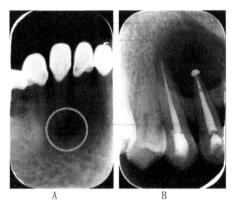

图1-4 牙片辅助诊断牙髓及根尖周病

A.左下尖牙根尖周肉芽肿；B.右上尖牙根尖周囊肿

（4）辅助根管治疗术：可用于了解髓腔情况，如髓室、根管钙化和牙内吸收（图1-5）。

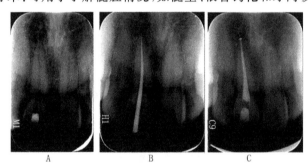

图1-5 X线辅助根管治疗术

A.根管治疗术前了解髓腔和根管的解剖形态，评估治疗难易程度；B.治疗术中确定根管工作长度；C.治疗术后检查根充情况、复查评价根管治疗术疗效

2.牙周病

（1）牙槽骨吸收类型：水平型吸收多发生于慢性牙周炎患牙的前牙；垂直型吸收，也称角型吸收，多发生于牙槽间隔较窄的后牙（图1-6）。

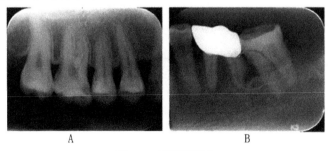

图1-6 牙槽骨吸收

A.牙槽骨高度呈水平状降低，骨吸收呈水平状或杯状凹陷；B.左下第一磨牙远中骨吸收面与牙根间有一锐角形成

（2）牙槽骨吸收程度。①Ⅰ度吸收:牙槽骨吸收在牙根的颈1/3以内;②Ⅱ度吸收:牙槽骨吸收超过根长的1/3,但在根长的2/3以内;③Ⅲ度吸收:牙槽骨吸收超过根长的2/3(图1-7)。

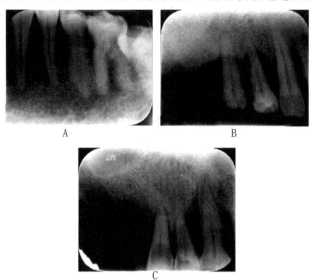

图1-7　牙槽骨吸收程度

A.Ⅰ度吸收;B.Ⅱ度吸收;C.Ⅲ度吸收

3.口腔颌面外科疾病

用于检查阻生牙、埋伏牙、先天性缺牙及牙萌出状态、颌骨炎症、囊肿、肿瘤(图1-8)。

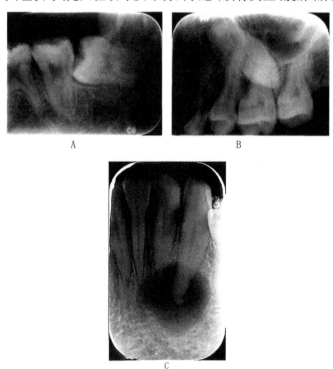

图1-8　X线诊断口腔颌面外科疾病

A.阻生牙;B.埋伏牙;C.根尖周囊肿

(二)骀片

当上、下颌根尖或者牙槽骨病变较深或者范围较大,普通牙片不能包括全病变,且无条件拍摄全口牙位曲面体层 X 线片时,常采用骀片拍摄来了解病变。

1.上颌前部骀片

拍摄体位见图 1-9,常用于观察上颌前部骨质变化及乳、恒牙的情况。

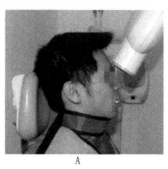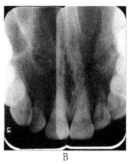

图 1-9　上颌前部骀片

A.患者听鼻线与地面平行,牙尖交错位咬住胶片,X线中心线向足侧倾斜 65°
角对准头矢状面,由鼻骨和鼻软骨交界处射入胶片中心;B.可显示上颌前部
全貌,包括切牙孔、鼻中隔、上颌窦、鼻泪管、上前牙及腭中缝等结构

2.上颌后部骀片

拍摄体位见图 1-10,常用于观察一侧上颌后部骨质变化的情况。

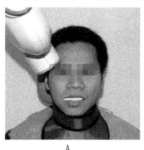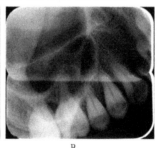

图 1-10　上颌后部骀片

A.将胶片尽量向后偏检查侧放置,牙尖交错位咬住胶片,X线中心线向足侧
倾斜 60°角,水平角度与被检查侧前磨牙邻面平行,对准被检测眶下孔外侧射
入;B.可显示被检查侧上颌骨后部的影像,包括第一前磨牙至第二磨牙、牙槽
突和同侧上颌窦底部

3.下颌前部骀片

拍摄体位见图 1-11,常用于观察下颌颏部骨折及其他颏部骨质变化。

4.下颌横断骀片

拍摄体位见图 1-12,常用于检查下颌骨体部骨质有无颊、舌侧膨胀,也可用于辅助诊断下颌骨体骨折移位及异物、阻生牙定位等。以投照软组织条件曝光可用于观察下颌下腺导管结石。

(三)全口牙位曲面体层 X 线片

全口牙位曲面体层 X 线片可分为上颌牙位、下颌牙位及全口牙位 3 种,以全口牙位最常用。

其可在一张胶片显示双侧上、下颌骨、上颌窦、颞下颌关节及全口牙齿。主要用于观察上、下颌骨肿瘤、外伤、炎症、畸形等病变及其与周围组织的关系,也适用于张口困难、难以配合牙片拍摄的儿童患者。

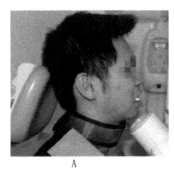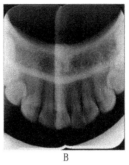

图 1-11　下颌前部骀片

A.患者骀平面与地面平行,胶片长轴位于下切牙之间,尽量向后放置,牙尖交错位咬住胶片,X线中心线以 45°角对准头矢状面由颏部射入;B.下颌前部骀片可显示下颌颏部影像

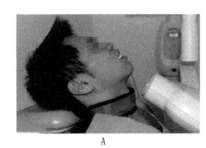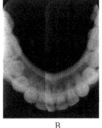

图 1-12　下颌横断骀片

A.患者听鼻线与地面呈 45°角,胶片长轴位于两下切牙之间。X线中心线对准头矢状面,经两侧下颌第一磨牙连线中点垂直胶片射入;

B.下颌横断骀片可显示下颌体和牙弓的横断面影像

（四）X 线投影测量片

口腔正畸、正颌外科经典的投影测量分析通常应用头颅正位、侧位定位拍摄所获得的 X 线图像,主要用于分析正常及错骀畸形患者的牙、颌、面形态结构,记录颅面生长发育及矫治前后牙、颌、面形态结构的变化。

（五）电子计算机 X 线体层摄影(CT)

在口腔颌面部,CT 主要用于颞下窝、翼腭窝、鼻窦、唾液腺、颌骨及颞下颌关节疾病等的检查。对颌面部骨折及肿瘤,特别是面深部肿瘤的早期诊断及其与周围重要组织的关系能提供较准确的信息,对指导手术有重要意义。

（六）口腔颌面锥形束 CT(CBCT)

CBCT 可显示平行于牙弓方向、垂直于牙弓方向和垂直于身体长轴方向的断层影像,可根据临床需要显示曝光范围内任意部位、任意方向的断层影像。多用于埋伏牙、根尖周病变、牙周疾病、颞下颌关节疾病和牙种植术的检查。与传统 CT 相比,CBCT 具有以下优点。

(1)CBCT 的体素小,空间分辨率高,图像质量好。

（2）CBCT 辐射剂量相对较小，平均剂量是 1.19 mSv，是传统 CT 的 1/400。

（七）磁共振成像（MRI）

MRI 主要用于口腔颌面外科肿瘤及颞下颌关节疾病的检查和诊断，尤其是颅内和舌根部良、恶性肿瘤的诊断和定位，以及脉管畸形、血管瘤的诊断和相关血管显像等方面。另外，对炎症和囊肿的检查也有临床参考价值。

三、穿刺检查

穿刺检查主要用于诊断和鉴别颌面部触诊有波动感或非实质性含液体的肿块性质，于常规消毒处理、局麻后，用注射器刺入肿胀物抽取其中的液体等内容物，进行肉眼和显微镜观察。

（一）肉眼观察

通过颜色和性状的观察，初步确定是脓液、囊液还是血液。

（二）显微镜检查

不同液体在镜下有不同特点：脓液主要为中性粒细胞；慢性炎症时多为淋巴细胞；囊液内可见胆固醇结晶和少量炎症细胞；血液主要为红细胞。

（三）注意事项

（1）穿刺应在严格的消毒条件下选用适宜针头进行：临床上脓肿穿刺多选用 8 号或 9 号粗针；血管性病变选用 7 号针；对唾液腺肿瘤和某些深部肿瘤用 6 号针头行穿刺细胞学检查，或称"细针吸取活检"，除非特殊需要，多不提倡粗针吸取活检，以免造成瘤细胞种植。

（2）穿刺检查应掌握正确的操作方法，注意进针的深度和方向以免损伤重要的组织结构。

（3）临床上如怀疑是颈动脉体瘤或动脉瘤，则禁忌穿刺。

（4）怀疑结核性病变或恶性肿瘤要注意避免因穿刺形成经久不愈的窦道或肿瘤细胞种植性残留。

四、选择性麻醉

选择性麻醉是通过局部麻醉的方法来判定引起疼痛的患牙。当临床难以对两颗可疑患牙作出最后鉴别，且两颗牙分别位于上、下颌或这两颗牙均在上颌但不相邻时，可采用选择性麻醉帮助确诊患牙。

（1）如两颗可疑痛源牙分别位于上、下颌，则对上颌牙进行有效的局部麻醉（包括腭侧麻醉），若疼痛消失，则上颌牙为痛源牙；反之则下颌牙为痛源牙。

（2）如两颗可疑牙均在上颌，则对位置靠前的牙行局部麻醉，若疼痛消失，则该牙为痛源牙；反之则位置靠后的牙为痛源牙。其原因是支配后牙腭根的神经由后向前走行。

五、实验室检查

（一）口腔微生物涂片检查

取脓液或溃疡、创面分泌物进行涂片检查，可观察、分析分泌物的性质和感染菌种，必要时可做细菌培养和抗生素药敏试验，以指导临床用药。

（二）活体组织检查

1.适应证

疑是肿瘤的肿块、长期不愈的口腔溃疡（＞2 个月）、癌前病变、结核、梅毒性病变、放线菌病及口腔黏膜病变,以及手术后的标本确诊。

2.注意事项

(1)切取表浅或有溃疡的肿物不宜采用浸润麻醉,也不宜使用染料类消毒剂,黏膜病变标本取材不应<0.2 cm×0.6 cm。

(2)急性炎症期禁止活检,以免炎症扩散和加重病情。

(3)血管性肿瘤、血管畸形或恶性黑色素瘤一般不做活组织检查,以免造成大出血或肿瘤快速转移。

(4)范围明确的良性肿瘤,活检时应完整切除。

(5)疑为恶性肿瘤者,做活检的同时应准备手术、化疗或放疗,时间尽量与活检时间间隔短,以免活检切除部分瘤体组织引起扩散或转移。

(三)血液检查

1.急性化脓性炎症

应查血常规、观察白细胞计数、分类计数。如白细胞计数升高提示有感染,但白细胞计数明显升高并有幼稚白细胞,则应考虑白血病。

2.口腔、牙龈出血

口腔黏膜有出血、瘀点,有流血不止、术后止血困难,应查血常规、凝血功能和血小板计数。

3.口腔黏膜苍白、舌乳头萎缩、口舌灼痛

应查血红蛋白量和红细胞计数。

4.使用磺胺、抗生素类药物或免疫抑制剂药物

应定期进行血常规检查,注意白细胞变化。

(四)尿检查

重度牙周炎、创口不易愈合的患者,应查尿常规,检查有无糖尿病。

(于秀莉)

第二章
口腔材料学

第一节 根管充填材料

一、固体类根管充填材料

牙胶尖含氧化锌 61%～75%,牙胶 10%～20%,少量的蜡及松香等。有一定的压缩性 (3%～6%),加热时能软化,具有一定的组织亲和性和 X 线阻射性,必要时容易取出,但没有消毒和抑菌的作用。银尖含银 99.8%～99.9%,以及微量的镍和铜。拉伸强度为 307～450 MPa。银尖有一定的抑制和杀菌作用,良好的 X 线阻射性,其耐腐蚀性较差,可用于弯曲的根管。塑料尖主要含聚丙烯或聚苯丙烯。有弹性,组织亲和性好,无阻射作用。

二、糊剂类根管充填材料

大多是由粉与液调拌而成糊状,充填后可硬化。常用的有氧化锌丁香油根管充填材料、根管糊剂、氢氧化钙糊剂、碘仿糊剂等。

（一）氧化锌丁香油类

粉剂含氧化锌、沉淀银及碘化麝香草酚等。液剂主要含丁香油和香脂等。口腔内凝固时间因剂型不同而异,凝固后对根管的封闭效果良好,有明显的 X 线阻射性。氧化锌丁香油类根管充填材料有持续的抗菌作用,同时对组织有轻度的致炎性,可产生轻微炎症,导致疼痛、愈合迟缓等。临床上常与牙胶尖共同作为根充材料。

（二）碘仿糊剂的组成

粉:含碘、麝香草酚及氧化锌等。液:樟脑氯酚合剂。碘仿根充后遇到组织液、脂肪和细菌产物后能缓慢释放出游离碘,有较强的抑菌、杀菌作用。该材料不固化,易导入和取出,超出根尖孔的在 1～2 周内可被组织完全吸收。该材料的封闭性能欠佳,并能引起牙体组织颜色改变,临床上常与牙胶尖共同使用。该材料多用于脓液渗出性感染根管。

（三）根管糊剂

配方较多,典型配方如下。粉:麝香草酚及氧化锌。液:甲醛、三甲酚和甘油。粉液调和 24 小时后逐渐凝固,有持续的消毒作用,并能促进尖周的愈合。超出根尖孔的可在两周内逐渐吸收。使用时常加用牙胶尖或根尖。

（四）氢氧化钙类根管充填材料

氢氧化钙类根管充填材料具有抗菌、抑菌作用,并具有 X 射线阻射性,能促进根尖钙化,封闭根尖孔,因而多用于乳牙及年轻恒牙的充填。

三、液体根管充填材料

液体根管充填材料主要是 FR 酚醛树脂。FR 酚醛树脂为 3 组分液体,充填时将 3 种液体按一定比例混合使用。FR 酚醛树脂的主要成分是间苯二酚和甲醛,它们在强碱性条件下能快速聚合成酚醛树脂。在聚合前能很好地充填根管,聚合后能将根管内残留的病原刺激物包埋固定,使其成为无害物质。FR 酚醛树脂聚合前流动性大,渗透性好,并具有很强的抑菌作用,聚合后对尖周组织刺激性较小。FR 酚醛树脂为红棕色,能渗透到牙本质小管中,使牙本质变色。因此不宜用于前牙,以免影响美观。

（于秀莉）

第二节 黏 结 材 料

一、黏结材料的种类

按被黏结物可分为釉质黏结剂、牙本质黏结剂、骨黏结剂和软组织黏结剂。按应用类型可分为充填修复黏结剂、固定修复黏结剂与正畸黏结剂等。

二、黏结材料的应用

在釉质和牙本质的缺损修复中,黏结性复合树脂及水门汀黏结材料亦能获得较稳固的固位和边缘封闭效果。在固定修复中,用于金属翼板局部义齿的黏结。黏结剂已成为现代正畸治疗必不可少的材料,在正畸直接黏结技术中,各种正畸附件均依赖于黏结固位。将龋病涂料（窝沟封闭剂）涂覆黏结于龋病好发部位,以防止龋病的发生。各种色泽美观、操作简便的可见光固化复合树脂、烤瓷及树脂冠、贴面的应用并借助于黏结剂固位。

三、黏结机制

黏结是一个复杂的物理及化学过程。黏结力产生于黏结剂与被黏结物之间的界面区内,其大小取决于黏结剂和被黏结物的表面结构和状态,并且与黏结过程的操作及工艺条件密切相关。

（一）黏结力的形成

黏结剂与被黏结物表面之间通过界面相互吸引并产生连续作用的力称为黏结力。当黏结剂将两个被黏结物结合起来时,黏结部位形成黏结接头。在多数情况下,黏结接头是一个多相体系,由 3 个均匀相,包括黏结剂和两个被黏结物,以及两个界面区组成。但窝沟封闭剂和釉质表面间的黏结只有一个界面。黏结力通常包括以下几种:化学键力又称主价键力,与黏结有关的力包括共价键和离子键,存在于原子或离子之间。化学键的形成与否与原子或离子之间的距离有直接关系。分子间作用力又称次价键力,包括范德华力(取向力、诱导力和色散力)和氢键力,主要存在于分子之间,这种力较小,随分子间距离的增大而迅速减小。静电吸引力,有电子供给体和电子接收体的两种物质接触时,电子会发生迁移,使界面两侧产生接触电势,形成双电层而产生静电吸引力。机械力,当黏结剂渗入并充满被黏结物表面微孔或凹凸部位,固化后可在界面产生机械锁合作用力。

(二)黏结过程的界面物理化学

表面能和表面张力,固体或液体物质表面层的分子与内部分子不同,其受力不平衡,会产生一种向内收缩的力。受这种力作用的结果,液滴会收缩成球形,固体表面则会吸附环境中的物质而获得平衡。对固体而言,这种力称为表面能,对液体则称为表面张力。润湿与接触角,当液体滴在固体表面时,它可以铺展开获得一定形状达到平衡。液体在固体表面的润湿程度,常以接触角 θ 的大小来表示。黏结剂润湿被黏结物后形成界面,分子或原子间产生相互作用力,这种作用力在黏结剂固化后被固定为黏附功,宏观表现为黏结强度。最大黏附功与固体表面能成正比例关系,为获得最大黏附功或黏结强度,应尽量增大固体的表面能。

黏结力形成的必要条件,黏结剂与被黏结物分子或原子间的距离越近,两者之间的相互作用力越大,黏结强度也越高。因此,只有黏结剂液体能充分润湿被黏结物表面,两者之间的距离才能达到产生有效价键力的范围,这是产生黏结作用的关键和必要条件。

四、表面处理技术

由于牙体和修复体表面均吸附了所在环境中的各种杂质,造成表面能降低,黏结剂液体难以形成良好的润湿和产生分子原子间的相互作用力。因此,黏结前进行表面预处理成为必不可少的重要步骤。

(一)釉质的表面处理

酸蚀处理的目的是提高表面能,增强润湿效果。釉质表面的羟基磷灰石与磷酸反应生成溶于水的磷酸二氢钙而溶解脱钙,形成新鲜而清洁的表面,且因羟基和氨基的定向排列使表面呈现极性,从而提高了釉质的表面能并促进了黏结剂的润湿。

粗糙牙面旨在提高机械嵌合力。在酸蚀过程中,釉质表面因溶解性的不同而形成凹凸不平的粗糙面。根据釉柱溶解类型的差异可分为 3 类:釉质柱中心的溶解、釉柱周围的溶解及无固定形式的溶解。无论何种溶解类型,其结果均是釉质表面变粗糙,表面积成倍增加。高表面能的粗糙表面,促使黏结剂渗入牙面的细微结构中,固化后形成 $10\sim20~\mu m$ 深度的树脂突。这些树脂突与釉质的锚式结合构成了釉质与黏结剂之间的最主要结合力。在此基础上,也可能产生较强的分子间作用力和化学结合力。

磷酸、乳酸、柠檬酸、丙酮酸、草酸、聚丙烯酸和稀硫酸等均可作为酸蚀剂处理釉质表面。长期的研究应用,30%～50%质量分数的磷酸水溶液,特别是 37%的浓度具有最佳处理效果。为控制酸蚀剂的流动,限制酸蚀面积和避免刺激口腔软组织,许多酸蚀剂加入水溶性增稠剂制成酸蚀凝胶,为了识别酸蚀部位,还可加入品红等染料成为红色酸蚀剂。

常规酸蚀处理恒牙釉质的时间为 0.5～1 分钟,乳牙及表面含氟化物较多的牙如氟牙症等,酸蚀2分钟。目前推荐恒牙釉质的酸蚀时间不超过 30 秒,但对乳牙、新生恒牙和氟牙症应适当延长酸蚀时间。酸蚀完后,应用水流彻底冲洗 15 秒,然后用无油压缩空气吹干并隔湿。若酸蚀面被唾液所污染,需重新酸蚀 10 秒。

(二)牙本质的表面处理

与釉质不同,牙本质的表面形态和内部结构相当复杂,不仅含用较多的有机成分和水分,还有与牙髓相通的牙本质小管,以及小管中向外渗出的液体,而且临床制备的牙本质表面覆盖着因切削产生的复合层。这些因素均增加了对牙本质表面处理和黏结的困难。

去除复合层的表面处理技术:复合层是含牙本质碎屑和细菌的弱界面层,不利于黏结剂与牙本质基体的结合,必须予以除去。常用弱酸性水溶液如柠檬酸、丙酮酸、马来酸、柠檬酸与三氯化铁混合液(简称10-3溶液)等,及中性螯合剂如 pH 7.4 的乙二胺四乙酸水溶液。经过 1 分钟的处理,牙本质表面复合层因溶解脱钙而除去,暴露出牙本质小管和清洁的表面,黏结剂可渗入小管而增加机械嵌合力,同时有可能与牙本质中的无机和有机成分形成化学结合。

复合层被除去后,牙本质的渗透性随之成倍增加,但酸液和其他微生物也可能通过开口的牙本质小管进入牙髓而引起不良反应。此外,除了乙二胺四乙酸和10-3溶液外,其他酸性处理剂还会引起胶原蛋白的变性,从而降低黏结剂与牙本质有机成分的反应活性。由于这些可能存在的问题,长期以来人们认为酸蚀牙本质是有潜在风险的。

改善复合层的表面处理技术:目的在于形成更稳定、更利于黏结剂结合的新复合层。方法有以下几种。

1.5.3%草酸铁或草酸铝水溶液

使用该酸性溶液首先使复合层溶解,Fe^{3+}、Al^{3+}、Ca^{2+}、$C_2O_4^{2-}$、PO_4^{3-}渗入胶原纤维后,发生相互反应形成沉淀和凝聚,由此获得结构紧密、表面清洁的改性复合层。

2.氨基酸处理

牙本质表面首先用乙二胺四乙酸轻度脱钙,再用10%质量分数的甘氨酸水溶液(pH 8.9)或10%质量分数的N-苯甘氨酸丙酮溶液进行处理,这些氨基酸可吸附于牙面,以此形成富含氨基酸的改性复合层,有利于黏结剂的润湿和形成化学性结合。

3.钙化液处理

pH 7.4,含 Ca^{2+}、Mg^{2+}、PO_4^{3-} 等离子的钙化液,可显著改善牙本质与水门汀的黏结。这种钙化液中的离子可吸附和渗透到复合层的表面和内部,增加这些区域的离子深度。当水门汀所含的 Zn^{2+}、Al^{3+}、F^- 扩散和通过复合层时,各离子可形成稳定的结晶,从而产生结构更加紧密的表面层。

(三)修复体的表面处理

金属修复体的表面处理常用方法有机械打磨处理、化学氧化处理和电化学氧化处理,其目的在于除去金属表面结构疏松层和油污等杂质,形成粗糙面,并获得清洁、结构紧密的表面氧化膜。陶瓷修复体表面处理则采用机械打磨等。聚甲基丙烯酸酯类塑料表面处理可用牙托水或氯仿。

五、常用黏结剂

(一)釉质黏结剂

釉质黏结剂可分为 2 类,即复合树脂-釉质黏结剂和修复体-釉质黏结剂。

1.复合树脂-釉质黏结剂

由于复合树脂黏稠,为增强其润湿性,均采用釉质黏结剂,有时称为底涂剂。传统的釉质黏结剂与复合树脂组成基本相同,差别在于不含无机填料并加入了小量稀释单体,以后在此基础上加入了黏结性单体。根据不同的引发方式,包括单一液剂的可见光固化型和双液剂的化学固化型黏结剂。

2.修复体-釉质黏结剂

修复体-釉质黏结剂用于固定修复体、正畸附件等的黏结,由底漆和糊剂或粉液组成。根据不同引发方式,同样分为化学固化型和可见光固化型 2 种。化学固化型通常有粉-液调和型、糊-液非调和型、双液＋双糊调和型等剂型,其基本组成与复合树脂类似,另在液剂中加入黏结性单体。

可见光固化型由单一液剂和单一糊剂组成。由于受光线透过率的限制,这种黏结剂主要用于透明正畸托槽的黏结。

(二)牙本质黏结剂

由于对牙本质黏结的困难性,长期以来临床对牙本质的黏结远远未能达到釉质黏结效果。根据出现的时间和基本性能,牙本质黏结剂可分为五代。第一代与传统的釉质黏结几乎相同。这类黏结剂主要用作Ⅲ和Ⅴ类修复,黏结前需制备固位型和适当的釉质表面。第二代黏结剂试图利用复合层进行黏结,尽管其黏结强度在第一代的基础上有成倍提高,但仍需制备机械固位型。黏结强度在 1 年后低至 70％。第三代的多数产品首先采用酸性液体预处理牙本质表面,再用两组分的底漆或黏结剂体系,明显提高了对牙本质的黏结强度,但操作步骤更多、更复杂。由于获得了较高的黏结强度,黏结前不必严格制备固位型,黏结后的术后过敏明显减轻。除黏结牙本质和釉质外,这类材料首次能黏结金属和陶瓷。其主要问题是使用寿命不够,长期固位率通常在 3 年后降低。第四代的特征是在牙本质中形成混杂化区域,产生胶原与黏结树脂的复合区。另一特征是总体酸蚀(同时酸蚀釉质牙本质)以及对潮湿牙本质的黏结。由于同时对管间牙本质和牙本质小管形成黏结力和封闭性,黏结强度可达 18 MPa,并且术后过敏率极低。第五代为单组分黏结体系,所有表面预处理剂和黏结剂只采用一种液体,使用时不必调和,操作极为方便。黏结强度可达 15～20 MPa。术后过敏极低。某些产品加入氟化物和弹性成分以增强防龋能力和改善边缘封闭性,新近的有些产品甚至不用酸蚀也可获得良好的黏结效果。

（于秀莉）

第三节 印 模 材 料

一、分类和性能

根据印模塑形后有无弹性分为弹性和非弹性印模材料两类。根据印模材料是否可反复使用,将印模材料分为可逆性和不可逆性印模材料。根据印模材料凝固的形式分为化学凝固类、热凝固类和常温定型类。

印模材料应具有良好的生物安全性,对全身和局部组织无毒性,与口腔组织接触时对口腔黏膜无刺激性、无过敏性;良好的流动性、弹性、可塑性;适当的凝固时间,从混合调拌开始3～5分钟凝固;良好的准确性、形稳性;与模型材料不发生化学变化;足够的机械强度,避免从口腔中取出和灌注模型的过程中产生材料的折裂或形变;操作简便,良好的储存稳定性,容易推广应用。

二、常用印模材料及凝固反应机制及性能特点

(一)藻酸盐类印模材料

藻酸盐是藻酸的盐类,临床常用藻酸钠和藻酸钾。藻酸盐溶于水而不溶于其他有机溶剂。溶于水后的藻酸盐呈溶胶状态。临床用这种溶胶作印模材料。但纯净的藻酸盐溶胶,不能满足印模材料的性能要求,需加入辅助材料,才能满足良好的流动性、可塑性和弹性,达到印模清晰、精确度高等性能要求。

常用的缓凝剂有碳酸钠、磷酸钠、草酸盐、磷酸三钠。缓凝剂的作用是减缓藻酸盐溶胶与胶结剂硫酸钙的反应速度。缓凝剂的作用还具有加速藻酸盐配制时的溶解作用。

滑石粉、硅藻土等填料成分在印模材料中的作用是增加藻酸盐凝胶的强度,使取制的印模保持良好的形状。填料是一些具有惰性的小粒子,难溶于水,也不参加化学反应。在材料中的作用是充实体积、增加硬度、提高抗压强度。填料粒子越小,取制的印模精确度越高。

硼砂、硅酸盐等增稠剂的作用是增加溶胶的稠度,提高材料韧性,调节印模材料的流动性,并且有一定加速凝固作用。

酚酞指示剂在印模材料中指示反应过程,pH 8.3~10 时为红色,配成 10% 的乙醇溶液加入材料中。当印模材料与胶结剂反应生成凝胶弹性体时,碱性逐渐降低趋于中性,使取得的印模由最初的红色变为无色,指示反应完成。

矫味剂香精调节海藻的腥味。防腐消毒剂甲醛、麝香草酚等延长使用时间,防止交叉感染。

稀释剂又称分散介质,藻酸盐印模材料的分散介质是水,给操作使用带来方便。

凝固原理:粉剂型藻酸盐印模材料与水混合及糊剂型与半水硫酸钙混合后的凝固反应是置换与交联。例如,当藻酸钠与胶结剂硫酸钙作用时,藻酸钠中的 Na^+ 与硫酸钙中的 Ca^{2+} 置换,生成硫酸钠和藻酸钙沉淀。交联反应是当钙盐取代两相邻分子的 Na^+ 时,产生两分子间的交相联结,形成网状的立体结构。置换反应和交联反应使可溶性藻酸钠变为不可溶性藻酸钙凝胶弹性体。

藻酸钠与硫酸钙的置换反应和交联反应极为迅速,需加入缓凝剂来延缓反应的进行。缓凝剂碳酸钠的作用是与藻酸钠竞争 $CaSO_4$ 最初释放出的 Ca^{2+},形成不溶性的碳酸钙盐。当加入的碳酸钠与硫酸钙完全反应后,Ca^{2+} 再与藻酸钠反应,使形成藻酸钙的速度减慢,达到临床需要的操作时间。

藻酸盐印模材料是以溶胶状态进入口腔,在口腔内逐渐由溶胶变成的水凝胶具有良好的流动性和弹性。藻酸钠印模材料的强度(美国牙医协会标准)应为 0.35 MPa。

由于水胶体凝胶的大部分体积是由水组成的,水胶体中的水含量减少或吸收水分,均会改变印模尺寸的稳定性,进而影响准确性。因此,对制取的水胶体材料印模应尽快灌注模型。

凝固时间是由糊剂和胶结剂混合或粉剂型印模材料与水混合开始,直到凝固作用发生的时间。美国牙医协会规定室温 20~22 ℃条件下 2~5 分钟凝固。影响凝固时间的因素:藻酸钠溶胶中缓凝剂多,凝固时间减慢;缓凝剂少,凝固时间加快。藻酸钠溶胶与胶结剂硫酸钙的比例,胶结剂多,凝固时间快;胶结剂少,凝固时间减慢。但若胶结剂与藻酸钠基质的比例差别过大会影响印模的性能,胶结剂增多,印模弹性降低;胶结剂减少,印模强度降低。温度对凝固时间影响:温度高,凝固快;温度低,凝固慢。

（二）琼脂印模材料

琼脂是一种弹性可逆的水胶体印模材料。其基本成分是琼脂，另加入甘油、硫酸钾、硼砂、麝香草酚等与水混合而成。

琼脂作为印模材料是利用凝胶和溶胶之间的转化，形成不可逆性水胶体印模材料。使溶胶变为凝胶的温度，称为胶凝温度。琼脂印模材料的胶凝温度介于 36～40 ℃，温度越低胶凝越快。凝胶转变成溶胶的温度是 60～70 ℃。

琼脂印模材料的抗压强度美国牙医协会规定为 0.25 MPa，永久形变为 1%～2%，挠度为 4%～15%，抗撕裂强度为 0.07～0.08 MPa。琼脂印模材料具有流动性好，可反复使用的特点。在临床工作中作为复制模型的印模材料。复模的方法是将该印模材料加热成为溶胶，在 52～55 ℃时注入型盒内复模。

（三）硅橡胶印模材料

该材料具有良好的弹性与韧性，强度高，能灌注 2～3 副模型。该材料还具有流动性与可塑性好，体积收缩小，取制的印模精确度高，化学稳定性好，与模型材料不发生变化等优点。硅橡胶印模材料有缩合型（Ⅰ型）及加成型（Ⅱ型）。缩合型硅橡胶印模材料由基质端羟基聚二甲基硅氧烷、交联剂硅酸乙酯、催化剂辛酸亚锡及填料组成。凝固作用机制：端羟基聚二甲基硅氧烷与硅酸乙酯中的 4 个乙氧基起交联反应，由线状聚合物交联成网状聚合物。硅橡胶具有良好的化学稳定性，室温 23 ℃时 10 分钟凝固，口腔温度下 3～6 分钟凝固。24 小时线收缩量为 0.1%～0.3%，抗张强度为 4～10 MPa，抗撕裂强度为 1～2 MPa，加成型硅橡胶印模材料因其固化过程中无副产物发生，比缩合型的性能好。

（于秀莉）

第四节 模 型 材 料

一、种类及组成

常用的模型材料有熟石膏、人造石、超硬石膏。对这些模型材料性能要求是有良好的流动性、可塑性，有适当的凝固时间（30～60 分钟为宜），精确度高，压缩强度大、表面硬度高，与印模材料不发生化学变化。熟石膏是生石膏置于 110～120 ℃的温度下，开放式加热驱除一部分结晶水而得。熟石膏为 β-半水硫酸钙，其结晶疏松，形状不规则。熟石膏的组成，含 1/2 结晶水硫酸钙 75%～85%，含 2 分子结晶水的硫酸钙 5%～8%，不含结晶水的硫酸钙 5%～8%，碳酸盐、二氧化硅等 4%。

人造石又称水石，是由生石膏密闭式加热脱水制成 α-半水硫酸钙。方法是将生石膏置于密闭的压力容器内，加热 123 ℃，恒温 7 小时，取出放置干燥器中干燥 4～5 小时，粉碎球磨，过筛 120 目，加入适量的色素而成。这样的制作工艺，脱水均匀，纯度高。

超硬石膏又称超硬人造石，是一种改良的人造石，其性能比人造石又提高了一步，压缩强度可达到 50～110 MPa，布氏硬度＞17，流动性好，可得到形态精密的模型。其制作方法是将配制的过饱和二水硫酸钙溶液，置于密闭的蒸气压力锅中，在 135～145 ℃，0.2～0.3 MPa 压力下处理制成。用这样的方法得到的半水硫酸钙比人造石纯度高,晶体不变形,表面积小,混水率为0.22比人造石低,硬度和强度比人造石大。

二、凝固原理及临床操作注意事项

石膏类模型材料的凝固是半水硫酸钙转变为二水硫酸钙的过程。半水硫酸钙溶解度低,为0.9 g/100 mL,与水混合后转变为二水硫酸钙,二水硫酸钙的溶解度更低,为0.2 g/100 mL,很快形成过饱和溶液。在过饱和溶液中析出结晶,然后以此结晶为中心析出二水硫酸钙的整体结晶,彼此交织成网,成为致密坚硬的固体。熟石膏模型材料的抗压强度为12 MPa。半水硫酸钙凝固的需水量,按比例准确计量,可提高模型的抗压强度。半水硫酸钙与水的比例可用混水率来表示。混水率是水的体积除以半水硫酸钙粉末重量所得的分数。如100 g的熟石膏与60 mL的水混合时,混水率为0.6;实践证明,石膏模型材料混水率越大,凝固时间越长,最后的生成物越脆,强度越低。这是由于混水率大,材料的结构疏松,水量增加,二水硫酸钙的结晶核减少,结晶体间的相互交结现象也少,使材料强度降低。同时当多余的水挥发后,会形成一些微小的孔隙,称石膏的多孔性。混水率、多孔性及材料强度之间的关系是,混水率越高,孔隙越多,材料强度越低。熟石膏模型材料的混水率以0.4~0.5为宜。影响凝固速度的因素:熟石膏粉与水调和的比例不当,水量多,凝固时间延长,抗压强度和表面硬度明显降低;水量少,凝固时间加快,膨胀率增大,气泡多,脆性大,表面粗糙,硬度不能达到最大。搅拌时间和速度的影响:搅拌时间越长,搅拌速度越快,凝固速度越快。但膨胀率也大,强度降低。温度的影响:0~30 ℃凝固速度随温度升高而加快,30~50 ℃凝固速度随温度升高无明显关系。人造石的性能:混水率为0.25~0.35;需水量低,多孔性减少,强度增加。凝固时间为10~15分钟;压缩强度为21~35 MPa;布氏硬度为10~12;弯曲强度为15.3 MPa。

临床操作注意事项:石膏模型在15分钟内产生初凝,1小时基本凝固,24小时完全凝固,其强度达到最高。初凝时,石膏逐渐变稠,失去表面光泽和可塑性,此时能用刀切割,但到终凝阶段时,则不易用器械修整。石膏粉与水调和后,若发现水粉比例不合适时,应重取量调和,避免石膏强度降低。灌注模型时应从一侧逐渐到另一侧,振荡缓慢灌注,排除气泡,充分显示牙体及周围组织的解剖结构。

(于秀莉)

第五节 复合树脂

一、复合树脂的分类

复合树脂按填料粒度分为传统型或大颗粒型、小颗粒型、超微型、混合型。按固化方式分为化学固化型、光固化型、光化学固化型。按应用部位分为前牙和后牙复合树脂,按剂型分为单糊剂、双糊剂和粉液型。按应用方式分为直接充填和间接修复及通用型复合树脂。

二、复合树脂的组成

复合树脂是由有机树脂基质和经过表面处理的无机填料及引发体系组合而成。树脂基质是复合树脂的主体成分,作用是将复合树脂的各组成黏附结合在一起,赋予可塑性、固化特性和强度,含量为15%～50%质量分数。树脂基质应用最多的是双酚 A 双甲基丙烯酸缩水甘油酯(BIS-GMA)和氨基甲酸酯双甲基丙烯酸酯。由于这些单体黏度很大,不能混入足够量的无机填料,难以获得所需的增强效果和可塑性,因此加入部分低黏度稀释单体共同组成树脂基质,使用最多的稀释单体是双甲基丙烯酸二缩三乙二醇酯。无机填料的作用是赋予材料良好的物理机械性能,减少树脂的聚合收缩、降低热膨胀系数。无机填料的种类、所占的体积分数、粒度大小和分布、折射率、X 射线阻射性,以及硬度等因素对复合树脂的物理力学性能和临床应用有重要影响。常用的无机填料主要有石英,气相二氧化硅,含有钡、锶、锆的玻璃粉和陶瓷粉。为了使复合树脂具有天然牙的半透明性,填料与树脂基质的折射率应相互匹配。为获得良好的物理力学性能,复合树脂中应含有尽可能多的无机填料,通常占 35%～90%质量分数和 20%～77%体积分数。填料在树脂基质中的加入量主要受填料的表面积和粒度的影响。填料越细,表面积越大,加入量就越少。填料的表面处理,无机填料在与树脂基质混合前需要进行表面处理,其目的在于使填料粒子与树脂基质能牢固连接在一起,使应力能够从塑性的聚合物转移到刚性的无机填料。能将填料与树脂基质结合在一起的物质称为偶联剂。常用的偶联剂是有机硅烷。几种复合树脂的填料:传统型采用研磨石英粉,含量为70%～80%质量分数,平均粒度为 8～12 μm。小颗粒型含有重金属的研磨玻璃粉,通常在填料中加入 5%质量分数的气相二氧化硅以调节树脂的黏度。填料总含量为 80%～90%质量分数,填料平均粒度为 1～5 μm。超微型采用0.04～0.4 μm 的气相二氧化硅超微细粉,由于填料极细,表面积很大,容易凝聚成团块,难以在树脂中加入足够量的填料。解决方法是将 60%～70%质量分数的二氧化硅加入双酚 A 双甲基丙烯酸缩水甘油酯等单体中,经聚合粉碎后成为 1～50 μm 的大颗粒填料,然后与气相二氧化硅细粉一起加入基质树脂中,形成填料总含量为 80%质量分数的复合树脂。混合型复合树脂,采用 20%质量分数的气相二氧化硅(粒度为0.04～0.4 μm)和80%质量分数含重金属的研磨玻璃粉(粒度为 0.6～1.0 μm),其填料总含量为75%～80%质量分数。化学固化引发体系由室温氧化还原引发体系引发树脂基质聚合固化,常用的引发剂是过氧化苯甲酰、促进剂 N,N-二羟乙基对甲苯胺。可见光固化引发体系由光敏剂或光引发剂加上胺活化剂构成可见光固化引发体系,在受到适当波长和能量的可见光照射时,两者发生反应形成自由基而引发单体聚合。常用的光敏剂是樟脑醌,其吸收光能范围为 400～500 nm 的蓝光。用作活化剂的胺是 N,N-二甲氨基甲基丙烯酸乙酯。光敏剂和胺活化剂与复合树脂的其他成分混合在一起形成单一糊剂,使用时在 400～500 nm 的高亮度蓝光照射30～90 秒后聚合固化。光化学固化引发体系,同时采用化学固化和可见光固化引发体系。

三、复合树脂的性能特点及应用

现有复合树脂均存在一定的聚合体积收缩,收缩率为 1.7%～3.7%。体积收缩导致复合树脂与牙体之间形成边缘裂缝是复合树脂的一个主要缺陷。边缘裂缝将导致树脂修复物与牙体组织之间不密合,产生继发龋和修复物的松动脱落。复合树脂的线胀系数均大于天然牙,复合树脂的线胀系数与树脂基质和无机填料的种类及含量有关,在树脂基质相同的情况下,填料含量越多,线胀系数越小。可见光固化型复合树脂的固化特性,延长光照时间,可以非正比例地增加固化深度。光照时间从 20 秒延长至 60 秒,固化深度可增加 5%～82%。光源位置:光源端部与树脂表面的距离越近,固化深度越大。难以接近的部位,或被牙体组织遮挡的区域,均会减小固化深度,需要延长 2～3 倍光照时间。复合树脂在固化后都有近似于天然牙的色泽和半透明度,固化后可以进行磨改修整和表面抛光,填料粒度越小,磨改抛光效果越好,表面光洁度和审美性越佳。超微型复合树脂称为可抛光性材料。单体向聚合物的转化比例称聚合转化率,复合树脂在固化后 20 分钟内聚合转化率为 50%～70% 质量分数,1 天后转化率可达 90% 以上,1 个月后达最高峰。复合树脂在固化后残留单体量少于 3%,残留量越大,机械强度越低,对牙髓的刺激性越大。氧化锌丁香酚的衬层材料是复合树脂聚合的阻聚剂,治疗时分开使用。复合树脂与牙体的黏结性是固位和边缘封闭,釉质可获得 8～18 MPa 的黏结强度,牙本质为 0.5～5 MPa。单独采用复合树脂难以获得有效的固位和边缘封闭,必须与黏结剂联合使用。复合树脂在固化后具有足够的机械强度,填料含量多、粒度大的小颗粒型和混合型复合树脂的强度高于填料含量少、粒度小的超微型。各类复合树脂的耐磨性均不够理想,主要原因一是树脂基质和无机填料本身的耐磨性不足,二是基质树脂与无机填料之间的结合力不够牢固。复合树脂在使用过程中受到 4 种类型的磨耗,牙刷牙膏磨耗、食物磨耗、对颌磨耗和复合磨耗。由于基质树脂与无机填料的弹性模量相差较大,造成低强度树脂被磨耗,填料暴露、脱落。传统型是基质树脂首先被磨耗,超微型是基质树脂与填料同时被磨耗。复合树脂完全聚合后对机体组织无毒性,可以安全地用于人体。在临床应用时应注意术后过敏、继发龋、光损害等不利的生物学反应。复合树脂广泛用于多种牙体缺损的直接充填修复,根据要求选择适当的复合树脂进行修复。传统型可用于承受应力部位,如 Ⅱ 类和 Ⅳ 类缺损的修复。超微型有光洁的表面和良好的色泽稳定性,广泛用于前牙审美修复。小颗粒型强度较高可用于承受较大应力和磨耗部位。混合型具有良好的表面光洁度和强度,广泛用于前牙和承受应力部位的充填修复。临床应用注意要点,化学固化型两组分的取量应尽量准确,30 秒内完成调和,防止空气的混入和调和器具的交叉污染。可见光固化型选用高强度光固化器,光照时间不得少于 40 秒,树脂层厚度不超过 2.0 mm,且工作头应尽量接近树脂表面,其距离不得超过 3 mm。

(于秀莉)

第六节　义齿基托树脂

根据其聚合固化方式,分为加热固化型、室温固化型和光固化型义齿基托树脂三大类。

一、加热固化型基托树脂

加热固化型基托树脂简称热固型基托树脂或热凝树脂,它需加热至 65 ℃ 以上才能固化。

(一)组成

热固型基托树脂一般由粉剂和液剂两部分组成。粉剂的商品名叫牙托粉,液剂的商品名叫牙托水。牙托粉由甲基丙烯酸甲酯均聚粉或共聚粉、颜料等组成。牙托水由甲基丙烯酸甲酯、交联剂(少量)、阻聚剂(微量)、紫外线吸收剂(微量)组成。

牙托水又称单体,主要成分是甲基丙烯酸甲酯,它是合成聚甲基丙烯酸甲酯的原料。在常温下是无色透明的液体,易挥发,易燃,易溶于有机溶液,微溶于水。在光、热、电离辐射和自由基的激发下,容易发生加成聚合,形成聚合物。为了运输和储存方便,必须在牙托水中加入微量的阻聚剂。阻聚剂的加入量极微小(0.02%),不会影响正常聚合反应。有些牙托水中加有1%~3%的交联剂,如双甲基丙烯酸乙二醇酯、双甲基丙烯酸二缩三乙二醇酯等,它们可提高基托树脂的刚性和硬度,改善其机械强度。若交联剂加入量过多,会使材料变脆,韧性变差,强度下降。

紫外线吸收剂(如 UV-327 或 UV-9)可以吸收对聚合物有害的紫外线,保护分子链免受破坏,防止或减轻基托树脂的老化和变色。

牙托粉的主要成分是甲基丙烯酸甲酯的均聚粉或共聚粉。牙托粉是决定基托树脂性能的主要因素。目前牙托粉的种类较多,性能也有所不同。

甲基丙烯酸甲酯均聚粉:它是由甲基丙烯酸甲酯经悬浮聚合而制成,为无色透明的细小粒子,粒度在80目以上,其平均分子量为30万~40万。分子量愈大,制作的基托强度愈好。但均聚粉溶于牙托水中的速度变慢,面团期形成时间增加,因此,聚合粉的分子量应适中。

聚合粉在常温下很稳定,130 ℃以上可进行热塑加工,180~190 ℃开始解聚为甲基丙烯酸甲酯。均聚粉受热软化后黏度很大,而其分解温度不高,难以采用一般挤塑或注塑法加工制作义齿。均聚粉能溶于甲基丙烯酸甲酯单体及氯仿、二甲苯、苯、丙酮等有机溶剂中,不溶于水和乙醇。

甲基丙烯酸甲酯共聚粉:MB牙托粉是甲基丙烯酸甲酯与丙烯酸丁酯的嵌段共聚粉,由于聚合物中含有 BA 链节,用此粉制作的义齿基托的冲击强度和挠曲强度都有所提高。甲基丙烯酸甲酯-丙烯酸甲酯共聚物牙托粉是甲基丙烯酸甲酯与丙烯酸甲酯的共聚粉,该牙托粉调和时需牙托水较少,面团期持续时间较长,充填塑性好,耐磨性和耐擦伤性较高。甲基丙烯酸甲酯-丙烯酸乙酯-丙烯酸甲酯三元共聚牙托粉是甲基丙烯酸甲酯、丙烯酸乙酯、丙烯酸甲酯的三元共聚粉。该粉溶于甲基丙烯酸甲酯的速率快,制作的基托的机械性能较高。橡胶接枝改性聚甲基丙烯酸甲酯牙托粉是甲基丙烯酸甲酯与橡胶(如丁苯橡胶)的接枝共聚物,其显著特点是所制义齿基托的冲击强度大幅度提高,韧性明显增强。

牙托粉中加有少量的引发剂,如过氧化苯甲酰,即使不特别添加引发剂,牙托粉中残留的引发剂也能引发以后的加热聚合。在牙托粉中加入一些颜料,如钛白粉、镉红、镉黄等,以使制成的义齿基托具有与牙龈相似的色泽。有些牙托粉产品内加有少许红色短纤维,如尼龙丝或醋酸纤维素,以模拟牙龈的血管纹,提高义齿的美观性。

(二)聚合原理

将牙托粉和牙托水按一定比例调和后,牙托水缓慢地渗入到牙托粉颗粒内,颗粒溶胀,经一系列物理变化而形成面团状可塑物,将可塑物充填入型盒内的义齿阴模腔内,然后进行加热聚合处理(简称热处理)。当温度达到68~74 ℃时,牙托粉中的引发剂过氧化苯甲酰发生热分解,产生自由基,进而引发甲基丙烯酸甲酯进行链锁式的自由基聚合,最终形成坚硬的义齿基托。

(三)热处理方法

充填基托树脂胶料前,在石膏阴模腔涂一层分离剂。牙托粉与牙托水调和比例为3∶1(体积比)或2∶1(重量比)。可按将定量的牙托水置于清洁的玻璃或瓷质调杯中,再将牙托粉撒入其中,直至牙托粉完全被牙托水所浸,又无多余的牙托水,即为合适的比例。然后用不锈钢调刀调和均匀,加盖密闭,等待调和物变为面团状可塑物。

调和后的变化可以大致分为湿砂期、稀糊期、黏丝期、面团期、橡胶期和坚硬期6个阶段。面团期为填塞型盒最适宜时期。在室温下,按照常规粉、水比,开始调和到面团期的时间是 20 分钟,在面团期历时 5 分钟。影响面团期形成时间的因素如下。

牙托粉的粒度愈大,达到面团期所需时间愈长,反之亦然。在一定范围内,粉液比大,则材料容易达到面团期;粉液比小,则需花较长时间才能达到面团期。不能为了调整面团期形成时间而人为地改变粉液比,否则将影响基托的质理。

室温高,面团期形成时间缩短;室温低,面团期形成时间延长。若要加快或延缓面团期形成的时间,可通过改变温度来进行。在夏天,为了延缓面团期形成时间及面团期持续时间,可将调和物放入低温的冰箱中。在冬天,可将调和物用温水浴来加快面团期的形成,但不可在火焰上加热,因单体的液体或蒸气具有可燃性。在用温水加热时,注意不要让水接触到调和物,温度不可超过 55 ℃,以免引发聚合,而且调和物易变得较硬而无法充填型盒。

填塞应在面团期内完成,调和物经加压纳入型盒内,务必使其充填整个型腔。

热处理是对填塞好的树脂进行加热聚合的过程,使其中的单体聚合,完成义齿基托的固化成形。热处理通常采用水浴加热法,目前,常用的水浴热处理方法有如下两种:方法一是将型盒置于 70~75 ℃水浴中恒温 90 分钟,然后升温至煮沸并保持 30~60 分钟。方法二是将型盒置于温水中,在 1.5~2 小时内(视充填树脂的体积大小而定)缓慢匀速升温至沸点,保持 30~60 分钟。

热处理过程是单体的聚合过程,甲基丙烯酸甲酯在聚合过程中,链引发阶段是吸热反应。当水温达到 70 ℃以上时,型盒中的树脂调和物的温度达到 60 ℃以上,引发剂过氧化苯甲酰吸收热量分解产生自由基,引发甲基丙烯酸甲酯的聚合。在链增长阶段,聚合反应在极短的时间内放出大量的热量,由于树脂被包在石膏之中,石膏是热的不良导体,树脂温度会急剧上升。若此时型盒外水浴温度又很高,型盒内外不能形成较大的温差,型盒内热不能有效散发,树脂的温度会迅速超过甲基丙烯酸甲酯的沸点,甚至达到 135 ℃。这样高的温度会使未聚合的甲基丙烯酸甲酯大量蒸发,最终在聚合的基托中形成许多气泡,结果将严重影响基托的质量。因此,对热处理的加热速度应进行严格控制。

最合适的加热速度取决于义齿基托的尺寸。基托愈大、愈厚,在聚合时产热愈多,若加热速度快,则容易产生气泡;而义齿小,聚合时产热小,则不易产生气泡,可以较快地加热。在这种热处理中,当水温达到 68~70 ℃时,引发剂过氧化苯甲酰受热分解产生自由基,引发甲基丙烯酸甲酯聚合固化。聚合过程中放出大量的热量,使树脂内部温度迅速上升,但由于水浴温度较低,型盒内外温差大,可使部分热量向外传导散发,这样树脂的温度不至于超过甲基丙烯酸甲酯的沸点,也就不会在树脂内形成气泡。待聚合高峰过后,将水浴温度升至 100 ℃,保持此温度 0.5~1 小时,以使基托较薄处及残留单体较彻底地聚合。

(四)热固型基托树脂的性能

热固型聚甲基丙烯酸甲酯基托的热变形温度为 94 ℃,若材料中加有交联剂,则随着交联剂含量的增加,热变形温度也不断提高。对于普通固化型聚甲基丙烯酸甲酯基托,不要将其放入过热的液体中浸泡清洗,以免基托变形,影响基托与口腔组织形态的密合度。

热固型基托树脂的热胀系数较天然牙及人工瓷牙大,在冷、热变化环境污染中,由于膨胀程度不同,容易造成与树脂基托机械嵌合的瓷牙或瓷牙周围的树脂产生折裂,或导致基托与瓷牙及有关金属材料之间的结合发生松动。义齿基托树脂是热的不良导体,会影响被覆盖黏膜的温度感觉功能。

聚甲基丙烯酸甲酯是极性分子,由其制作的义齿基托浸水后,能吸收一定的水分。基托吸水后体积稍有膨胀,能部分补偿聚合造成的体积收缩,改善义齿基托与口腔组织间的密合性。根据行业标准规定,基托树脂浸于 37 ℃水中,7 天后的吸水值不能≤32 $\mu g/mm^3$。若义齿失水干燥后,会引起义齿基托发生形变。因此,义齿摘下后宜浸泡于冷水中。

当甲基丙烯酸甲酯聚合后,密度增大,体积收缩,其体积收缩率为 21%。当牙托粉与牙托水按容量比 3∶1 混合,聚合物体积收缩率为 7%,线收缩率为 2%。按照聚甲基丙烯酸甲酯的线胀系数,可计算出冷却至室温时的线收缩率:$(70-20)\times81\times10^{-6}=0.004\ 4=0.44\%$,此值与实验测得的数值极为接近。一般义齿基托树脂的线性收缩为 0.2%~0.5%。义齿的固化收缩影响义齿与口腔组织间的适合性或密合度。义齿基托在热处理过程中会体积收缩,但是,由于基托树脂被紧固在石膏型盒之中,树脂与石膏模型间的摩擦阻力抑制了部分体积收缩,冷却至室温时,基托内部有潜伏的应力存在。在患者以后的长期使用中,应力就会慢慢释放出来,以致基托变形,基托树脂内部及表面产生微细裂纹或裂缝,甚至最终导致义齿断裂。

聚甲基丙烯酸甲酯能溶解于甲基丙烯酸甲酯、氯仿、苯、二氯乙烷、乙酸乙酯及丙酮中。乙醇及一些消毒液能使其表面产生微细的银纹,影响其性能及寿命,故不宜用乙醇擦洗义齿。

聚甲基丙烯酸甲酯在水中的溶解度很低,按照行业标准,浸水 7 天后其溶解不应>1.6 $\mu g/mm^3$。

高分子材料在日光、大气、受力和周围介质的作用下出现发黄、龟裂、变形、机械强度下降等现象,称为老化。与其他塑料相比,聚甲基丙烯酸甲酯的耐老化性较好。聚甲基丙烯酸甲酯随着时间的增加,冲击强度略有上升,拉伸强度、透光率略有下降,抗银纹性及分子量明显降低,色泽逐渐泛黄。

固化完全的聚甲基丙烯酸甲酯对人体的毒性很小。但临床使用的基托,聚合后不同程度地残留有甲基丙烯酸甲酯,而甲基丙烯酸甲酯对人体有一定的刺激作用,特别是对口腔黏膜有刺激性。所以在临床上有时会发生个别患者对基托过敏,产生接触性口炎或者因残留的甲基丙烯酸甲酯刺激所造成的义齿性口炎。临床表现可以是局限性的轻度红斑或黏膜表面白色改变,也可能是多发性大面积的疱疹、糜烂或溃疡。反应的程度受多种因素的影响,如义齿基托中残留单体的多少、个体的敏感性等。

牙托粉与牙托水的储存性能较好。牙托水应避光储存于低温、干燥及通风处。

(五)应用中的注意事项

1.基托中产生气孔的原因

热处理不可升温过快、过高,否则会在基托内部形成许多微小的球状气孔,分布于基托较厚处,且基托体积愈大,气孔愈多。粉、液比例不当:若牙托水过多,聚合收缩大且不均匀,可在基托各处形成不规则的气孔或空腔。牙托水过少,则牙托粉未完全溶胀,可形成微小气孔,均匀分布于整个基托内。也可能是因为调和杯未加盖而使牙托水挥发,或模型因未浸水或未涂分离剂吸收牙托水所致。若填塞过早,容易因人为带入气泡,而且调和物流动性过大,不易压实,容易在基托各部形成不规则的气孔。填塞过迟,因调和物变硬,可塑性和流动性降低,可形成缺损。压力不足使基托表面产生不规则的较大气孔或基托细微部位形成不规则的缺陷性气孔。

2.基托发生变形的原因

若上下型盒仅石膏接触受力,加压过大时,易使石膏模型变形,导致基托变形。填胶过迟,调和物超过面团期,失去可塑性,若强迫填胶,强压成形,常使模型变形或破损,导致义齿各部位移位,以致基托变形。基托树脂是不良导热体,若升温过快,基托表层聚合速度较内部快,产生的聚合性体积收缩不均匀,也能使基托变形。基托厚薄差异过大,可使基托各处的聚合收缩大小不均一,也会使基托外形改变。冷却过快或开盒过早,因基托内外温差过大,造成基托温度收缩不一致,而且会使基托内所潜伏的应力在出盒后释放,造成基托变形。开盒过早,还易使尚未充分冷却和硬化的基托被拉变形。

（六）义齿基托树脂微波热处理法

微波是一种波长<10 cm的电磁波,具有一定的穿透性。具有极性分子结构或极性基团的材料吸收微波后,分子被激发,互相摩擦产生大量热量,使材料内部温度迅速升高。甲基丙烯酸甲酯为极性分子,容易吸收微波而最终聚合,因此,用微波进行义齿基托树脂热处理是一种快速的方法。

由微波热处理的义齿中不能含有金属结构,如金属卡环、连接杆等,因为金属对微波具有屏蔽作用,影响基托树脂的聚合。采用微波热处理聚合一般的热凝基托树脂,其力学性能与常规水浴热处理法基本相同。

二、室温化学固化型义齿基托树脂

室温化学固化型义齿基托树脂又称为自凝型义齿基托树脂,简称自凝树脂。

（一）组成

自凝树脂是由粉剂和液剂两部分所组成。粉剂又称自凝牙托粉,主要是均聚粉或共聚粉,还含有少量的引发剂和着色剂。液剂又称自凝牙托水,主要是甲基丙烯酸甲酯,还含有少量的促进剂、阻聚剂及紫外线吸收剂。

自凝树脂的引发剂一般为过氧化苯甲酰,其含量一般为聚合粉重量的1%。促进剂主要有两类:一类是有机叔胺,如N-N-二甲基苯胺、N-N-二羟乙基对甲苯胺,其含量一般为牙托水量的0.5%～0.7%;另一类为对甲苯亚磺酸盐,如对甲苯亚磺酸盐和钾盐,用此类促进剂聚合的树脂,色泽稳定性好。

（二）聚合原理

自凝树脂的聚合过程与热固型树脂相似,所不同的是链引发阶段产生自由基的方式不同。过氧化苯甲酰需在60～80 ℃温度下才能分解出自由基,欲使其在常温下分解出自由基,需要叔胺作为促进剂。过氧化苯甲酰与叔胺在常温下就能发生剧烈的氧化还原反应,释放出自由基,所释放的自由基可以打开甲基丙烯酸甲酯分子结构中的双键,引发其聚合。

（三）性能

由于自凝树脂是在常温下通过氧化还原反应引发聚合,快速固化而成,与热固化型树脂相比,存在着聚合物分子量小、残留单体量多、机械强度低、容易产生气泡和变色等缺点。

自凝牙托粉的分子量低,为8万～14万,而且甲基丙烯酸甲酯经氧化还原引发体系聚合后所形成的聚合物的平均分子量也较热固化型的低。自凝树脂固化后的平均分子量低于热固化型树脂。

我国医药行业标准规定自凝树脂的残余单体含量不能超过4.5%。与热固化型相比,自凝树脂的残余单体含量较多,而且残余单体量与聚合所用促进剂的种类有关。

自凝树脂聚合温度及聚合时间对其残余单体含量影响不明显。研究表明,聚合温度从30 ℃提高到60 ℃,残余单体含量由4.6%降至3.3%。为了减少残余单体含量,自凝树脂在室温聚合后,需放入60 ℃水中以提高聚合程度。残余单体面基托中起着增塑剂的作用,既降低了强度,又加剧了氧化变色,还可能导致基托扭曲变形。

自凝树脂的线收缩为0.43%,与热固化型树脂相近,它的尺寸准确与形态稳定性近似于热固化型树脂。自凝树脂的颜色稳定性较差,其原因主要是树脂残留的促进剂叔胺和阻聚剂的继续氧化,变色的程度与促进剂和阻聚剂的种类及用量有关。

自凝树脂在聚合反应过程中伴随有反应热的产生,产热量除与塑料体积大小有关外,还与促进剂或引发剂含量多少有直接关系。促进剂含量高,则反应热也多。高反应热反过来也促使聚合的进行。反应热的大小与聚合时的环境温度也有关系。在一般情况下,环境温度愈高,反应热愈大,固化也愈快。

自凝树脂主要用于制作正畸活动矫治器、腭护板、牙周夹板、个别托盘、暂时冠桥以及义齿重衬等,也可用来制作简单义齿的急件。

应用时先将牙托水加入调杯内,然后再加牙托粉于杯内,粉液比为2:1(重量比)或5:3(体积比),稍加调和后,加盖放置。待调和物呈稀糊状时,可用塑法直接在湿模型上塑形,树脂固化前可适当加压。初步固化后连同模型一起置于60℃热水中浸泡30分钟,以促进固化完全,冷却后适当调磨咬合、打磨和抛光。

自凝树脂调和后的操作时间有限。一般在糊状期塑形,此期流动性好,容易塑形。若塑形过早,调和物流动性太大;若塑形过迟,调和物已进入丝状期,易粘器具,也容易带入气泡。

自凝树脂在口腔内直接重衬或修补时,单体会使患者感到辛辣,而聚合时所放出的热甚至会灼伤黏膜,特别是大面积重衬时尤应注意。在接触自凝树脂的软组织表面时,最好事先涂布液体石蜡或甘油,可起到一定的保护作用。

三、光固化型义齿基托树脂

光固化型义齿基托树脂是随着光固化技术的发展而产生的新材料。该材料在使用前为面团状可塑物,可直接在石膏模型上制作义齿或在已有义齿上重衬。其优点是制作工艺简单,省去了传统义齿制作蜡型、去蜡、热处理等工序。该材料经一定波长的光照射后固化,有充裕的操作时间。

(一)组成

光固化型义齿基托树脂一般为单糊剂型,产品为可塑状面团样物,并预制成片状和条状。

树脂基质主要有BIS-GMA、异氰酸酯改性的BIS-GMA。树脂基质作为聚合物的主体,对最终基托的性能有决定性影响。

常用的活性稀释剂有甲基丙烯酸甲酯、二甲基丙烯酸二缩三乙二醇酯、1,6-己二醇二甲基丙烯酸酯等。稀释剂的作用主要是调节材料的黏稠度。

聚甲基丙烯酸甲酯交联粉是甲基丙烯酸甲酯与二甲基丙烯酸乙二醇酯或二甲基丙烯酸二缩三乙二醇酯的共聚物,具有轻度交联的网状结构,在树脂基质及活性稀释剂中只溶胀,但不溶解,这样可以确保材料在固化前长期处于可塑面团状。光固化型基托树脂的光引发体系及聚合原理与光固化复合树脂基本相同。

(二)性能特点

光固化型义齿基托树脂,通常需要放入专用的箱式光固化器内,经特定波长的光线照射一定时间后才能固化。一般光固化型基托树脂对波长为430~510 nm的蓝色光最为敏感,由于光线穿透材料的能力有限,光固化型基托材料的光照固化深度有一定的限度。一般固化深度在3~

5 mm范围。

光固化型基托树脂与热固化型及自凝树脂相比较,其机械性能特点是硬度高、刚性大、受力不易变性,但脆性也大。这是由于基托树脂聚合后为网状体型结构,交联度较大。

一般为单糊剂型,使用前不必调和,直接在模型上排牙塑形,有充裕的时间进行操作,经光照射固化,固化时间短。采用光固化型义齿基托树脂对义齿进行重衬,有充分的时间让患者进行肌调整,重衬效果好。光固化义齿基托树脂主要用于简单义齿的制作、矫治器的制作、基托重衬、义齿修补、临时冠桥的制作及个别托盘的制作等。

（袁　玲）

第七节　包　埋　材　料

一、包埋材料的性能和分类

用于包埋蜡型的材料称为包埋材料。包埋材料的主要成分是耐高温的二氧化硅（SiO_2）。由于纯二氧化硅难以固定成形,须加入结合剂。包埋材料的强度取决于结合剂的添加量。铸造包埋材料是铸造工艺中包埋铸型（如蜡型）的材料。铸造时,首先通过加热使铸型内的蜡型材料熔化并挥发,在包埋材料中形成铸型的阴模,然后向阴模灌入熔化的金属,完成修复体的铸造。理想的铸造包埋材料应符合下述要求:耐高温;调和时呈均匀的糊状;有合适的固化时间;粉末粒度细微,使铸件表面有一定的光洁度;能够补偿铸造过程中金属及蜡型的收缩量,即具有合适的膨胀系数;能承受铸造压力及冲击力,不因此而产生微裂纹;铸造时,不与液态金属发生化学反应,不产生有毒气体,并对铸入的金属材料无破坏作用（如腐蚀）;有良好的通透性,以利铸模内的气体的逸出;铸造完成后,包埋材料易于破碎,且不黏附在金属修复体表面;良好的操作性能等。

其按用途可以分为中熔合金铸造包埋材料、高熔合金铸造包埋材料、铸钛包埋材料及铸造陶瓷使用的包埋材料。

二、中熔合金铸造包埋材料

(一)组成

中熔合金铸造包埋材料主要成分是二氧化硅（55%~75%）及石膏（25%~45%）,同时还含有少量用于调整固化时间的成分,如石墨和硼酸。此外还有一些着色剂。二氧化硅有4个同素异构体:即石英、磷石英、方石英及熔融石英。石英被加热后,其晶体形态由低温下稳定的α型变为高温下稳定的β型时,会发生急剧的体积膨胀。

临床制作修复体正是利用二氧化硅的这种热膨胀特性,使金属的铸造收缩得到补偿。使用温度范围为600~700℃时,石英的热胀系数较大。

在包埋材料中充当结合剂的石膏与水调和后,可以与石英结合为一个整体,并在凝固时提供一定的固化膨胀,使之凝固后有一定的强度。

在200~400℃,石膏脱水收缩,直到700℃收缩量才开始减少,此后由于石膏分解又发生显著收缩。因此,石膏包埋材料只能使用在 700 ℃ 以下的铸造过程中。口腔修复过程中大量使用的是加热脱水后收缩量较少的 α-半水石膏。

包埋材料中的石墨具有还原作用,可防止金属氧化,使铸件光洁度提高。硼酸可以使包埋材料的热膨胀均匀,并略增其热膨胀量及强度。

（二）性能

包埋材料的凝固与石膏的含量有关。包埋材料的固化性质与水粉比例、水温、调和速度及时间有关。其中水粉比是影响包埋材料特性的重要因素。水粉比为 0.5 时,表示 50 mL 水与 100 g 粉调和。商品包埋材料的水粉比一般为 0.30～0.40。若水粉比例太大,固化时间将延长,固化膨胀和热膨胀量将减少。美国牙医协会标准规定包埋材料固化时间为 5～25 分钟。

中熔合金铸造包埋材料具有固化膨胀、吸水膨胀和热膨胀的性质。

中熔合金铸造包埋材料在固化时发生膨胀。这种膨胀是石膏的固化反应起主要作用,而与二氧化硅无关。其机制与石膏本身的固化膨胀相同。二水石膏的针状结晶交替增长,因互相挤压而向外部膨胀。若有二氧化硅粒子存在,针状结晶易于生长,有利于材料膨胀。所以中熔合金铸造包埋材料比单独的半水石膏固化膨胀系数大。

在中熔合金铸造包埋材料的初凝阶段,若向正在固化的石膏包埋材料加水或把材料浸入水中,包埋材料的固化膨胀将比在空气中大很多。这种膨胀称为吸水膨胀或水合膨胀。将包埋材料的这种特性应用在金属铸造过程中,使铸造收缩得到补偿的方法称为吸水膨胀法。美国牙医协会标准中的 Ⅱ 型包埋材料吸水膨胀率为 1.2%～2.2%。吸水膨胀率与包埋材料的成分及粉末粒度有关,含硅量与吸水膨胀成正比。二氧化硅粉末粒度越小,吸水膨胀率越大。α-半水石膏比 β-半水石膏的膨胀率大。吸水膨胀是一般固化膨胀的延续。这是由于调和后增加的水,不断地补充吸水反应所消耗的包埋材料,在凝固过程中再与水接触,可增加额外的膨胀,其原理是在正常凝固膨胀中,由于调拌液相的表面张力,产生了限制膨胀的力,致使包埋材料未能达到最大凝固膨胀值。

包埋材料固化后,二氧化硅和充当结合剂的半水石膏与水发生反应,生成的二水石膏成为主要成分。在此基础上继续加热,二氧化硅由 α 型向 β 型转化。石膏则因脱水,沿二水石膏→半水石膏→无水石膏的方向发生转化。方石英包埋材料的热膨胀率明显大于石英包埋材料。金合金铸造时的铸型最佳温度是 600～700 ℃。二氧化硅由 α 型向 β 型转化是可逆的,加热后的二氧化硅经冷却仍可由 β 型转化为 α 型。

包埋材料在加热和铸造过程中应有足够的强度。包埋材料的粉末粒度越细,铸造修复体的表面就越平滑。此外,二氧化硅粒子越细,吸水膨胀越大。铸造时,熔融金属在离心力等压力作用下进入铸腔,如果铸腔内空气不能顺利排出,将使熔融金属不能充满铸腔,从而导致铸造产生缺陷。因此,包埋材料硬固后应有微小孔隙,以便空气能在铸造压力下被全部排出。包埋材料的粒度分布及石膏含量,是影响透气性的重要因素。

包埋材料要有一定的耐热性,即要求材料在高温下不易被分解。二氧化硅在其熔点(1 700 ℃)以下不发生分解,但无水石膏在 1 000 ℃ 以上便开始分解。

无水石膏在 700 ℃ 以上时,可通过碳元素迅速还原,生成对金属铸造修复体产生污染的二氧化硫。在 700 ℃ 以下不发生上述反应,且石膏在 750 ℃ 时,可出现显著的收缩倾向。所以,铸造时石膏铸造包埋材料的加热温度必须在 700 ℃ 以下。

三、高熔合金铸造包埋材料

(一)磷酸盐包埋材料

磷酸盐包埋材料是最常用的高熔合金铸造包埋材料。除了用于高熔合金铸造及带模整体铸造以外,也逐渐用于高精度的种植义齿上部结构的铸造及钛合金支架的铸造等。

磷酸盐包埋材料由耐高温材料和结合剂组成。耐高温材料由石英、方石英或两者混合使用,占总重量的 80%～90%。结合剂为磷酸二氢铵、磷酸二氢镁及金属氧化物(主要是氧化镁)的混合物,占总量的 10%～20%。使用时将耐高温材料、结合剂与硅溶胶悬浊液(一般含二氧化硅 20%～30%)或将水按一定比例(水粉比为 0.13～0.20)调和。硅溶胶可提高包埋材料的膨胀率。

磷酸盐包埋材料的固化膨胀、热膨胀率及耐热性均比石膏包埋材料高,故用于如贵金属金-银-铂、钯-铜-镓、银-钯合金及非贵金属镍铬合金、钴铬合金等高熔点金属修复体的铸造包埋。

耐高温材料与结合剂在有水存在的情况下,生成磷酸盐晶体结合耐火材料。在包埋材料中结合剂的含量愈高,凝固膨胀愈大。当结合剂含量一定时,氧化镁所占的比例愈大,凝固膨胀也愈大。磷酸盐包埋材料固化是通过结合剂发生的酸碱中和反应来实现的。反应过程中,磷酸二氢铵或磷酸二氢镁与碱性氧化物在加水作用下,通过水化反应生成针柱状晶体磷酸盐将石英颗粒包裹结合在一起。

当反应开始后,由于微粒相互作用,形成了胶体状粒子,在高温下粒子经过 $Mg_2P_2O_7n$ 阶段最终形成 $Mg_3(PO_4)_2$。在固化及加热过程中,化学反应及加热反应的结果,还使包埋材料从室温下强度达到高温下强度(能耐受高熔合金的冲击)。当铸造温度在 800 ℃时,反应最终产物是 $Mg_2P_2O_7$ 和过剩的 MgO。

包埋材料的凝固时间是影响包埋材料操作性能的重要因素。如果凝固时间太短,操作时间也短,影响制作质量;凝固时间太长,则包埋后加热前的等待时间也延长。磷酸盐包埋材料的凝固时间为 8～11 分钟。凝固时间的长短主要由凝固反应的快慢所决定,而影响这一反应速度的因素除了磷酸盐和氧化镁的含量和相对比例外,还包括包埋材料的粒度、粉液比、环境温度、调拌时间等。粒度愈细,粉液比愈大,环境温度愈高,调拌时间愈长,凝固愈快。

磷酸盐包埋材料的膨胀率为 1.3%～2.0%。凝固膨胀的本质是 $NH_4MgPO_4 \cdot 6H_2O$ 的针柱状水化物结晶的生成与生长。凝固膨胀受磷酸盐和氧化镁的含量和相对比例、粉液比、调拌液的浓度、环境温度等的影响。结合剂磷酸盐和氧化镁的含量越高,凝固膨胀就越大;当结合剂的含量一定时,氧化镁所占的比例越大,凝固膨胀就越大。在粉液比较小的情况下,凝固膨胀随粉液比的增大而增大。但增大到一定限度后,凝固膨胀随粉液比的增大而减少。

磷酸盐包埋材料的热膨胀较凝固膨胀稳定,相对固定在 1.2%。热膨胀与材料中石英和方石英的总含量及方石英所占比例有关,总含量越大,热膨胀越大,方石英所占比例越高,热膨胀越大。热膨胀量也与原料粒度分布有关。

其压缩强度在调和后 24 小时可达到 9～30 MPa,经加热冷却后,达 2～14 MPa。包埋材料在凝固后加热前及升温后铸造时都有不同的强度。

磷酸盐包埋材料的粒度在 200～350 目。小颗粒嵌于大颗粒的空隙里,可以获得较大的包埋密度。同时大颗粒石英膨胀较大,细粒石英保证铸件有较高的光洁度。磷酸盐包埋材料的透气性小于石膏包埋材料,因为后者的水粉比大于前者 1 倍,透气性与加水量呈正相关,水分多则结构疏松。磷酸盐包埋材料在 1 000 ℃以上时,石英、方石英颗粒熔融,使透气性下降。

（二）硅胶包埋材料

硅胶包埋材料主要是正硅酸乙酯包埋材料和硅酸钠包埋材料。正硅酸乙酯包埋材料以正硅酸乙酯作结合剂,耐高温材料仍然由以二氧化硅形式存在的石英和方石英组成。正硅酸乙酯中含有28%的SiO_2,分子式为$Si(OC_2H_5)_4$,经加水分解,生成硅溶胶并固化。上述水解作用需在乙醇溶剂的帮助下完成,乙醇对水解制剂具有稳定性。此为加速反应,一般以盐酸水溶液作为包埋材料的调和液。因此,包埋材料的特性取决于正硅酸乙酯、盐酸及水之间的配合比例,盐酸量不合适会使包埋材料产生裂隙,太多会使SiO_2沉淀过多,影响铸件质量。

正硅酸乙酯包埋材料的加水分解反应过程产生的水合二氧化硅,可以聚合成硅化合物聚合体。这种硅化合物聚合体含硅量高,耐火性强。固化时间在10～30分钟。MgO含量越高,固化越快。耐火材料及结合剂中均含有硅,所以具有较大的热膨胀性及综合膨胀性。但因结合剂为胶体,所以强度低。由于加热后耐火材料的硅粒子间隙被结合剂中的硅微粒堵塞,其透气性比石膏包埋材料差。

正硅酸乙酯包埋材料一般用作内层包埋材料,用氨气处理后,可使其加速固化。内层包埋材料固化后,用少量硬质石膏(10%)与粗石英粉配制的外包埋材料进行外层包埋,可以缩短包埋时间和节省材料。

（袁　玲）

第八节　种植陶瓷材料

口腔种植陶瓷是指以人工牙根或人工骨形式植入口腔颌面部硬组织内,以代替天然牙根及修复骨组织缺损的一类生物陶瓷材料。根据生物陶瓷材料的性质和在机体组织内引起的组织反应类型,可将其分为生物惰性陶瓷(如氧化铝陶瓷、羟基磷灰石陶瓷、碳素陶瓷、氧化锆陶瓷等)、生物反应性陶瓷(生物玻璃陶瓷及磷酸钙玻璃陶瓷等)和可吸收性陶瓷(如磷酸三钙陶瓷等)。

口腔种植陶瓷材料是口腔陶瓷材料中能植入人体内使用的材料,应具有高度的生物安全性和生物反应性。应该具备接近于人体硬组织的各种物理机械性能。

口腔种植陶瓷材料与机体组织的相互作用受到陶瓷材料的组成结构、表面性态(粗糙程度、孔隙率及形态)、机体组织的反应性及种植技术等诸因素的影响。种植材料的性质在很大程度上决定了材料与机体组织的种植界面反应。

种植陶瓷材料都具有较好的生物性能。特别是含有CaO、P_2O_5成分的陶瓷,如羟基磷灰石陶瓷、生物玻璃陶瓷等,能在机体生理环境中释放钙、磷等离子,并形成磷灰石结晶富集的表面层,提供了必需的钙、磷矿物元素成分,有利于骨组织的新生和骨缺损的修复。

陶瓷种植材料的表面能愈高,体液在材料的表面张力愈低,湿润性就越好,材料与组织的结合性能就愈佳。

陶瓷材料的孔隙为纤维细胞、骨细胞向陶瓷中生长提供通道和生长场所,能引导纤维及骨组织长入孔隙中,发挥机械性锁结固定种植体的作用。当材料内部的孔隙的直径在39～78 μm时,纤维组织可长入材料内部。当材料内部的孔隙直径>78 μm时,则纤维和骨组织可同时长入材料内部。当材料内部的孔隙过大时,虽对组织长入有利,但陶瓷种植材料的强度明显下降,从而影响材料的机械性能。陶瓷材料与天然牙和骨组织相比,其弹性模量高、刚性大。

在口腔临床医疗中,生物陶瓷材料主要用于制备陶瓷人工牙根种植体、陶瓷人工骨、表面涂层材料及人工关节等。人工牙根种植,是指利用人工材料制成牙根的种植体,植入拔牙窝或人工牙窝内的方法。生物陶瓷材料涂层人工牙根种植体,利用金属核的强度能克服单纯陶瓷人工牙根种植体脆性大、机械强度较差的缺点。

(袁　玲)

第九节　烤瓷材料

一、种类和组成

烤瓷材料根据不同熔点范围分为 3 类。高熔烤瓷材料:1 200～1 450 ℃;中熔烤瓷材料:1 050～1 200 ℃;低熔烤瓷材料:850～1 050 ℃。按材料的成分和性质又可以分为:长石质烤瓷和氧化铝质烤瓷。

原材料的组成:长石是口腔烤瓷材料的主要成分,一般是采用钠长石和钾长石的混合物。石英在口腔烤瓷材料中占有一定的比例,是作为增强材料使用,但透明度低。白陶土是岩石风化分解后的一种黏土,与水混合后有可塑性,烧结后有一定强度,但不透明。硼砂在材料烧结过程中起助熔作用,可降低长石的熔融温度。硅石能增加烤瓷材料的强度和透明性,但在常压下烧结容易产生气孔,因而采用真空烧结。氧化铝能增加口腔烤瓷材料的强度,并可减小烧结收缩。着色剂有氧化钛(白色)、氧化铈(黄色)、氧化镍(蓝色)、氧化铁(褐色)、磷酸锰(红色),根据需要调配使用,可获得自然色感。釉料由石英和助熔剂组成,在烤瓷表面形成薄层,增加修复体表面的光泽度。荧光剂主要为稀土氧化物如氧化铈、氧化镝等。主要是为了增加烤瓷的自然色感。结合剂为专用液体,目的是为了使瓷粉形成糊状涂于代型和冠核表面。

长石质类烤瓷以长石为主要原料制得。高熔烤瓷原料组成为长石 61%、石英 29%、碳酸钾 2%、碳酸钠 2%、碳酸钙 5%。低熔烤瓷原料组成含长石 60%、石英 12%、碳酸钾 8%、碳酸钠 8%、碳酸钙 1%、硼砂 11%。中熔烤瓷原料组成介于以上两者之间。按需要加入辅助材料进行烧结。

氧化铝质烤瓷是在长石质烤瓷基础上发展起来的烤瓷材料。其中含有较多的氧化铝结晶体,能提高烤瓷材料的强度。核心部材料含 40%～50% 的氧化铝(Al_2O_3)结晶体,粒度在 30 μm 以下,强度高,烧结温度为 1 050 ℃,是作为烤瓷冠的核心部分,也是作为烤瓷罩冠的内层核心材料使用。外层材料包括体瓷料和釉瓷料两部分。在体瓷料和釉瓷料中,同样含有氧化铝成分,但含量少于核心部材料,其烧结温度一般为 900～950 ℃。

二、性能

经烧结后的烤瓷材料的硬度是目前口腔材料中较高的,接近或超过釉质的硬度,烤瓷材料的耐磨性与釉质相当,是较理想的修复材料。

烤瓷材料能耐受多种化学物质的作用而不发生变化,其化学性能相当稳定,长期在口腔环境内不会发生化学性能的变化。烤瓷材料是一种惰性、无毒、无刺激性、无致敏性、生物性能良好的材料。烤瓷材料的着色性好,表面光洁度高,又具有透明和半透明性,通过塑形及真空烧结等工艺,能获得近似天然牙的自然色泽。

三、工艺步骤

(一)成形

按临床要求,选择色调合适的烤瓷粉,以一定比例的蒸馏水或烤瓷专用液充分调和成糊状,在振荡的条件下,尽量排出粉粒间隙中的空气,增加其致密度,然后用特制的毛笔蘸取糊状物均匀涂布于代模上,再用雕刻刀加压雕塑修复体的外形。为了补偿烧结后的体积收缩,需将烤瓷预成体形态和尺寸均比正常体积放大 13%～20%。在塑形过程中加压是非常重要的步骤,既可减少气孔的产生,又可减小烧结后的体积收缩;既可保持其强度,又可获得良好的透明性,然后充分涂凝脱水并在已预热到 650 ℃的炉前干燥几分钟后,即可入炉烧结。

(二)烧结

将已完成的烤瓷预成体在真空烤瓷炉中进行烧结,其目的是使烤瓷预成体中烤瓷粉粒表面产生熔融而相互凝集成晶体。烧结过程分为低温、中温、高温 3 个阶段:低温烧结阶段是将预热干燥后的烤瓷预成体放入炉内,逐渐升温,使其粉粒中玻璃质软化,产生流动,粉粒间开始凝集,由于凝集不全,烤瓷预成体呈多孔态而体积很少产生收缩。中温烧结阶段是粉粒间完全产生凝集而形成致密体,但此期将出现明显的体积收缩。高温烧结阶段是粉粒相互熔接形成牢固的结晶整体,此期体积收缩趋于稳定,但失去了原有光泽。当烤瓷预成体经过上述 3 个阶段的烧结后,则离炉、冷却。经以上初次烧结后,还可根据需要对预成体进行调磨修改和修补,再次烧结。经口腔内试戴合适后,最后再进行修复体表面上釉,完成最后一次烧结。烧结次数和烧结温度对烤瓷修复体的强度和颜色将会产生影响,所以必须根据具体情况加以控制。在烤瓷的制作过程中应重视体积收缩和表面的审美问题。一般的解决办法是,选择粒度细而均匀的粉料;制作预成体时将其体积放大;烤瓷炉和预成体必须均匀预热,缓慢升温,在高温烧结阶段达到熔点时,可快速升温,使其产生热塑性流动,可获得光滑表面和审美性。另外,在补瓷后应在相同的条件下重复烧结。

近年来采用高纯度氧化铝渗透或晶须晶片增强,以及加入白榴石、镧系玻璃、云母微晶玻璃均能提高烤瓷材料的强度,而逐渐克服了其脆性问题,而且可提高陶瓷的磨削加工性能(又称可切削陶瓷),使烤瓷材料和烤瓷修复工艺得到更好的完善。目前,具有高强度的全瓷修复材料已相继问世,且已广泛应用于临床,用全瓷材料制作的冠桥修复体显著提高了修复体的审美性。

(袁 玲)

第十节　金属烤瓷材料

金属烤瓷材料又称为金属烤瓷粉。为了克服单一烤瓷材料本身强度不足和脆性的问题,在金属基底表面熔附上一层瓷料,这种瓷料就称为金属烤瓷材料,制作的修复体称为烤瓷熔附金属修复体。

一、种类与组成

由于这类瓷粉要与金属结合,因此在组成方面与一般低熔烤瓷粉稍有不同。目前,较常见的有德国的 Vita 和日本的 Noritake 金属烤瓷粉。

根据烤瓷熔附金属的审美修复要求,这类烤瓷材料又分为不透明瓷(遮色瓷)、体瓷(透明瓷)、颈部瓷(龈瓷)和釉瓷。以上各种烤瓷粉在组成及含量范围上的差异,形成各层瓷的特点,如不透明瓷应具备良好的遮盖底层金属色的作用,而且它与底层金属直接接触,对于金属和陶瓷的结合特别重要。根据这两方面的特殊要求,在其基本组成中,一般降低 SiO_2 含量,而增加 SnO_2、ZrO_2 和 TiO_2 等氧化物含量,既达到遮色效果,又有利于与金属结合。

二、烤瓷材料与金属的结合

(一)金属烤瓷材料与金属的结合形式

机械结合是指金属表面进行粗化后(如喷砂、腐蚀)形成凹凸不平的表层,扩大了接触面积,使金属烤瓷粉在熔融烧成后起到机械嵌合作用,但其作用是比较小的。物理结合主要指两者之间的范德华力,即分子间的吸引力。这种结合作用也很小,只有在两者表面呈高清洁和高光滑的状态时,才能充分发挥其作用。压力结合是指当烤瓷的热胀系数略小于烤瓷合金时,因烤瓷耐受压缩力大于牵张力,这样,当烧结温度降到室温时产生压缩效应而增强了烤瓷材料与金属之间的结合。化学结合指金属烤瓷合金表面氧化层与金属烤瓷材料中的氧化物和非晶质玻璃界面发生的化学反应,通过金属键、离子键、共价键等化学键所形成的结合。金属烤瓷合金表面氧化形成良好的结合是很重要的。锡、铟等微量元素在烧成中发生扩散,集中于金属烤瓷合金与金属烤瓷的界面,这些金属氧化物与烤瓷中的一些氧化物可产生原子间的结合。但氧化层愈厚,结合力愈低。在金属烤瓷合金与金属烤瓷材料的结合作用中,这种化学结合力起着关键的作用。

(二)烤瓷材料与金属结合的匹配问题

金属烤瓷材料与金属结合的匹配,主要受两者的热胀系数、金属烤瓷烧结温度与金属熔点的关系及两者结合界面的润湿状态 3 方面的影响。

(三)热胀系数问题

热胀系数在金瓷匹配的 3 个影响因素中占主要地位。由于底层金属与烤瓷的热胀系数不一致,在烧结冷却过程中,烤瓷很容易产生龟裂和剥脱。若烤瓷的热胀系数大于金属的热胀系数,在烧结冷却过程中,烤瓷产生拉应力,而金属产生压应力,此时在烤瓷层发生龟裂、破碎。若烤瓷的热胀系数小于金属的热胀系数,在烧结冷却过程中,烤瓷产生压应力,而金属产生拉应力,此时,两者界面的烤瓷侧产生裂隙,导致烤瓷层剥脱。当两者的热胀系数接近或相同时,界面稳定、结合良好,但实际上这种状态往往难以达到。在一般情况下,以烤瓷的热胀系数稍稍小于金属的热胀系数为宜。若两者之差在 $(0\sim0.5)\times10^{-6}/℃$ 的范围内就最为理想。此时,烤瓷与金属合金两者的结合仍能保持稳定。

为了获得烤瓷与金属的良好结合,可在烤瓷中加入负热胀系数的物质,如硅酸铝锂等,以降低烤瓷的热胀系数,或在烤瓷中加入热胀系数大的物质,如白榴石晶体(即 $K_2O \cdot Al_2O_3 \cdot 4SiO_2$ 晶体),增加烤瓷的热胀系数,通过调整烤瓷的热胀系数,达到适应与不同金属相结合的目的。另外,还可在烤瓷中加入氧化锡、氧化锂等,不仅可以改善烤瓷的透明性,而且可以提高烤瓷与金属的结合强度,提高修复效果。

（四）烤瓷材料的烧结温度与金属熔点的关系

由于金属烤瓷材料是烧结熔附于金属冠核表面,显然,要求烤瓷材料的烧结温度低于金属的熔点。这样,烤瓷材料熔融后,才能牢固地熔附在金属表面上。烧结冷却时,烤瓷不会产生龟裂,金属也不会产生变形。反之,金属烤瓷材料的烧结温度高于金属的熔点,则不能使用。

（五）烤瓷材料与金属结合界面的润湿问题

为了使熔融后的烤瓷材料能与金属形成良好的结合,烤瓷与金属的结合界面必须保持良好的润湿状态,这样,就要求金属表面极度清洁和光滑,要求烤瓷熔融时具有很好的流动性。另外,也可加入微量的非贵金属元素,改善金属的表面能,获得良好的润湿界面,使烤瓷牢固地熔附在金属表面上,从而达到两者的良好结合。

（袁　玲）

第十一节　窝沟点隙封闭剂

窝沟点隙封闭剂简称窝沟封闭剂,又称防龋涂料,是一种可固化的液体高分子材料。将它涂布于牙面窝沟点隙处,固化后能有效地封闭窝沟点隙,隔绝致龋因子对牙齿的侵蚀,进而达到防龋的目的。目前的窝沟封闭剂可减少龋病 60%～99%。目前应用的窝沟封闭剂有 2 种类型,即自凝固化型和可见光固化型。

自凝固化型窝沟封闭剂一般为双液剂型。一液为基质液体,另一液为催化液体,使用时取等量的两组分,调和均匀,经 3～5 分钟自行固化。窝沟封闭剂所用基质树脂与复合树脂的基质树脂是相同的,例如 BIS-GMA 及其改性树脂。

由于基质树脂黏度一般都很大,而窝沟封闭剂黏度要求较稀,因此需要加入稀释剂。常用的稀释剂主要是低黏度的单和双或多官能团的甲基丙烯酸酯类单体。

窝沟封闭剂的基质液体与催化液体中的基质树脂和稀释剂的不同点在于,基质液体内含有引发剂,催化液体内含有促进剂。当基质液体与催化液体混合后,引发剂就会与促进剂在室温下发生氧化还原反应,产生自由基,进而引发树脂基质及活性稀释剂交联固化。

不加颜料的封闭剂几乎为无色透明液体,涂于牙面上,难于识别其已涂范围,加入少量钛白粉,胶液呈淡乳白色。

可见光固化型窝沟封闭剂一般为单一组分,使用时,取少量胶液涂布于牙面上,经可见光固化器照射一定时间（20～40 秒）即可固化成膜。

可见光固化型窝沟封闭的组成,在树脂基质、稀释剂、颜料、阻聚剂等方面,与自凝型基本相同,只是引发体系不同,它采用光敏引发体系,该体系由光敏剂与光敏促进剂组成。常用的光敏剂为樟脑醌,常用的光敏促进剂为甲基丙烯酸二甲氨基乙酯。在光敏促进剂的存在下,光敏剂经一定波长的光线照射,通过光化学反应产生自由基,进而引发树脂基质和稀释剂交联固化。

自凝固化型窝沟封闭剂的固化时间一般为 3～5 分钟。自凝型窝沟封闭剂的固化时间受引发剂和促进剂的含量及室温的影响。

窝沟封闭剂的黏度对其在牙面窝沟与点隙处渗透等都有影响。封闭剂在窝沟点隙处的渗透与其在毛细管里的渗透相似,与窝沟点隙的形态有关。若窝沟点隙呈 V 字形,则容易浸润、渗透;若窝沟点隙呈口小里大,则不易浸润、渗透。因此,窝沟封闭剂应有适当的黏度,黏度应在 500～2 500 cP 范围内为宜。

在涂窝沟封闭剂之前,用 30％～50％磷酸水溶液酸蚀处理釉质表面,釉质表面产生轻度脱钙,呈现多孔蜂窝状结构。涂窝沟封闭剂之后,封闭剂渗入其中,固化后形成大量的树脂突与釉质形成机械嵌合作用。目前性能较好的窝沟封闭剂的 3 年涂膜保留率可达 80％以上。

(袁 玲)

第十二节 水 门 汀

一、水门汀的种类与主要成分

临床上常用的水门汀主要有磷酸锌水门汀、氧化锌丁香酚水门汀、氢氧化钙水门汀、聚羧酸锌水门汀和玻璃离子水门汀。

（一）磷酸锌水门汀

磷酸锌水门汀由粉剂和液剂两组分构成。粉剂中以氧化锌为基质材料,氧化镁可提高强度减小溶解性,二氧化硅增加机械强度,氧化铋延缓固化增加延展性。液剂中正磷酸为基质材料,可与氧化物反应,氧化铝延缓和调整固化速度,水可以调节固化速度。

（二）氧化锌丁香酚水门汀

粉剂中氧化锌为组成基质,具消毒收敛作用;松脂增加黏性与韧性;硬脂酸锌加速固化;醋酸锌加速固化,增加强度。液剂中丁香油为基质材料能与氧化锌反应,橄榄油增加黏性与韧性。

（三）氢氧化钙水门汀

氢氧化钙水门汀由氢氧化钙和螯合剂组成,配成双糊剂,作深龋保髓和盖髓。A 糊剂中氢氧化钙、氧化锌为基质可促进继发牙本质生长,硬脂酸锌为加速剂,N-乙基邻、对甲苯磺酰胺是赋型载体。B 糊剂中水杨酸乙二醇酯为螯合剂,二氧化钛为惰性材料,硫酸钙可阻射 X 线,钨酸钙是遮光剂。

（四）聚羧酸锌水门汀

聚羧酸锌水门汀是含氧化锌的粉剂与含聚丙烯酸的液剂反应而成的水门汀。粉剂中氧化锌是主要基质,氧化镁、氧化铝增加强度,氟化钙、氟化亚锡防龋,液剂中聚丙烯酸是主要基质,余量为水。

（五）玻璃离子水门汀

玻璃离子水门汀是由玻璃粉与聚丙烯酸反应生成含离子键的聚合体。由粉剂和液剂两组分构成。粉剂是将 SiO_2、Al_2O_3、CaF_2、$AlPO_4$、Na_3AlF_6 按比例混合,经 1 000～1 400 ℃高温熔融成玻璃,再在水中骤冷后研磨,即成粉剂。液剂用丙烯酸与衣康酸或马来酸的共聚物。这样制得的共聚物水溶液不仅防止了液体胶凝,而且增加了反应活性,可获得更佳的物理机械性能。现有的玻璃离子水门汀主要有Ⅰ～Ⅲ3 种类型:Ⅰ型用作黏结固位;Ⅱ型用作充填修复;Ⅲ型用作衬层垫底。近年来还开发出光固化玻璃离子水门汀和金属陶瓷水门汀。

二、水门汀的性能特点及临床应用

水门汀是由金属盐或其氧化物作为粉剂与专用液体调和而成的无机非金属修复材料。按用途分为黏结用水门汀、充填用水门汀和衬层用水门汀。按组成分为磷酸锌水门汀、聚羧酸锌水门汀、玻璃离子水门汀、氧化锌丁香酚水门汀和氢氧化钙水门汀。临床用于各种修复体的黏结、乳牙和恒牙楔状缺损充填、暂封、衬层、盖髓、保髓及根管充填。

磷酸锌水门汀的凝固反应是粉液混合后，反应生成不溶于水的磷酸锌，以及被包裹的残留氧化物而凝固，反应放热。磷酸锌水门汀在凝固前为具有一定流动性的糊状物，可渗入牙和修复体表面的细微结构中而形成一定的机械嵌合力。与釉质和牙本质的黏结强度为 2 MPa 和 1.5 MPa。粉液调和 5～8 分钟内凝固，1 天后压缩强度 130 MPa，拉伸强度 15 MPa，表面硬度为 35。体积收缩 0.04%～0.06%。该材料不导热，不导电。在人工唾液中的溶解率为 1.38%，磷酸锌水门汀在凝固时及凝固后释放出游离磷酸，刺激牙髓，1～2 天后酸性减弱，接近中性。牙髓反应一般是可逆的，5～8 周恢复正常。磷酸锌水门汀用于牙体缺损的暂时充填修复；黏结嵌体、冠、桥和正畸附件、龋洞衬层。深龋衬层时，先用其他低刺激性的材料如氧化锌丁香酚水门汀双层衬层。作充填和衬层时，按 3∶1 粉液比调和，作黏结适当加大液剂用量，以获得较好的流动性。但粉液调和比愈低，材料的溶解性和刺激性愈大，理化性能也愈差。

氧化锌丁香酚水门汀的凝固反应是丁香油中含有 75% 质量分数的丁香酚，与氧化锌反应生成硬质的螯合物丁香酸锌而凝固。凝固反应必须在有水存在下进行，水分越多凝固越快。调和物中含水 2% 1 天后固化，含水 5% 可在 15 分钟内凝固。临床使用时，不必将组织面完全干燥，适当的湿度会有利于水门汀的固化，甚至可用小棉球沾水加压成形。粉液调和后在口腔内 4～10 分钟内固化，粉液比越大，凝固速度越快。压缩强度因不同类型而低至 3～4 MPa 或高达 50～55 MPa。该水门汀可阻止热传导，溶于水和唾液，在蒸馏水中 24 小时后溶解率为 2.5% 质量分数。含丁香酚的水门汀对复合树脂有阻聚作用，并会减弱牙本质黏结剂的黏结效果。它对发炎的牙髓具有一定的镇痛和安抚作用。氧化丁香酚水门汀分为 Ⅰ～Ⅳ 型：Ⅰ 型暂时黏固；Ⅱ 型修复体黏固；Ⅲ 型暂时充填和垫底；Ⅳ 型洞衬剂。

氢氧化钙水门汀两糊剂调和后，钙离子和锌离子与螯合剂生成螯合物而固化。湿度对凝固速度影响很大，有水分存在时会很快凝固。该水门汀压缩强度为 20 MPa。在口腔环境中有较大的溶解性，析出氢氧化钙而使材料周围呈碱性，杀灭细菌和抑制细菌生长，促使洞基底钙化和形成继发性牙本质。

聚羧酸锌水门汀的凝固反应是当粉液调和后，碱性的氧化锌与酸性的聚丙烯酸发生中和反应，通过 Zn^{2+} 与聚丙烯酸分子链上的 —COOH 反应生成聚丙烯酸锌，形成交联的网状结构而凝固。该水门汀的黏结性能，与牙和修复体形成机械嵌合力，且未反应完的 —COOH 与牙表面的 —OH 形成氢键，并与牙中的 Ca^{2+} 发生一定程度的络合反应，而已解离的 COO^- 可与牙中的 Ca^{2+} 产生一定的异性离子吸引力。因此，其黏结力高于磷酸锌水门汀，对人牙釉质和牙本质的黏结强度分别为 3～10 MPa 和 2～6 MPa。该水门汀调拌后 5～8 分钟凝固，1 天后压缩强度为 80 MPa，拉伸强度为 7 MPa，表面硬度为 20，在人工唾液中的溶解率为 1.42% 质量分数。该水门汀对牙髓及牙龈的刺激很轻，用于固定修复体冠、桥的黏结，还可作为衬层材料和儿童龋洞的充填。临床使用按粉液比 1.5∶1 调和，在 30～40 秒的时间内完成。

玻璃离子水门汀的凝固反应是，当水门汀两组分调和后，聚丙烯酸中的 —COOH 基团与玻

璃粉中所含的 Al^{3+}、Ca^{2+} 等离子进行配位络合,形成交联的网状结构,并将未反应的玻璃粉结合在一起,逐渐由糊状变为凝胶而固化。该水门汀在粉液混合后 5 分钟凝固,光固化型在光照时凝固。玻璃离子水门汀黏结性能,是由于每个羧酸盐基团在玻璃粉表面取代了一个磷酸盐基团和一个 Ca^{2+},正是羧酸盐基团与羟基磷灰石表面层的有效结合,形成了水门汀与釉质的黏结拉伸强度 4～6 MPa,与牙本质 2～3 MPa。该水门汀的色泽与天然牙色接近呈半透明状,拉伸强度为16 MPa,表面硬度为 50,有较好的耐磨性。玻璃离子水门汀和复合树脂联合修复牙本质缺损称"三明治"修复术。这种技术利用玻璃离子水门汀与牙本质的良好黏结性,同时结合复合树脂与釉质的优良黏结性和高的机械强度减小了微漏的程度和范围,增强固位效果。使用方法:充填修复粉液比 3∶1,黏结粉液比 1.25∶1～1.5∶1,注意不适当的粉液比会降低材料的性能。若需进一步的边缘修整和抛光,最好在 24 小时后进行。对于某些快速固化的水门汀,可在 10 小时后进行修整。

（袁　玲）

第十三节　铸造合金

一、贵金属铸造合金

常用的金属铸造合金主要包括:金-银-铂合金,其中含量为 78wt%,银和铂的含量大致相等;金-铜-银-钯 I 型合金,其中金含量为 75wt%,银和铜各占 10wt%,钯占 2wt%～3wt%;金-铜-银-钯 II 型合金,其中金含量为 50wt%～65wt%。

锌在合金中的含量只占 1%～2%,但当合金熔化时,它起到抗氧化的作用,锌可作为一种还原剂,如锌的含量太高,合金会明显变脆。锌能改善金合金的流动性。铱和钌的极少量加入到贵金属合金中,可起到细化颗粒、使铸件具有规则而细致的合金结构的作用。铱的熔点为2 410 ℃,钌的熔点为 2 310 ℃,它们在合金铸造过程中是不熔化的,当合金冷却时它们就可作为熔化合金的晶核。铟是一种质软、低熔点(156.6 ℃)的灰白色金属,作为烤瓷熔附合金的重要添加成分,它可提高合金的硬度,降低铸造温度。镓为一种灰色金属,它的熔点很低(29.8 ℃),它仅作为某些金或钯合金的添加成分,氧化镓对金瓷结合有重要意义。一般在低银或无银的钯基合金中加入镓以降低钯的高熔点。

根据美国牙医协会规定(等同于 ISO562),合金 I ～ IV 型的分型标准是由合金本身的屈服强度和延伸来决定。

熔化范围:贵金属铸造合金同其他合金一样无固定的熔点,只有一个熔化范围,原因是它由不同元素组合而成。固液相共存的温度范围大多数在 70 ℃ 以内。金-银-铂、钯-铜-镓及银-钯合金的熔化温度范围比较大,故铸造相对比较困难。

合金的液相线温度决定了铸造过程中蜡型包埋后的脱蜡温度、包埋类型和加热方式。熔掉蜡模的温度要低于液相线温度 500 ℃。如金-铜-银-钯 I 型合金,它的熔掉蜡模的温度应在450～475 ℃范围内,如果此温度接近 700 ℃,以石膏为结合剂的包埋材料就不能使用,否则,硫酸钙分解,使合金变脆。金-铜-银-钯 I 型、II 型、III 型和金-银-钯-铟合金可以用石膏为结合剂的包埋材料,而其他合金必须用磷酸盐包埋材料。用乙炔加空气电弧铸造适合于对液化温度<1 100 ℃合金的加热,使用乙炔加氧电弧铸造法或电导铸造法适用于液化温度>1 100 ℃的合金。

热处理:采用的热处理方法有软化热处理和硬化热处理 2 种。软化热处理的目的在于使合金的结构均匀。热处理后延展性提高,强度和硬度降低。硬化热处理的目的在于提高合金的机械性能,降低合金的延展性。在硬化热处理前,必须进行软化热处理,目的在于使硬化热处理后的合金结构均匀。

二、非贵金属铸造合金

(一)钴铬和镍铬铸造合金

镍-铬合金可分为含铍或不含铍 2 类。大多数都含镍 60%~80%、铬 10%~27%及钼2%~14%;钴-铬合金含钴 53%~67%、铬 25%~32%和钼 2%~6%。另一类是含铍 1.6%~2.0%。此外,它们还含有少量的 Al、C、Cu、Mg、Si、Sn 和 Zr 等元素。

铬可降低合金的熔点,为合金提供光泽和抗腐蚀性能,但铬含量一般不能超过28wt%或29wt%,当超过 30wt%时,合金形成一个 δ 脆相,以致难以铸造。钴和镍元素的含量多少是可互变的,一般钴比镍更能提高合金的弹性模量、强度和硬度。3%~6%的钼含量可以提高合金的强度。碳含量的增加可有效提高钴基合金的硬度,但碳含量如果比规定值高或低 0.2%,也会影响合金的性能。例如,碳含量较规定值高出 0.2%,合金将变得硬而脆;碳含量较规定值低 0.2%,合金的屈服强度和极限拉伸强度就变小。另外,合金中所有的元素,如铬、硅、钼、钴和镍等,都能与碳作用形成化合物以改变合金的性能。

大多数普通金属合金的熔化温度在 1 400~1 500 ℃范围内。如加入 1wt%~2wt%的硼可使镍铬合金的熔化温度再降低 100 ℃。普通金属合金的密度一般在 7~8 g/cm³,是多数金合金密度的 1/2。

用于制作可摘局部义齿支架的合金,其抗疲劳性能很重要。钴-铬合金、钛合金和金合金三者的抗疲劳性能,以钴-铬合金的抗疲劳性能最佳。铸造合金的腐蚀性和生物学性能主要在于金属离子的释放。金属的表面状态是影响腐蚀的最重要因素。镍铬合金在伴有咀嚼磨耗下的腐蚀与单纯的腐蚀比较,其金属离子的释放,如 Cr 和 Be 可高达 3 倍。

此类型主要应用于义齿支架等修复体的制作方面。此外,钴-铬合金还可用于制作口腔种植体支架。作为种植应用时要求含碳量较低(0.3wt%),多数情况下它们可以直接长期种植于骨组织中而无有害作用。但是钴-铬合金植入体内后,有时会出现钴、铬离子的局部蓄积,离子对机体的化学刺激,也会引起纤维组织的增生和骨的吸收。

(二)铸钛及钛合金

钛合金具有抗电化学腐蚀、良好的生物学反应、质理较轻、密度低、低弹性模量和高强度等优异性能。钛合金的表面能形成一层 10^{-10} 数量级的稳定氧化膜,这种氧化膜是钛合金抗腐蚀和具有良好生物性能的基础。商品化的纯钛可用于口腔种植、表面涂层、制作冠、局部和全口义齿的基托及矫治弓丝。在所有的钛金属中,以 Ti-6Al-4V 应用最为广泛。

组成:商品化纯钛除了含99wt%以上的钛元素以外,还含有微量的铁、氧、硅、碳、氮和氢等元素。纯钛的结构在常温下呈 α 相(HCP 相),当加温达到 83 ℃时,可由 α 相转变成 β 相(BCC 相)。微结构以 β 为主的纯钛比处于 α 相的纯钛强度更高。

钛合金主要有 Ti-6Al-4V 等,Ti-6Al-4V 是目前广泛使用的种植材料。它在常温下为双相

（α＋β）合金，大约在 975 ℃时，会发生相的转变，使微结构形成单相的 BCC β合金。热处理可以改变α相和β相的相对量以及相的形态。

性能：纯钛的密度为 4.5 g/cm³，弹性模量为 100 GPa。屈服强度和极限强度因纯钛的不同等级而异，分别为 170～480 MPa 和 240～550 MPa。而钛合金（α＋β）的机械性能则取决于α相的量及α/β界面的密度等因素。

影响钛合金铸造的 2 个最主要的因素是其熔点（纯钛 1 700 ℃）与化学活泼性。因为熔点高，所以需要特殊的铸造条件以防止金属的污染。钛很容易与空气中的氢、氧、氮元素发生反应，尤其是在高温（＞600 ℃）下，因此要求铸造过程中每次升温都必须保证良好的真空状态。否则钛合金表面就会被污染，从而降低合金的强度和延展性。

纯钛可以铸造成冠、局部义齿和全口义齿的基托。目前市售的众多口腔种植体系是多用纯钛或 Ti-6Al-4V 制成。它们可以单独应用，也可以经表面粗化或改性，或用生物陶瓷表面涂层后应用。纯钛和 Ti-6Al-4V 中的钛是一种具有高度化学活性的金属，即使痕量的水或水蒸气也会使其立即被氧化，形成氧化膜，而这种极性键结构的氧化膜是比较稳定的，它具有优异的抵抗由各种氧化状态和 pH 变化所可能引起腐蚀的能力，这一特性有利于周围骨的生长，使骨与钛合金的结合牢固。然而，在惰态条件下，钛不是呈惰性，氧化钛的化学溶解会发生钛离子的释放。种植体界面化学的特性主要取决于金属氧化层的性质，而不是金属本身的性质，然而，种植体表面的吸附和解吸附现象却受氧化层下面金属特性的影响。因此，在分析种植体表面及种植体组织界面时，特别要注意表面成分、结合状态、形态和功能等特性的变化，因为金属氧化层决定了在种植体表面细胞与蛋白质结合的类型，由于种植体表面氧向内扩散、氢氧结合形成及金属离子向外扩散，所以使金属表面氧化物不断地因此而发生变化。

三、烤瓷合金

烤瓷金属修复体简称金瓷修复体。它是以铸造合金为基底，表面熔附的烤瓷层通过真空烧结使金属与烤瓷牢固地结合在一起，因此这类修复体兼有金属材料的强度和韧性及陶瓷材料的美观性。

（一）合金与烤瓷的结合

金瓷之间存在 4 种结合方式：化学性结合、机械性结合、压缩力结合和范德华力结合，其中化学性结合在合金与烤瓷的结合中起着最大的作用，占 4 种金瓷结合力的 2/3 以上。

（二）影响合金与烤瓷结合的因素

1.合金表面氧化膜的厚度

合金表面氧化层厚度一般在 0.2～2 μm 范围内可获得金瓷间的最大结合力。合金表面氧化层过薄或过厚都会降低金瓷的结合强度，其中过厚造成金瓷结合强度下降的原因主要是这层氧化膜的热胀系数与合金或瓷的热胀系数不同，当加热冷却时，会产生不同应力而导致界面出现裂缝。如镍铬合金等非贵金属合金在烧结时，表面极易形成过厚的氧化层，在瓷与合金间形成夹层，最终使修复体易从该处折裂而导致修复失败。

2.控制合金表面氧化层厚度的方法

控制合金预氧化时间和温度：一般贵金属合金需要预氧化，而非贵金属因本身富含易氧化的镍和铬元素，使表面形成氧化膜，故可以省略预氧化的过程。在真空条件下进行烧结；合金表面涂布黏结剂，虽然黏结剂与不透明瓷是同质材料，但流动性较大，熔融时能充分润湿覆盖合金表面,形成封闭状态,保证氧化层的稳定;上瓷前在合金表面磨除一层。

3.烤瓷与合金热胀系数的匹配性

烤瓷与合金的热胀系数差值一般在 1.08×10^{-6}/℃ 以内是相匹配的,否则烧结冷却后界面会残余高应力,影响金瓷结合,并出现瓷折裂。

4.合金表面的粗化程度

合金表面一定的粗化程度可使单位面积上沉积的氧化物较之光滑面多,因而有利于金瓷的结合,改善瓷对合金的润湿效果,提高化学结合力和机械结合强度。粗糙度对金瓷结合影响的大小依赖于使表面粗糙的方法和粗糙的程度,过于粗糙的合金表面难以完全湿润,易于残留杂质和空气,使瓷与合金不能完全熔附,影响结合强度。

5.修复体正确的设计和制作

合金基底应有一定的厚度和强度以免变形影响金瓷结合,贵金属的厚度为 0.3~0.5 mm,而镍铬合金的厚度为 0.2~0.3 mm。合金基底的外形设计应保证瓷层均匀一致的厚度(0.8~1.5 mm),瓷层覆盖的合金面应为光滑和呈凸形的表面,以避免形成凹面和倒凹,保证熔瓷充分润湿合金表面和冷却时瓷层在金属表面形成压缩力;咬合力不应设计在直接接触合金与烤瓷的连接处;彻底清洁合金表面和进行排气处理,有利于金瓷结合。

(三)增强合金与烤瓷结合的方法

金属表面的酸蚀处理一般适用于贵金属,其目的是除去加热过程中形成的多余氧化物,改善氧化后合金表面颜色,熔解合金表面的有机物及杂质,控制界面形成气泡,以及降低合金表面的粗糙度。在金属表面涂布一层与不透明瓷同质的黏结剂,其目的是控制界面气泡的产生,增加金瓷结合力,提高润湿效果。通过放电加工,在金属表面形成微细均匀的固位珠,再进行表面氧化处理,增大金瓷的结合面积和机械嵌合作用。将 Au、Rn 等离子电淀积于非贵金属表面,将 Sn、In 等离子电淀积于贵金属表面,控制界面氧化膜的厚度,提高结合强度。喷涂 Al_2O_3、ZrO_2 等氧化物于贵金属表面,可提高金瓷间的结合力。

(四)烤瓷金属合金

烤瓷熔附金属修复的合金可分为两大类:贵金属合金和非贵金属合金。按时间先后,用于烤瓷熔附金属修复的合金经历了以下不同种类的发展过程:金-铂-钯合金(Au-Pt-Pd),钴-铬合金(Co-Cr),金-钯-银合金(Au-Pd-Ag),金-钯合金(Au-Pd),钯-铜合金(Pd-Cu)和钛合金(Ti)。

1.贵金属合金的组成和性能

(1)Au-Pt-Pd 合金类:其中以金元素为主要成分,还有少量的铂和钯,铂和钯可以提高合金的熔点。较高的贵金属含量能使此类合金具有优越的抗腐蚀性能。合金中还含有铟、锡等元素,易于在高温时析出至合金表面,形成氧化膜以促进金瓷间的结合。铁元素能增加合金的强度。这类合金具有较高的弹性模量、强度、硬度及适度的延伸率;但是其挠曲性能较低。

(2)Au-Pd 合金类:具有良好的抗腐蚀能力,其金元素的含量减少,钯元素的含量相应增加。合金中少量的铟可增加金瓷结合,镓可降低熔化温度,铼可作为晶粒的细化剂,钌可改善合金的铸造性能。Au-Pd 合金比 Au-Pt-Pd 类合金具有更大的强度、刚性、硬度,以及更高的延伸率(更高的延弹性)和铸造温度,易于焊接。

(3)Au-Pd-Ag 合金类:这类合金的钯含量比 Au-Pd 类合金低,但加入银。合金中少量铟和锡可以增进金瓷的结合,钌能改善合金的铸造性能,铼可作为晶粒的细化剂,尽管组成中含有银元素,但是该合金仍具有良好的抗腐蚀性。此合金的性能与 Au-Pd 类合金基本相似。

（4）Pd-Ag 合金类：五种贵金属合金中贵金属含量最少，它不含金而含有一定量的银，另外还含有少量的铟、锡和钌,其作用同 Au-Pd-Ag 类合金。除了密度相对比较低以外,其他性能均与 Au-Pd-Ag 合金相似。

（5）Pd-Cu 合金类：这类合金中钯含量很高,铜含量为 10％～15％,少量的铟可增进金瓷的结合,镓可控制铸造温度。这类合金具有很大的强度和硬度,中等程度的刚性和延伸率,以及低密度。其抗挠曲性较低,并且易形成黑色氧化物。

2.非贵金属合金的组成和性能

（1）Ni-Cr 合金类：铬具有抗锈蚀或腐蚀的能力,铝和钛可通过形成 Ni_3Al 或 Ti_3Al 的沉淀物使合金强度提高,钼能降低合金的热胀系数,铍可通过降低合金的熔点来改善合金的铸造性能及硬化状态。这类合金比贵金属合金的硬度高,屈服强度较低,弹性模量较高,故可将金属支架部分做得比较薄。另外,由于该类合金密度非常低（7～8 g/cm^3）,而一般铸造温度又比较高,所以必须考虑铸造收缩的补偿问题。

（2）Co-Cr 合金类：铬具有抗锈蚀或腐蚀的能力,钼能降低热胀系数,钌能改善合金的铸造性能。该类合金的强度和硬度均比贵金属合金和镍-铬合金高。其密度和铸造温度与镍-铬合金相似。

3.钛类

纯钛及 Ti-6Al-4V 合金在金瓷修复中的应用日益受到重视,但存在加工难（铸造温度高达 1 760～1 860 ℃）和容易氧化的问题。

（袁　玲）

第三章

口 腔 正 畸

第一节 概 述

随着社会的进步,人们对自身美的要求越来越高,在衣着美、发型美、皮肤美、手指美等得到满足后,又开始注意自己口腔的美。在口腔科门诊中,要求对牙齿排列不整齐进行矫治的患者越来越多,这就要求口腔正畸医师全面掌握错𬌗畸形对人体美的破坏、口腔颌面部美学标准、建立良好𬌗关系的方法,以及正畸治疗中和治疗后口腔颌面部的变化。

一、错𬌗畸形对人体美的破坏

错𬌗畸形是指儿童在生长发育过程中,由先天的遗传因素或后天的环境因素,如疾病、口腔不良习惯、替牙异常等导致的牙齿、颌骨、颅面的畸形,如牙齿排列不齐,上、下牙间的𬌗关系异常,颌骨大小形态,位置异常等。这些异常的机制是牙量与骨量,牙齿与颌骨,上、下牙弓,上、下颌骨,颌骨与颅面之间的不协调。因而错𬌗畸形概念已不只是牙齿错位和排列不齐,而是指由牙颌、颅面间关系不调而引起的各种畸形。世界卫生组织把错𬌗畸形定义为"牙面异常",表明其不但影响外貌也影响功能。

(一)错𬌗畸形对𬌗颌面发育的影响

在儿童生长发育过程中,错𬌗畸形将影响𬌗颌面软硬组织的正常发育。

(1)对颌面长度的影响:在错𬌗畸形患者中大多都存在着前后方向的畸形因素,与正常𬌗比较,安氏Ⅱ类1分类患者𬌗颌骨的改变呈现出上颌基骨长增加,而下颌基骨长减小。因而,上颌前突、下颌后缩,上、下颌骨水平间距明显增大。牙齿的改变表现为上下前牙均唇倾、伸长,因而前牙深覆𬌗。上下前牙的唇倾,基本维持了上、下颌骨的水平间距,但明显增加了面突度。而唇部软组织的改变恰与颌基骨相反。其上颌骨长增加而下颌基骨长减小时,上唇厚度减小而下唇厚度增加。表现出唇厚度对颌基骨的代偿作用。当上颌前突,下颌后缩时,上唇厚度减小而下唇厚度增加。这种唇部的代偿作用使上颌前突,下颌后缩的患者上唇部不致太突,下唇部不致太凹,因而上、下颌软组织得到一定程度协调。这种代偿不仅表现在形态上,而且在功能上也有体现。功能上,上、下组织的协调使上、下唇可接触或闭合,从而发挥一系列功能;形态上,上、下唇组织的协调使面部的畸形外观得到一定程度改善。因此,对安氏Ⅱ类1分类错𬌗,颌骨改变是引起上、下颌骨水平间距增大的主要因素,而上颌前突,上下前牙的唇倾可能是引起面突度增大的主要因素,唇部软组织的变化则对颌骨、牙齿畸形进行了部分代偿。

(2)对颌面部高度的影响:安氏Ⅱ类1分类错𬌗儿童的颅面形态与正常者相比较,表现为下颌体短,引起下颌后缩并造成上、下颌骨间的远中关系。其中兼有深覆𬌗的患者前面高度不足,对上前面高和下前面高均有影响,切牙和磨牙的高度关系也不协调,上、下颌磨牙高度都小于正常。而无深覆𬌗的患者下前面高增加,下后面高减小,下颌平面较陡,鼻平面轻度向上前倾斜,上下切牙高度过大。

(3)对牙弓宽度及颜面对称性的影响:无论正常𬌗还是错𬌗的牙弓宽度,男性普遍大于女性。安氏Ⅲ类错𬌗的牙弓宽度与正常牙弓相近。安氏Ⅱ类1分类、2分类和双颌前突的牙弓宽度明显小于安氏Ⅲ类错𬌗和正常𬌗,牙弓宽度发育不足。而且该类患者宽度的性别差异减弱,如双颌前突者除了上下第一磨牙处的宽度外,余项宽度性别差异无显著性。可能是造成牙弓宽度发育不足的因素,减小了性别差异,如张口呼吸、吐舌、吮指等不良习惯。上下尖牙宽度整体上在正常𬌗与错𬌗之间没有显著性差异,不存在尖牙宽度发育不足的问题。因此,在临床上不应扩展尖牙宽度,否则超出自然限度必然会引起复发。

对安氏Ⅰ类错𬌗双颌前突患者而言,男性上下后部分牙弓宽度较正常窄,女性则除上第一磨牙宽度外,相余项宽度无改变。而安氏Ⅱ类错𬌗后部牙弓发育不足,其宽度小于正常。下颌宽度基本正常。这可能是由于上颌腭侧倾斜的后牙所至,也可能由不良习惯,以及牙弓基骨本身的窄小所致。所以在临床上一般不扩展下牙弓宽度,而需扩展上颌后牙宽度。对已补偿性后牙腭侧倾斜的用分裂基托扩弓,主要作用是使后牙颊侧倾斜,利于下颌前移,建立正常磨牙关系,对牙弓已明显窄小的则须采取螺旋开大器等其他扩张方法。

颜面不对称畸形表现为颅面左右两侧标志点相对正中矢状平面的不协调。引起颜面不对称的错𬌗主要包括单侧个别后牙反𬌗,单侧多数后牙反𬌗,单侧多数后牙及前牙反𬌗,单侧个别后牙或多数后牙的正锁𬌗。颜面不对称畸形的发生部位以面下1/3和牙弓最为明显。主要表现为上颌基骨宽度和上牙弓宽度不足,而下颌骨和下牙弓基本正常。上、下牙弓的宽度不调,容易出现牙尖干扰,妨碍正常咬合关系,并引发和加重下颌偏斜。

(4)对牙齿的影响:错𬌗畸形不但影响上、下颌骨间关系,而且影响牙齿的发育。如上颌中切牙间发生多生牙的患者,其上颌中切牙近远中径明显狭窄。对各类错𬌗畸形 Bolton 分析比较表明,前牙比、后牙比、全牙比均呈现安氏Ⅲ>安氏Ⅰ>安氏Ⅱ。这表明上、下牙量不调是造成安氏Ⅲ类错𬌗和安氏Ⅱ类错𬌗的一个不可忽视的因素。因此,在正畸诊断、矫治设计及预后估计时,上、下牙量的比率分析有重要意义,应该作为诊断记录中不可缺少的部分。如安氏Ⅲ类错𬌗,当下牙量明显大于上牙量时,即使牙槽弓间隙足以容纳各个牙齿,无牙量骨量不调,也须减径或减数来建立最后尖窝交错的咬合,这也从一个侧面说明了临床有时对安氏Ⅲ类和安氏Ⅱ类错𬌗采取单颌拔牙是可取的。只有重视上、下颌牙量关系,及早诊断,设计时充分考虑,才能又快又好地达到矫治目标。

(5)露龈笑:在人际交往中,微笑是一个人表达感情的重要方式。和谐、自然、怡人的微笑能给人留下美好的印象。然而,有些人在微笑时会暴露较多的上颌前牙以上的牙龈,这一形态特征被称为"露龈笑",是牙龈微笑线位置偏高的结果。造成露龈笑的原因与上颌牙槽突过度发育或上颌垂直向过度发育,前牙深覆𬌗、深覆盖有关,同时,微笑时肌肉上提形成的鼻后皱襞与牙龈微笑的形成有关。

随着年龄增加,皮肤弹性减小,口周软组织下垂,露龈笑会减轻。因此,正畸医师在临床工作中应注意不断提高矫治的美学标准,给患者带来一个和谐的微笑。在患者就诊时应仔细检查微笑特征,注意其口面肌肉的功能状况,并由正位或侧位面相来评估静止状况下唇的紧张度、位置及形态。

（二）错𬌗畸形对口腔健康和功能的影响

错𬌗的牙齿拥挤错位,由于不易自洁而好发龋病及牙周炎症,同时常因牙齿错位而造成牙周损害。

严重的错𬌗畸形可以影响口腔正常功能,如前牙开𬌗造成发音的异常;后牙锁𬌗可影响咀嚼功能;严重下颌前突则造成吞咽异常;严重下颌后缩则影响正常呼吸。严重的错𬌗畸形可影响口颌系统的功能,如前牙或后牙的开𬌗等可降低咀嚼效能。经研究,安氏Ⅲ类骨性畸形的咀嚼效能比正常𬌗减小 40%。错𬌗畸形可造成舌的位置异常,在吞咽活动各期改变了舌与牙的位置关系,而使吞咽功能异常。在前牙开𬌗、下颌前突时可影响发音,主要表现为有发音异常的辅音频率下限下移,频率分布范围变宽,低频成分增加。如出现𬌗干扰、早接触时,下颌开闭口、前伸、侧方运动的限度及轨迹均会出现异常,进一步将影响下颌关节的功能和出现器质性病变。

（三）错𬌗畸形对患者心理的影响

错𬌗畸形有多种类型,其中有一些对面部美观影响较大,同时也会给患者的心理造成不良影响。但是,牙颌畸形对患者心理的影响程度,并不一定与牙颌畸形本身的严重程度成正比,而主要取决于患者对畸形的主观看法。因此,作为一名医师,千万不能在患者面前信口开河,以免加重患者的心理负担。以下主要介绍对面部美观影响比较严重的上颌前突、下颌前突和上颌尖牙唇向低位错𬌗畸形给患者造成的心理障碍。

有上颌前突的学生,在学校常被别人起绰号。长大后,这样的孩子往往会产生忧郁感、自卑感,甚至不愿意和朋友、同学们来往,慢慢地变得孤独、少动、不爱讲话,不善于用语言来表达自己的情感。特别是一些女性患者,更是不敢过多地讲话,做事拘谨保守。然而,在当今社会人与人的交往中,第一印象所起的作用很大。由于错𬌗畸形患者往往会给别人留下不太好的印象,时间长了必将影响自己的上进心,容易成为人生的落伍者。我们经常可以发现,在痴呆症和罪犯中,有不少人就有上颌前突畸形。假若他们的错𬌗畸形得到了矫治,其中多数人的性情会逐渐变得开朗活泼起来。由此,也可以看出牙颌畸形对人心理的影响是何等重要。因此,作为医师,不应该认为错𬌗畸形只是单纯的咬合关系不好,而对其掉以轻心,应该积极采取措施来进行治疗。

下颌前突和上颌尖牙唇向低位错𬌗,同样也会给患者造成不良的心理影响,因而对其及时进行矫治也是必需的。一些畸形不太明显的患者,常常羞于早期求医,一直到了比较大的年龄才来找医师,这就给矫治工作带来了很大的困难。

口腔颌面部的美学标准:口腔正畸科的主要内容就是矫治错𬌗畸形。因此矫治的目标也就成为一个至关重要的问题。口腔正畸学者对错𬌗畸形矫治标准的认识有一个发展过程,从Angle的理想正常𬌗标准到目前为大多数正畸医师所采用的个别正常𬌗标准,矫治的目标发生了很大的变化。有代表性的𬌗标准如下所示。

1.Angle 理想𬌗

19 世纪末期,Edward Angle 医师鉴于咬合畸形的普遍存在,遂开始致力于固定矫正方法的研究。然而,因苦于当时没有头骨生长发育的文献报道与头骨 X 线头影的测量(1931 年美国Broadbent 医师与德国的 Hafrath 医师同时开始使用)来作治疗的标准,Angle 医师只有在博物馆内储藏的头骨中寻找一个具有"最理想的咬合"关系的头颅。Angle 医师后来终于找到了一个他认为有最理想的咬合关系的头颅,特点如下。

(1)左侧与右侧上、下颌骨各有 8 颗牙,排列整齐,无拥挤、无旋转情况。

(2)上颌骨的牙与下颌骨的牙呈极协调的咬合关系。上颌第一恒磨牙的近中颊尖,咬在下颌第一恒磨牙的近中颊沟上。

(3)上尖牙咬在下尖牙与下第一前磨牙的交界处。

(4)上颌第一前磨牙咬在下颌第一前磨牙与第二前磨牙的中间;上颌第二前磨牙咬在下颌第二前磨牙与第一磨牙中间。

(5)上颌前牙覆盖下前牙近切缘的 1/4 牙冠。

(6)上颌的咬合面:左右中切牙唇面整齐呈轻微弧形。左右侧切牙因较薄,其唇面与中切牙的唇面比稍向腭侧,故在近中与远中处各有一个牙向腭侧弯。尖牙有明显的突出呈尖牙区的弧形突起。第一与第二前磨牙颊面整齐,在一直线上。第一磨牙颊面较突出,故在与第二前磨牙中间有一外展弯曲。

(7)下颌咬合面:①左右 4 颗切牙呈现整齐弧形。②尖牙向唇侧突出,与侧切牙交接处有一外展弯曲。

Angle 医师命名这个具有"最理想的咬合"的古老头颅为"Old Glory",现今仍放在美国矫正学会的图书馆中。Angle 医师所找到的这个"理想咬合"不仅是他治疗的目标,而且是修复学与冠桥学排列义齿的效法标准。

由于将有"理想的咬合"作为标准,Angle 医师认为一个正常的协调的咬合应该是以下几点。

保持每一个恒牙与在同一牙弓上的左右邻牙之间的理想的关系。有拥挤的,应当排除拥挤,有旋转的应当扭转。

上颌的每一颗牙应当保持与下颌牙有理想的咬合关系。

坚持保存全口 32 颗恒牙。故 Angle 医师主张将牙弓扩张,而获得所需之空隙用来排除拥挤与排齐旋转的牙。

2.Tweed 𬌗标准

1945 年 Charles Tweed 医师沿用他老师 Angle 医师所教导的方法,报告所得的矫正效果。借助扩张牙弓而增加牙弓的长度与宽度来矫正旋转的前牙与排除牙列拥挤,结果使前牙更向前突出,颊侧面亦更趋凸出。

(1)牙弓的大小是随着牙的移动而改变的。然而基骨弓的大小却不因牙的迁移而改变。

(2)借着扩张牙弓而得到的矫正效果,在方丝弓固定矫正器除去以后,会因颊面肌肉的压力使畸形很快地故态复萌。因此,Tweed 医师认为若要得到固定不变的效果,牙弓的总长度应与牙基骨相等,而且每颗牙应竖立在牙床骨上。因此,Tweed 医师主张有牙齿过度拥挤与旋转的牙弓,应该拔除两侧的第一前磨牙。Tweed 医师并且展示了借着扩张牙弓而有畸形复发的患者再经拔除后治疗取得了良好结果。自 1945 年以来,拔除已被公认是矫正治疗的必需步骤。不仅方丝弓可以发挥其全部的功能,使上、下牙弓间的关系达到理想,而且可以改善面形,为矫正治疗上的一大突破。为了确定是否需要拔牙,Kesling 医师使用排牙试验,在石膏模型上先行排列6 颗前牙,再测量拔除牙后剩余的空隙。此法极为准确,为初学者决定拔除与否的良好方法。

3.Begg 𬌗标准

Begg 医师每当在临床上遇到因方丝弓技术未能理想治疗上下𬌗关系不协调的病例(安氏

Ⅱ类1分类)而感到苦恼时,便企图从研究中找出不协调的原因。Begg 医师在石器时代澳大利亚土著居民的头颅上进行咬合的研究,从中得到启发。在白人还未到澳大利亚以前的早期土著居民多沿用石器时代的求生方法。他们的食物多为粗糙、硬籽粒状的,需用牙齿去磨细嚼软,然后咽下。这些早期的土著居民的食量大,因此需要较长的时间来咀嚼食物,致使整个牙殆面及邻接面很快地被磨耗。Begg 医师在这些头颅上观察到石器时代的人原本具有大型的牙齿,大的颌骨,但经过了不断的磨耗,使牙齿的近远中宽度减小后而形成一个磨耗后的正常咬合。

Begg 医师从研究中观察到这些情况后,建立了他矫正的原理。他发现在人的一生当中,牙齿不断地同时向两个方向移动。

(1)垂直方向移动:上牙齿的殆面与下牙齿的殆面不断地磨耗,上牙与下牙会不断地萌出,致使上、下牙的咬合得以保持。

(2)水平方向移动:上、下牙自萌出后就稍向近中倾斜。但因牙齿的磨耗而其形态不断地在改变,先是牙冠殆面磨耗变光,继而牙齿磨耗,在失去了牙与牙之间的交接点后,而使近远中径变小,以致产生间隙。这些间隙可供牙齿自然地向近中移动,使牙弓缩短。

Begg 医师测量了澳大利亚土著居民下颌恒牙磨耗与未磨耗牙齿的宽度的平均值之差(牙龄是第三恒磨牙刚刚萌出的时期),其结果如下所示(表 3-1,表 3-2)。

表 3-1　澳大利亚土著居民未磨耗的下颌牙齿近远中宽度平均值

牙(左和右恒牙)	牙数目	牙冠近远中宽度均值(mm)
中切牙	16	6.06
侧切牙	19	6.90
尖牙	32	7.72
第一前磨牙	12	7.78
第二前磨牙	21	7.86
第一磨牙	17	12.87
第二磨牙	37	12.87

表 3-2　澳大利亚土著居民磨耗的下颌恒牙近远中宽度平均值

牙(左和右恒牙)	牙数目	牙冠近远中宽度均值(mm)
中切牙	18	5.72
侧切牙	18	6.27
尖牙	18	7.18
第一前磨牙	18	7.25
第二前磨牙	18	7.46
第一磨牙	18	10.78
第二磨牙	18	12.12

磨耗前后总值差为 5.28 mm,这表示下牙弓的单侧牙齿牙冠宽度之差。双侧即全牙弓的牙齿宽度之差为 10.56 mm。在这个阶段上牙弓因磨耗而失去的长度仅少于下牙弓 1 cm。牙齿的继续萌出和磨耗在人的一生中是不断进行的。澳大利亚土著人的乳切牙在刚萌出不久是有正常

咬合的,由于切端的磨耗,逐渐形成切缘水平状的接触以后,磨牙严重磨耗,使下牙弓向前移动,以致前牙成为对刃𬌗。第二乳磨牙上下关系成为中性𬌗关系。近代人由于食物细软,牙齿没有磨耗,第二乳磨牙上、下颌关系不是中性关系,它们的远中面是在一条垂直线上,所以,当第一恒磨牙刚萌出时,上下第一恒磨牙是尖对尖的远中关系,Begg 医师认为这是不正常的咬合关系。

Nance 医师研究近代人上颌尖牙和第一与第二乳磨牙替换成恒尖牙和第一与第二前磨牙时,上颌一侧余 0.9 mm,两侧则余 1.8 mm;下颌一侧余 1.7 mm,两侧则余 3.4 mm,所以在乳尖牙和乳磨牙完全替换之后,第一恒磨牙才能成为中性𬌗关系。澳大利亚早期居民的恒切牙在刚萌出不久时,亦有显著的覆𬌗,但经过了磨耗,逐渐变成了对刃状的咬合关系,近代人的切牙不仅有覆𬌗,而且下切牙的牙轴竖立太直,上切牙的牙轴却向前倾斜。经过了磨耗,不仅切牙覆𬌗关系改变而且上颌切牙向内迁移,不再是向外倾斜,一改其原本直立的状态。如此,恒切牙在功能与美观上都有改进。

Begg 医师从澳洲土著居民牙𬌗的研究中,得出两个结论。

(1)正确的咬合关系并不是下牙弓与上牙弓保持着一种静止的关系,而是这种咬合的关系在不断地发生变化。

(2)在整个牙列的生命过程中,咬合关系不是停留在一种固定的解剖状态,而是随着牙齿的磨耗与𬌗间功能的调整,咬合关系也在不停地改变着。

早期石器时代澳大利亚土著居民的牙列多呈现明显磨耗的对刃状咬合,不但功能良好,而且健康和美观。因此,Begg 医师完全放弃了所谓教科书上的正常咬合,并认为教科书上的正常咬合是虚构的,不切实际的"正常",是正畸学上的一道障碍。从这种更新变化而得到的咬合关系有如 Angle 第Ⅲ类咬合,上下切牙成为对刃𬌗。Begg 医师建议我们以这种咬合关系作为我们治疗目标,基于上述原理,Begg 医师的理想治疗也不容许用口外矫正器将磨牙向后推动,或将牙弓扩张。

4.Andrews 正常𬌗 6 项标准

(1)磨牙关系:上颌第一恒磨牙近中颊尖咬合于下颌第一恒磨牙近中颊沟上;上颌第一恒磨牙的远中颊尖咬合于下颌第二恒磨牙近中颊尖的近中斜面上,上颌尖牙咬合于下颌尖牙和第一前磨牙之间。

(2)牙齿近、远中倾斜(冠角、轴倾角):牙齿临床冠长轴与𬌗平面垂线所组成的角为冠角或轴倾角,代表了牙齿的近、远中倾斜程度。临床冠长轴的龈端向远中倾斜时冠角为正值,向近中倾斜时冠角为负值,正常𬌗的冠角大都为正值。

(3)牙齿唇(颊)舌向倾斜(冠倾斜、冠转矩):牙齿临床冠长轴的唇(颊)舌向倾斜度称为冠倾斜或冠转矩。不同牙齿有不同的冠转矩:上切牙冠向唇侧倾斜而下切牙冠接近直立,从尖牙起,上、下后牙牙冠都向舌侧倾斜,磨牙比前磨牙更明显。

(4)旋转:正常𬌗应当没有不适当的牙齿旋转。后牙旋转后占据较多的近远中间隙,前牙正好相反,占据较少的近远中间隙。

(5)间隙:正常𬌗牙弓中牙齿都保持相互接触,无牙间隙存在。

(6)牙𬌗曲线:正常𬌗的纵𬌗曲线较为平直,或稍有 Spee 曲线,Spee 曲线深度在 0~2 mm。Spee 曲线较深时,上颌牙齿可利用的𬌗面受限,上牙弓间隙不足以容纳上牙。平整较深的 Spee 曲线将使下牙弓的周径和弓长增加,使下牙弓的𬌗面能与上牙弓建立良好的𬌗接触。颠倒的 Spee 曲线为上颌牙齿提供的𬌗面过大,上牙的间隙过多。

未经正畸治疗的正常𬌗群体中牙𬌗可能存在着某些差异,但却都符合上述 6 项标准,偏离其中任何一项或几项,即会造成𬌗关系异常。正常𬌗 6 项标准是𬌗的最佳自然状态,也是正畸治疗的目标。

5.功能𬌗

良好的𬌗功能无疑是正畸矫治的主要目标之一,然而什么样的𬌗才能具备良好的𬌗功能这一问题不被一般正畸医师所重视。传统的矫正目标认为只要患者能够咬合在磨牙中性关系,上下牙列整齐,前牙覆盖、覆𬌗关系正常,𬌗矫治目标就达到了,好的功能便会随之自然产生。严格地说,这只是正常解剖𬌗的概念。随着𬌗学理论逐渐为口腔其他科医师所接受,正畸医师开始面临了一个新的挑战:我们能否把牙齿矫正到符合口颌系统功能的最佳位置?解决这个问题的前提是何为牙颌的最佳位置。美国著名正畸学家 RonaldRoth 于 20 世纪 70 年代把𬌗学概念引入正畸治疗的目标,并于 80 年代创建了正畸功能𬌗理论。由于𬌗学理论的复杂性和争议性,以及正畸治疗的复杂性,这一理论并未被正畸界全盘接受,但其中的部分概念却在临床上得到了应用。

6.理想功能𬌗的标准

(1)上、下颌牙齿在最大尖窝接触关系位时,下颌髁状突位于关节窝的最上、最前部位置,水平向位于正中位置。

(2)闭口时,后牙的𬌗力应该尽可能沿牙长轴的方向,因而𬌗力被转化为牙周韧带和牙槽骨内板的牵引力。

(3)闭口时,后牙应均衡、平稳地接触,前牙应无接触(下切牙切缘与上切牙舌面应有 0.005 英寸的间隙)以避免前牙及支持组织承受侧向应力,因此在闭口位,髁突和关节窝关系理想时,后牙保护前牙免受侧向力。

(4)前牙应该有少量覆𬌗覆盖,以便下颌在离开最大𬌗接触关系而做任何方向的运动时,所有前牙(特别是尖牙)的斜导面能够迅速地使后牙脱离𬌗接触,前牙的这种引导作用应该与由颞下颌关节形态决定的下颌运动型相协调,从而使前牙受到最小的侧向力。如此前牙可以保护后牙不受侧向力,后牙的牙周组织通常不能承受较大侧向力。需要强调的是,前牙和尖牙引导后牙脱离𬌗接触的作用不能太强,否则会限制下颌的侧方及前伸运动。

(5)𬌗面形态如牙尖高度、窝的深度、沟和嵴的方向、尖的位置,应该尽可能与下颌各种运动相协调,以避免在由颞下颌关节形态决定的下颌各种可能的运动过程中出现𬌗干扰。

7.如何建立功能𬌗

对于正畸医师来说,我们更关心如何才能达到好的功能𬌗。传统上正畸医师大都认为,只要把颌面各部分矫正至头影测量的正常值,排齐牙齿,建立 I 类磨牙关系,即可达到好的功能𬌗。问题是我们能否接受这个假设,形态与功能之间是否存在这样密切的联系?随便拿出一本正畸教科书都不难找到这样的文字"正畸治疗的目标之一是建立与颞下颌关节及下颌肌肉相协调的功能𬌗,伴有好的咀嚼效率和健康的牙周组织"。这无疑是一个极好的目标,但却没有一处可以找到如何用现有的正畸诊断资料去达到这个目标。显然,我们现有诊断工具只能用于解剖𬌗的诊断,我们假设形态和功能总是同步的,换句话说,我们相信看上去好的𬌗,功能必然就好,但事实却是把颌面复合体矫正至我们现在的正常概念后,𬌗与颞下颌关节却未必协调。

没有人反对𬌗应该与颞下颌关节相协调,但却很少有人采取措施去测量𬌗与颞下颌关节之间的关系。测量这两者之间的关系需要特殊的训练,现在的研究生训练没有这一内容,学习这一概念和临床应用需要大量的时间和精力,因此大家宁愿相信转移髁突与𬌗关系至𬌗架上是不必要的,口腔是最好的𬌗架。

然而事实却是,对于估计𬌗与颞下合关节之间的协调性来说,口腔是最糟糕的𬌗架,原因是患者的神经肌肉保护机制使下颌在运动时采取了避免𬌗干扰的运动型。因此,在患者口内观察到的闭口路线和下颌运动型是由患者现在的𬌗型决定的,而不是颞下颌关节决定的。如果𬌗与下颌运动型不协调,下颌为了避免对牙的创伤,会调整位置以便牙齿能咬得更好。如果关节与𬌗之间的不协调太大,下颌肌肉将表现𬌗"夹板"作用,导致肌肉痉挛、疼痛、运动受限。

因此,为了精确估计𬌗与颞下颌关节之间的关系:首先必须解除任何疼痛、功能紊乱、肌肉痉挛等症状,以建立稳定的上、下颌关系;其次是记录下颌在正中关系位时的开、闭口轴,最后是记录下颌的边界运动,这些记录再转移到完全可调式𬌗架上去估计𬌗与关节的协调性。

理想与可能性:理想上,正中关系与习惯的正中𬌗位应该一致,但对于正畸病例来说,很难做到这一点。比较现实的做法是治疗正畸病例至尽量接近正中关系,或者说在正中关系与习惯性正中𬌗之间无明显的不协调,在这种情况下,再通过调𬌗达到理想的功能关系。正畸治疗后的病例如果还有𬌗干扰的症状出现,是不可能通过单纯调𬌗来达到好的功能𬌗的,因此,正畸医师应该尽可能将下颌牵引至接近正中关系。

理想牙位:在正畸治疗前及治疗过程中,下颌必须控制在正中关系,如果出现颞下颌关节问题或开始时下颌就很难操作至正中关系,那么在治疗前应该使用重新定位𬌗夹板至少3个月。在每次复诊时,应检查患者的正中关系位,让患者知道他的下颌应该属于什么位置,如果挂Ⅱ类牵引,应该教患者抵制下颌前伸。

正中关系𬌗和相互保护𬌗的获得有赖于以下几点:①正确的牙齿位置。②了解下颌什么时候是在正中关系,什么时候不是。③协调的牙弓形态和牙弓宽度。④垂直高度的控制。⑤上、下颌前后向关系的矫正。⑥临床控制干扰。

直丝弓矫正器创始人Andrews通过对最佳自然𬌗的研究,将适当的牙位概括为6项标准。Roth认为除了托槽上应该具备达到这6项标准所需的角度外,预成弓丝的形态应该由5个曲段组成,即一个前牙弧度、双侧尖牙至前磨牙曲段、双侧从第一前磨牙至磨牙的曲段。下牙弓的最宽点应在下第一磨牙的近中颊尖和第一前磨牙处,上牙弓的最宽点应在第一磨牙的近中颊尖。

正畸治疗至正中关系的最大问题是避免后牙伸长而产生磨牙支点。磨牙支点的产生将导致前牙开𬌗,或者没有开𬌗,但出现关节弹响、下颌肌肉紧张、疼痛等症状。磨牙支点作用使下颌在习惯性正中𬌗时,移动髁状突至关节窝的后下方而脱离正中关系,下颌表现为前旋转,因此在头颅侧位片上表现为下颌平面角减少,很多正畸医师在病例报道时以为发生了奇迹,殊不知牺牲了患者的颞下颌关节。

矫治目标中的美学观念:如果说好的𬌗功能是正畸形医师能为患者提供的最主要的健康服务,美观却是患者寻求正畸治疗的主要目的。关于侧貌的美观,不同种族有不同的审美观。这里主要介绍一些具有共性的正面观牙齿和牙龈位置的美学问题。尽管排齐牙齿是口腔美学的主要部分,但随着牙体修复学、正颌外科、牙周等学科的发展,正畸的美学目标已不仅仅是侧貌美观+牙齿排列整齐。下面介绍与正畸治疗相关的几个牙齿排列的美学问题。

牙齿的垂直向位置:评价前牙美观与否,上切牙的垂直向位置是很重要的,从正畸的观点,下面两个面部标志对于牙齿垂直向位置的分析是很关键的。第一是当患者微笑时,上唇暴露上切牙唇面应最多至上牙冠颈部1mm的唇侧牙龈,此时上切牙的垂直向位置是最理想的,如果暴露牙冠颈部牙龈2～3 mm,也还可以接受,暴露牙龈 3 mm 以上则为异常情况;第二个标志是上切牙切缘及上后牙𬌗平面应与瞳孔间连线平行,上牙龈附着过低或𬌗平面和切缘与瞳孔线不平行是不美观的。正畸治疗可以改善以上两种情况,但首先必须明确达到哪一目标,因为治疗方法是不同的。

瞳孔间连线:切缘平面与瞳孔间连线不平行,则正畸设计取决于下面 4 个因素的相互关系。①切缘平面,②后牙𬌗平面,③瞳孔间连线,④冠长度。如果切缘平面和后牙𬌗平面与瞳孔间连线都平行,但却是延续的,说明骨骼发育不对称,比如单侧髁状突发育不足或发育过度,导致单侧上颌后牙过度萌出,这类患者左右面高不同,无法单纯用正畸方法治疗,需结合正颌外科。

如果切缘平面与后牙𬌗平面不一致,但两侧后牙𬌗平面与瞳孔间连线是平行的,说明上前牙的位置不明确,此时就应该检查上颌中、侧切牙的相对牙冠长度。如果两侧切牙的长度是相等的,则切缘平面的不协调是由于切牙过度萌出或萌出不足造成的,这个问题可以通过正畸方法解决,只要以后牙𬌗平面为支架和参考线,伸长或压低前牙即可。如果两侧切牙长度不等,则切缘平面的倾斜可能是由于切牙磨耗结合萌出不一致造成,此时应该用正畸方法整平牙龈缘,结合修复方法恢复短牙的冠长度。

上唇线:上唇线水平是否正确取决于下面 4 个因素的相关关系。①切缘平面,②后牙𬌗平面,③龈缘,④冠长度。诊断的第一步是检查患者微笑时,牙龈缘与上唇的相对关系,如果患者暴露出过多的牙龈,首先应检查解剖牙冠是否已完全暴露,有些患者只要切除过多的牙龈即可暴露出更多的临床冠长度。如果整个解剖冠长度均已暴露,则应比较切缘平面和后牙平面。首先,如果这两个平面在同一水平,患者表现出过多的牙龈,说明上颌垂直向发育过度,解决方法需要正颌外科,上移整个上颌;第二,如果这两个平面不在同一水平,而后牙𬌗平面是正确的,则问题出在上切牙过度萌出,需要压低上切牙,牙龈也将随之而上移。

中切牙近中面位置:中切牙近中面的位置对于美观的影响很大,如果上中线位置不正,则需要判断是真正的中线位置不正,还是切牙近远中向倾斜度不正确。判断依据为下面 3 个因素间的相互关系:①上唇中线,②中切牙牙龈乳头位置,③中切牙近远中向倾斜度。中线的面部标志为上唇人中,而牙弓标志为上中切牙牙龈乳头。临床上需要引起注意的是,不要以上中切牙近中邻接点的位置去判断中线是否正确,因为即使中切牙近中邻接点位置偏离人中,但牙龈乳头位置居中时,中线的偏斜往往是因为中切牙的近远中倾斜不正确,而并非真性中线不正。

牙冠长度:上切牙牙冠的相对长度对于前牙美观的重要性常常被正畸医师所忽略,正确地判断牙冠长度的不调,有赖于对下面 4 个因素间相互关系的分析。这 4 个因素为:①上唇线水平。②牙龈沟的深度。③切牙的磨耗程度。④对侧牙的牙冠长度。牙冠长度不调最常见的是两中切牙长度不等,它对前牙美观的影响取决于患者微笑时唇线的高低,如果患者微笑时,牙冠长度的不调很明显地表露出来,则需要进行正畸治疗。

如果患者上切牙的临床冠和解剖冠长度均不相同,最常见的原因是由于错𬌗而造成的左右中切牙磨耗程度不同。切牙的磨耗程度可从切缘去判断,切缘越厚,说明磨耗越多,通常牙齿磨耗越多萌出得就越多,造成短牙冠。治疗计划取决于中切牙与侧切牙的相对长度,如果短的中切牙比侧切牙仍长,则可采取伸长长的中切牙并磨短其切缘的方法;如果短的中切牙与侧切牙长度相等或偏小,则应压低短的中切牙,这种处理可以使短的中切牙龈缘根向移动,压低后的中切牙用修复方法恢复冠长度。

以上介绍了正面观牙齿美观的诊断问题,下面讨论几个临床常见前牙位置美观问题的治疗方法。

(1)上牙龈暴露过多。

上牙龈暴露过多指微笑时牙龈暴露 3 mm 以上,常见于以下 3 种情况。

上颌垂直向生长过度,前面高长,上唇比正常短,上颌牙过度萌出。这种情况如前面所述,常需要正畸与正颌外科联合治疗。

上前牙牙龈缘根向退缩迟缓。正常情况下,牙龈缘随着牙齿的萌出逐渐根向退缩,至青春后期,龈缘退至釉牙骨质界的冠方 1 mm 处,但有些患者龈组织较厚,并有纤维性变,因此退缩缓慢。诊断这种情况,可用探针探测龈沟深度,如果龈沟深 3~4 mm,龈组织纤维性变,无炎症,则可采用牙龈手术。

错𬌗引起牙龈暴露过多,如前牙深覆𬌗,这种情况应采用正畸方法压低牙齿,牙龈将随之上移,待龈缘位置正常后,如果冠长度不足,则采用修复方法恢复冠长度。

(2)牙龈缘水平不协调。

6 个上前牙的牙龈缘水平对于牙冠的美观起着重要的作用,理想的牙龈形态应具有以下 4 个特点。

两个中切牙的龈缘应该在同一水平。

侧切牙的龈缘水平应位于中切牙龈缘的𬌗方少许,而尖牙的龈缘水平应与中切牙一致。

唇侧龈缘的形态应与其对应的釉牙骨质界形态一致。

每个牙之间应有牙龈乳头。当龈缘水平不协调时,临床医师必须选择是用正畸方法重新定位牙龈位置,还是用手术矫正龈位置的不协调。正确的判断取决于下面 4 项检查:首先是检查笑线的高低,如果笑线高,暴露出了不协调的牙龈,则下一步应检查中切牙牙龈沟的深度。如果较短的牙龈沟较深,则可选择龈切除术。第三步是检查最短的中切牙与邻近的侧切牙的关系,如果最短的中切牙仍比侧切牙长,则可用正畸矫正器伸长较长的中切牙,使其牙龈𬌗向移动,待两中切牙龈缘平齐后,磨短较长的中切牙。第四步是检查切缘的磨耗情况,如果短牙的切缘磨耗较多,则应采用压低该牙结合修复的方法,被压低的牙至少保持 6 个月。

(3)中切牙牙龈乳头丧失。

中切牙牙龈乳头是前牙美观的关键,龈乳头丧失可出现在下面 3 种情况中。

上中切牙牙根向远中向的分散度太大,这种情况常由于托槽定位不正确引起,可借助于牙片进行诊断。矫正方法为重粘托槽,待牙龈乳头恢复后,根据需要修复中切牙切缘的形态。

中切牙形态不好也可引起龈乳头丧失,如有的患者中切牙切缘部宽度远大于牙颈部宽度,使中切牙的近中邻接点过分𬌗向位,这种情况可采用片切的方法改形牙冠。

牙周病导致的中切牙龈乳头丧失,也可采用牙冠改形的方法,虽然不能完全消除存在的龈乳头间隙,但根向移动邻面接触区仍可增进美观效果。

(四)𬌗的稳定性

稳定性是正畸治疗的第 3 个主要目标。目前国际上存在 2 种极端的观点,一种认为如果错𬌗矫正至某个标准或使用了某种技术去矫治,其结果必然是稳定的,另一种观点是,无论我们采用什么方法,拔牙还是不拔牙,扩弓还是不扩弓,大部分错𬌗都将复发而导致治疗失败。显然,关于复发的任何一种观点都会影响正畸治疗的设计和正畸医师的观念。

何为稳定?牙齿经过正畸治疗后并没有与牙槽骨发生固性粘连,与未经过治疗的牙列一样,随着生长、功能改变等,牙齿仍有可能移动,因此,稳定并不意味着牙齿不移动,而是指牙列维持矫治后所达到的解剖殆和功能殆的某些目标。稳定性不是绝对的,我们所能提供给患者的是"可以接受的稳定"。"可以接受的稳定"这一概念的提出并不是为正畸医师推脱患者找一个借口,而是生物医学局限性的反映。在这一方面,医学比我们牙科学具有更好的自我反省的传统,大医疗的医师承认不能包医百病,对于某些疾病,无论采用何种方法,仍不能避免死亡;而我们正畸医师却习惯于向别人展示治疗结果满意的病例,而把大量令人不满意的病例藏在了壁橱的最里面,我们不愿意去面对复发的患者,但这并不意味着大多数患者没有复发。如果我们对这一问题总是采取回避态度,我们培养出来的学生对于稳定性的认识就永远只是一个保持器。

正畸治疗后殆的不稳定可分为两大类:一是源于殆、颌、面的生长、成熟和老化;二是源于正畸治疗所产生的殆不稳定因素。第一类不稳定需要较长时间才能表达出来,如由于上、下颌骨生长的速率不一致而产生的牙间隙的改变、下前牙拥挤度超出矫治前的增加量、牙周病导致的前牙间隙等;第二类不稳定可以称之为复发,如矫治后的扭转、拥挤、反殆、深覆殆等回复到原来的状态。导致殆不稳定的因素很多,其中相当一部分我们尚不了解,就我们目前的知识而言,没有一种治疗方法或者矫治标准本身能确保殆稳定,下面选择性地讨论几种与殆稳定性相关的因素。

1.生长发育与稳定性

从生长发育的角度看,大多数患者下颌向前的发育大于上颌,下颌表现前旋转。因此,大多数生长发育期的患儿,下前牙倾向于拥挤、覆殆加深,所以替牙早期严重Ⅱ类错殆进行Ⅰ期治疗后,如果患者下颌前旋转的迹象明显,保持器的选择应该十分慎重。对于明显前旋转病例的不慎重拔牙也是治疗后复发的重要因素。如果由于牙列拥挤等而无法避免拔牙,则拔牙时机应该推迟到生长高峰期,甚至之后,此时患者的生长型表达得更加明确,有助于选择具体拔什么牙。对于经过拔牙治疗的明显前旋转病例,其前牙关系的保持应持续到髁状突的发育基本完成。对于下颌后旋转病例,下前牙在生长期倾向于代偿性舌倾,加重拥挤,因此,拔牙通常应推迟到生长高峰期之后。正畸治疗结束后,下前牙的舌侧需要戴保持器支持,直至下颌的生长基本完成。

2.牙弓宽度与稳定性

扩弓,特别是尖牙宽度的扩大能否保持稳定是正畸医师一直很感兴趣的话题,尖牙间宽度能否稳定被认为取决于颊肌和舌肌的力量平衡。但 Proffit 的研究表明,舌肌的压力,特别是在吞咽时的压力,要远远大于颊肌的压力,因此,这种平衡不应该是简单的力的平衡,而应该同时考虑时间因素。正畸医师通常相信尖牙间宽度是不可改变的,那么是否应将保持治疗前尖牙的宽度作为维持牙弓稳定的一项指标?

尖牙间宽度受许多神经肌肉因素的影响,不幸的是,我们对这些因素并不完全了解。如果患者的嘴较大,口角的肌肉位于下尖牙的远中,则尖牙区的扩弓可能是稳定的。有些患者尖牙区深覆殆,下尖牙被锁在牙弓的舌侧,与颊肌无接触,此时下尖牙宽度可以扩宽至与上尖牙建立正常殆关系。正畸治疗如果增加了患者的下面高,比如使下颌发生了顺时针旋转,则增加的颊肌张力可能导致下牙弓尖牙宽度的不稳定,此时下颌的保持器就非常重要了。总之,是否应该保持治疗前的尖牙间宽度需要正畸医师运用他全部的知识和经验进行判断,而不是一句简单的规则可以概括的。

3.切牙位置与稳定性

正畸复发问题常与切牙的前后向位置有关,为了给切牙一个稳定的位置,正畸学家们进行了大量的探索。其中为正畸医师最广泛接受的观念之一是下切牙最稳定的位置是头影测量的平均值,既下切牙下颌平面角为 $90°\pm5°$,2 倍标准差为 $\pm10°$,即在 95% 的可信限度内。正常角度标准的变异范围是 20°,在这样大的范围内均属正常,且没有证据表明在正常范围内,下切牙接近平均值比偏离平均值更加稳定,加之正常值来源于正常𬌗,而骨性畸形时,切牙位置的变异性将更大,以上因素限制了正常值标准对𬌗关系稳定性的意义。观念之二是下切牙的稳定位置只有一个,临床经验告诉我们,下切牙稳定的位置可以很多,其中最稳定的一个恐怕还是原先错𬌗的位置,最不幸的是,有些患者在下切牙达到矫正目的后,有可能找不到一个稳定的位置。总之,简单化的矫正目标不能够取代全面的诊断和细致的治疗计划。虽然我们尚不知道下切牙稳定位置的全部答案,但综合考虑骨骼、神经肌肉的结构和功能的因素,无疑是必需的和有意义的。

4.生长改建与稳定性

正畸治疗到底能产生多少整形改变一直存在争议。如Ⅱ类𬌗的矫治效果大多数与下颌骨的正常生长发育有关,但重叠研究表明确实也存在少量的整形改变。长期的追踪研究发现,整形作用通常表现在治疗早期,从长期效果看,功能性矫正器所产生的整形作用与未经治疗的Ⅱ类𬌗的生长发育之间并无明显差异。人们因而推断,整形作用阻止上颌向前发育的影响,在戴矫正器后,会被上颌加速地向前发育所抵消;而矫正器对下颌生长的刺激作用,也会因停戴矫正器后下颌生长减慢所中和,上、下颌骨这种恢复原先骨性畸形的趋势也可认为是一种复发。

5.功能𬌗与稳定性

下颌骨在牙齿完全咬合时应该处于什么位置,长期以来也一直存在争议。一般认为髁状突位于正中关系位,存在 0.5～1 mm 的差是正常的,有些Ⅱ类𬌗治疗结束后出现双重咬合,这种丧失了明确的正中关系的情况应该被认为是不稳定的。使用Ⅱ类牵引和Ⅲ类牵引矫正下颌偏斜,可能出现暂时性改善,但治疗后下颌很可能回复到原来的位置,因此,成功的正畸治疗不能仅看正中𬌗时的情况,更要检查正中关系。𬌗颌的功能状态对牙列稳定性也起着重要的作用,Beyron的纵向研究发现,多向咀嚼的患者牙列比较稳定;而前牙覆𬌗深、习惯于双侧向咀嚼者,前磨牙和尖牙区牙齿位置不稳定;而习惯于前后向咀嚼者,上切牙倾向于唇倾。

以上讨论了几种与稳定性相关的情况,还有许许多多其他情况不可能一一讨论。总之,稳定性是一个多因素的问题,企图把它简化成 1～2 条目标、规则或某种矫治技术,声称它们可以确保稳定是错误的。正畸医师常常在给患者戴保持器时才考虑稳定性问题,但稳定性的问题其实源于开始的诊断和治疗计划,只有在治疗开始前就充分考虑到功能、美观和稳定性的问题,才能满足患者的最大利益。

(五)牙周健康的目标

口腔正畸学发展到今天,正畸医师已不能把自己的知识仅仅局限在"矫正牙齿技术"这个范围,错𬌗患者对于正畸医师来说,首先是人,然后才是牙齿排列不齐。因此,正畸医师在设计矫正方法时,应综合考虑功能、美观、稳定、牙体牙周健康、生长发育、患者对矫正器的心理和生理承受能力等。错𬌗患者不是模拟𬌗架,牙齿并不都能按课本上所述的"前方骨吸收,后方骨沉积"方式,移动到正畸医师设计的理想位置。随着矫正技术的日益成熟和人们牙齿保健意识的不断提高,发达国家对于正畸治疗对口颌系统健康影响的研究越来越重视,继正畸治疗对颞下颌关节影响的研究高潮之后,正畸对牙周根尖组织影响的研究进入了一个新的高潮。

1.牙列拥挤与牙周破坏的关系

根据 Ainamo 的研究,口腔卫生极好或极差的人群,牙齿拥挤与牙周损坏程度之间无相关系,但口腔卫生中等者,牙齿拥挤不齐与牙周损坏之间具有明显的相关关系。因此,对于平均口腔卫生者来说,正畸治疗有助于保护牙周健康。

2.正畸矫正器对牙龈的影响

根据 Boyd 和 Baumrind 的研究,直接黏接颊面管比使用磨牙带环更加有利于牙周健康。Zachrisson 对直接黏接托槽的牙龈情况调查表明,如果正畸医师能仔细去除粘托槽时的多余黏合剂,患者就能保持好的口腔卫生,那么,大多数使用直接黏接技术的患者,牙龈仅会表现轻度的炎症。因此,在临床使用固定矫正器时,可能的条件下,尽量使用直接黏接,减少使用带环。

3.正畸力对牙周健康的影响

关于牙周病的病因,普遍的观点认为菌斑是先决因素,错𬌗和肌肉功能异常可为刺激因素,而𬌗创伤力仅为协同因素。Ericsson 等通过动物实验发现,当正畸力使牙齿倾斜移动和压入移动时,会将龈上菌斑移至龈下,使结合上皮转化为牙周袋上皮,导致附着丧失;而整体移动时,龈上菌斑的存在并不加重牙龈的感染过程。因而认为:生理范围内的正畸力领身并不会导致牙周附着丧失,但某些类型的牙齿移动却会将龈上菌斑移至龈下,而造成牙周损坏。

Sadowsky、Poison、Artun 等对青少年正畸治疗患者的长期跟踪资料也表明,正畸治疗本身并不会对牙周结缔组织的附着水平产生具有普遍意义的长期影响,不幸的是,上述研究本身也没能证明正畸治疗能促进牙周的健康。

Boyd 等对成人及青少年正畸患者的牙周对比研究表明:①成人菌斑控制能力比青少年强。②牙周附着水平减小但无炎症的成人患者,在牙齿移动后,并不表现进一步的附着丧失。

Nyman,Ericsson,Kaufmann,Svanberg,Pihlstrom 等的研究均表明:正畸力、𬌗创伤本身对牙周健康的患者并不导致牙龈炎症或附着丧失,但对进行性牙周病患者会加重牙周破坏。Boyd 指出,在正畸移动牙齿阶段,没有必要去刻意解除𬌗创伤,最关键的问题是控制菌斑。

4.正畸治疗中的龈退缩理论

牙龈退缩影响美观,且其所致的牙根外露易产生过敏症、根龋,但现代概念认为龈退缩并不会增加牙动度,也不会造成牙松动。关于龈退缩与正畸牙移动的关系,很多学者做了大量的研究,结果表明:①唇侧牙龈张力增加会加重菌斑造成的炎症损害。②在菌斑存在的情况下,牙龈的厚度对于正畸治疗中的龈退缩起着很重要的作用。③薄的边缘龈比厚的边缘龈更容易产生牙周破坏。④如果唇侧牙周组织较薄,唇向倾斜切可能造成中度龈退缩,而唇向整体移动切牙,特别是在有炎症的情况下,会造成严重的龈退缩。⑤在设计牙齿唇舌向移动度及是否采用拔牙方法治疗边缘病例时,应仔细检查牙齿移动方向的牙周组织的厚度,如果唇侧牙周组织较薄,则不宜采用唇向开展的方法,拔牙治疗也许是更好的选择。⑥只要牙齿在牙槽突内移动,就不会对龈组织产生有害的不良反应。⑦如果牙齿移动可能造成唇舌侧牙槽骨裂隙,则正畸治疗中及治疗后是否会出现龈退缩,取决于覆盖在牙槽骨上的软组织厚度。⑧薄的牙龈更容易被牙刷擦伤,因此既要更加严密防止菌斑形成,又要注意刷牙方法。⑨如果正畸治疗后希望用外科手术防止龈退缩,则应采取结缔组织移植的方法增加龈厚度,而不是增加角化龈的宽度。

5.唇颊向开展与牙周健康

Steiner 等将猴的前牙整体唇向移动穿过唇侧骨皮质,发现产生了明显的龈退缩和边缘骨丧失,Engelking 等将上述猴子的前牙再整体内收,发现唇侧骨板产生了再沉积。Karring 对狗的前牙采用唇向倾斜移动,然后再舌向倾斜复位,发现牙齿前倾可造成牙槽骨裂隙,但当牙齿被后倾复位后,丧失的牙槽骨也随之恢复,由此可见,正畸造成的骨丧失是可以挽救的。关于后牙的颊向扩弓,Greenbaum 的临床研究表明,采用四角腭弓和快速腭开展对第一磨牙颊侧的附着丧失影响均不大。

6.正畸压入牙齿与牙周组织新附着

新附着指牙周结缔组织和新的牙骨质在原先牙周袋上皮处的根表面形成,它与再附着的概念不同,后者指牙结缔组织和新的牙骨质在由于创伤或牙周手术而裸露的牙根表面形成。新附着可由诱导组织再生膜产生,而正畸压入牙齿的移动能否减小牙周袋的深度,Melsen 的动物实验表明,在好的口腔卫生条件下,正畸压低牙齿可以产生 0.7～2.3 mm 的新附着,而在差的口腔卫生条件下,压入既可能产生中度的新附着,也可能产生明显的牙槽骨丧失。她的临床研究也表明,压低牙齿的治疗有利于牙周情况的改善,有些患者在正畸力的刺激下,牙周韧带内的细胞有丝分裂活动增强,从而产生了新附着。

7.正畸治疗牙周病问题

临床牙周病的发展经历了几个重要的阶段,20 世纪 60 年代牙周病学专家们致力于研究龈上菌斑和鉴别龈下菌群中的致病微生物,大量的临床和动物实验使这一学科得到了很大的发展。20 世纪至 70 年代初发展了许多牙周病的外科治疗方法,随后临床牙周病的发展进入了比较缓慢的时期,而临床正畸学随着 20 世纪 70 年代材料的发展和矫正器的更新,取得了很大的进展,正畸的范围从青少年错𬌗畸形扩展到治疗许多成人牙𬌗问题。成人正畸治疗已形成一个交叉学科领域,其中一个很重要的内容就是牙周病的正畸治疗,这一方面的理论国内已有介绍,但缺乏实际应用,下面介绍几种实际的正畸治疗应用。

(1)正畸治疗咬合塌陷造成的𬌗创伤和前牙唇向散隙:成人患者常出现部分后牙缺失、缺隙邻牙倾斜、牙周病造成的后牙前倾等导致后牙咬合高度不足,致上前牙承受过多的来自下前牙的唇向咬合力而表现为唇向倾斜并出现散在间隙、牙齿松动等。对于这类患者,正畸医师可以采用直立后牙,使𬌗力方向与牙长轴一致,在后牙咬合塌陷问题解决后,内收前牙关闭间隙。值得强调的是,牙周病患者在上固定矫正器之前应做一次牙周菌斑控制,并给牙周组织 6 个月的愈合时间,再开始固定矫正器的治疗。

(2)正畸改善软组织附着:附着龈为从边缘龈龈沟水平至与牙槽膜相接的一段上皮组织,虽然其对牙周健康的影响一直存在争议,但正畸医师确实可以通过移动牙齿来改变其大小。如对于前倾的下切牙,采用内收伸长下切牙的方法,可以增加附着龈的宽度,实际上,任何使牙齿𬌗向萌长的正畸牙移动均可使附着龈的宽度增加。

(3)正畸整平牙槽嵴:牙周治疗的目标之一是矫正骨缺损,使牙与牙之间的牙槽嵴变平,这一治疗既可用外科方法完成,也可用正畸方法完成,比如使用固定矫正器,粘托槽时,使每个牙齿上的托槽距牙槽骨之间的距离相等,而不是以托槽至牙尖或切缘的距离为准,配合适当地调𬌗来整平牙槽嵴。整平牙槽嵴也可借助于平面导板矫正器,使后牙自然萌长来减小骨的缺损,也有报道使用正畸𬌗向牵引力来减小骨缺损,保存牙冠颈部冠折的牙。

(4)重新分布桥基牙:在有牙缺乏的牙列,设计不当的局部义齿会对桥基牙产生创伤性损害,如磨牙缺失的游离端牙列,可以远中移动前磨牙,从而获得更好的固定桥设计。

(5)𬌗问题的矫正:牙周治疗的目标是去除或控制病原因素,目前大多数学者认为𬌗因素会加重牙周病在菌斑作用下的破坏作用,因此,采用正畸方法建立良好的上下𬌗关系显然有助于对牙周病的控制。

(六)面部貌美的特征

人体颜面美学研究是一个悠久的课题,它涉及许多学科,如人体美学、医学美学、口腔正畸学、正颌外科等。覆盖在硬组织外面的软组织为人们提供了最直观的形象,即容貌是软组织来决定的,因此,评价颜面是否美观,从软组织状况考虑常常甚于牙齿、骨骼组织状况。错𬌗畸形的矫治主要从形态和功能两方面对患者进行治疗。在排齐牙齿,获得良好功能的同时,改善容貌是大部分患者特别是成人求治的主要原因。而一些正畸医师只重视牙颌及咬合关系,但牙齿正常时,软组织不一定美观。因此,不能生搬硬套牙齿颌骨正常值,诊治中必须将软组织状况考虑进去。

在临床中,常用 X 线软组织头影测量法测量,目前比较常用的敏感指标为:颏沟倾角、面凸角、上唇倾角、面角、Z 角。

(七)颜面结构的对称性

面部的美观是指面部的平衡和对称,与面部结构的大小、形状和相对于正中矢状面的排列有关。许多学者都认为面部的结构可以非常协调,却少有绝对的对称。这一点通过 X 线头影测量研究也可证明。通过对正常𬌗美貌人群、优秀𬌗人群的颅面部后前位片的研究,可知这种不对称是大量存在的。

1.不对称的分布、范围和程度

在鼻翼水平不对称性最小,随着部位自上而下,不对称性增大。眶区无明显的不对称,自鼻下区到肌肉附着区,不对称性逐渐明显。在单个的骨头水平或许存在不对称,但将颅面复合体作为一个整体来看,局部的不对称性会被组成颅面复合体的各部分之间的相互作用而削减。

2.不对称产生的原因

不对称的原因主要有遗传和环境两方面因素,环境因素占主导地位。

(1)生长速率的差异:面部在长、宽、高 3 个方向的生长速率及完成时间有差异,这将会影响 3 个方向对称性的发育。颅面复合体是由许多部分组成的,各部分之间的协调程度将决定整体的对称性。

(2)肌肉对骨骼施加力的影响:不对称的肌肉习惯,如偏侧咀嚼可致面部不对称。肌肉可以对骨的外形施加影响,但它不能独立地引起骨或骨复合体的改变。在发育的关键阶段,出现异常的压力、肌肉平衡的紊乱、生长位点的损伤,则会影响颅面复合体最佳的形态结构和功能。

(3)功能因素:面部不对称与咀嚼系统器官的功能需要与粘骨膜系统有关,骨骼的不对称反映于面部软组织。下颌骨的不对称可能是对下颌移位的适应性变化,是下颌骨生长型改变的结果。此外,由于神经的损伤改变了个别肌肉或成组肌肉的功能,可间接引起不对称。

(4)补偿性原因:机体通过调节𬌗关系、习惯型及改变肌肉的位置来试图补偿任何生长的异常。其有效补偿程度主要依赖生长过程中异常情况影响的时间。任何影响髁状突生长的遗传和环境因素均可致下颌骨不对称及面部变形,而面部的补偿机制总是企图减小面部变形的程度。随着颌骨和颅骨生长潜能降低,机体的补偿功能减弱,面部的不对称性越来越明显。

另外,不同原因所致的骨骼表面覆盖软组织厚度不一致、不均匀,可能是面部不对称的原因之一。

(八)不同种族颅面形态标准的对比

1.错𬌗畸形的种族差异

错𬌗畸形是一种常见病,对颅面结构产生一定影响。错𬌗在人群中的患病率差异较大,一般认为,具有发达国家高于发展中国家的特点。原始隔离的部落中咬合类型比较单一,而人种杂居地区则变化较大。各类错𬌗畸形的患病率也有种族特点,安氏Ⅰ类错𬌗最为多见,白种人为 50%～55%,黑人为 40%～50%,我国汉族为 60%～70%;安氏Ⅱ类错𬌗白种人的发病率为

20%～30%,明显高于黑人(11%～15%)与蒙古人种(8%～12%);而安氏Ⅲ类错𬌗在蒙古人的患病率约为10%,明显高于白种人(3%～5%),前牙开𬌗的患病率黑人为白人的4倍,是10%左右。造成上述差异的原因可能与种族有关,但也不能除外研究方法的差异。

2.正常𬌗种族差异的X线头影测量研究

正畸学对颅面结构的研究,早期借鉴了人类学方法,如颅骨测量、活体测量及摄影等。目前X线头影测量技术成为主要手段。许多学者得出多种X线头影测量分析方法,并建立相应的软硬组织正常值。大量研究表明正常𬌗人颅面牙颌形态存在种族差异,研究方法多为选择不同种族的正常𬌗样本、拍摄X线片并对测量均值作比较检验。因地域限制,也有作者引用别人发表的资料作比较。在众多测量项目中,一般认为鼻、面、下颌及切牙-牙槽突度具有种族特征,而面部高度不能明确。

高加索人种的颅面结构常用作与其他人种的对照,同时在对比中显示其特点。对北美黑儿童(12～16岁)的研究认为黑人儿童骨型轮廓与白种人相似,主要由于牙齿前突及软组织厚度比白种人大所造成的前突面型。而黑人成人上、下颌骨前突,上下切牙唇倾。面中部高度小,面下高度大,上、下唇高、唇厚、颏厚大于白人;鼻唇角及唇-喉角小于白人。非洲黑人与白种人相比具有中等程度的上颌前突,下颌平面角较大,上下中切牙角较锐;在非洲与美洲黑人的比较中,非洲黑人表现出更大的下颌平面角及下切牙更直立的特点。

蒙古人种颅面形态结构的研究中,日本人与白种人相比,显示下颌后缩,上下切牙唇倾,牙齿及软组织轮廓前突,下颌骨生长型为垂直型,面宽较白种人大。朝鲜人与白种人相比骨骼型相似,但上下切牙唇倾、前突,上、下唇均在E线的前方,颏后缩,鼻高小。

对于拉丁美洲人群颅面结构的研究也有报道。拉丁美洲原先的居民是印第安人,殖民地化以后,印第安人与白种人产生了人种混合,形成如今混血人种为主体的人群特点,以墨西哥人为代表。墨西哥儿童与北美白人儿童比较,具有前突的骨型,上下切牙唇倾;成年墨西哥男性骨型与白种人接近,女性有中度上颌前突;男女均具有切牙前突的特点,且软组织侧貌较突。

3.中国人颅面特征的X线头影测量研究

与白种人相比,中国人呈相对前突的面部侧貌。其机制来源如下所示。①软组织:鼻尖圆钝,鼻梁低,唇部突出,鼻唇角偏小。②牙弓突度大:上下中切牙唇倾。③在硬组织轮廓的比较中,观点存在一定分歧。多数学者认为,中国人与白种人相比,具有下颌后缩的Ⅱ类骨型,下颌平面角较大。而有人认为中国人(海外成人)硬组织轮廓比美国白人后缩,在上颌尤明显,以上切牙前突为代偿使面下1/3呈突面型。对面高的比较分析中,成年人前上面高/全面高在43%～45%,并在不同种群中保持稳定。对北京与上海儿童的研究显示面高比与白种人无显著差异。中、日两国人群软、硬组织结构基本相似;王兴的美貌人群资料比较认为日本人下唇位置较中国人靠前,颏唇沟深度及颏突度不足,给人以颏后缩的感觉。彭适生将上海人与朝鲜人相比,认为朝鲜男性上中切牙较前倾,𬌗平面、下颌平面较陡,而女性除上中切牙略前倾外,与中国人类似。

正常𬌗中国人颅面结构中也存在着一定幅度的变异,如北京地区16岁青少年数据与哈尔滨、上海比较显示北京市儿童面型较哈市为凸,上海市儿童又较北京市儿童凸。武汉地区青少年数据与京、沪、成都、广州等地比较,发现其骨骼侧貌轮廓较北京人群前突与南方人群相似,而上、下牙弓突度则与北京人群近似,显示一种从北到南过渡的表征;南方人群比北方人群更明显地表现出突面型的特征,这应该与其混有南亚人种成分有关。对少数民族研究表明,蒙古族的上、下颌长度,面中高度,颅底长度大于汉族,下切牙较直立;回族人的A点、B点及颏点靠后,切牙直立;藏族人与汉族人相比上颌靠后,下颌向上、前旋转,骨面型较直,男性软组织侧貌与汉族相似,女性偏直;鼻尖较尖锐。

(九)口腔正畸学中的审美艺术

应当指出口腔美容医学领域中的诸多事物同客观世界中其他事物一样,有其自身的本质确定性,然而其内部之间又是相互联系、相互渗透,不可能有准确的界限。同人体其他方面的美容医学一样,口腔美容医学是一门以人体形式美理论为指导,直接采用医学手段来维护、修复和塑造人体的形态美,以增进形态美感为目的的医学学科。它不仅涉及医学技术与艺术性,也具有人文学科的科学性。它创造的形象是否具有美感,是人们对形象进行审美鉴赏后得出的结论。鉴赏者需要通过感受、体验、领悟从而获得由浅入深,情理结合的审美把握。这一过程绝非1+1=2的数学定律,而是依赖于鉴赏者本身背景的艺术审美过程。

口腔美学既是一门科学,又是一种艺术。当医师为患者进行牙齿美容修复、除皱、去痣、隆鼻、正畸矫治时,在设计上尽管有章可循,如"黄金分割律"的应用、美貌人群面部结构比例测量等,但作为参考不能将其绝对化。另外还存在着统计学标准,观察测量误差等,医师要考虑每个求医者的面部整体形态结构的统一和谐,以及求医者的特别要求等。因此说这一思维过程从一开始就是建立在模糊思维逻辑基础上的。但这并不是贬低各种规律的科学性和重要意义。只是说明不能将其绝对化。如做上下突后推手术时,早先在模型上进行需期的设计制作,并且实践中还要依赖于患者面部各器官的比例、条件,用整体和谐的观点指导工作不断改变设计。由于医师和患者各自生活经历、环境的不同,对某一问题的认识也不同,表现出的心理状态不一致。因此,在美容临床工作中,任何一方的观点均不能强加于另一方。向患者讲明美容工作的客观性,听取患者对美容的认识、期望与建议,这样既能达到美容工作的高质量、高水平,又能使医患之间得到共识,去除人为障碍,使口腔美容医学向着高水平、深层次发展。

二、建立良好𬌗关系的方法

错𬌗畸形的矫治标准是达到理想正常𬌗或个别正常𬌗,确立良好的𬌗关系是其中重要组成部分,也是正畸医师在矫治过程中始终追求的目标。𬌗关系的改善依赖于2个位置的调整:即颌位的调整和牙位的调整,两者若能有效地结合,将促进良好𬌗关系的建立。而实现颌位和牙位的调整,将依赖于三大要素,即矫治方案的确定、矫治器及矫治力系统的选择、控制牙移动的能力。

(一)矫治方案的确定

在对错𬌗畸形进行正确的诊断基础上,应该自问以下几个问题。

1.能否进行颌位的调整

颌位的调整可以有效地改善𬌗关系,减小牙齿移动的范围,简化治疗,在𬌗关系的调整中起到事半功倍的作用。颌位调整的程度不同直接决定着矫治方案的确定,如是否拔牙及拔牙位的选择。颌位的调整依赖于:①颌骨生长的能力。②矫治器的选择。③患者是否合作。

(1)颌骨生长的能力。颌骨生长与颌位的调整密切相关,这需要正畸医师根据遗传病史,以及骨龄、牙龄、牙𬌗关系、身高、性别等生长发育指标来评估患者的颌骨生长能力。处于生长期的Ⅱ类错𬌗,下颌的自然生长将有助于颌位的调整;而Ⅲ类病例中下颌的自然生长不利于颌位的调整。

(2)矫治器的选择。仅凭颌骨的自然生长往往不足以改善颌位,矫治器对颌骨的生长可以起到引导、促进或抑制的作用,甚至可以开发颌骨生长的潜能。使用何种矫治器将在后文中详细说明。

（3）患者是否合作。绝大多数调节颌骨生长的矫治器均为可摘矫治器,因此患者的主观能动性将是矫治是否成功的必备条件。

2.拔牙矫治还是非拔牙矫治

拔牙矫治中的拔牙间隙除了用来解除拥挤、减小前牙突度外,改善后牙的𬌗关系也是不容忽视的。正畸医师希望利用拔牙间隙,通过牙的移位来建立尖牙、前磨牙和磨牙的尖窝嵌合关系,于是出现了多种形式的拔牙选择,诸如Ⅱ类错𬌗中的减数$\frac{4}{4}+\frac{4}{4}$等;Ⅲ类错𬌗中的减数$\frac{5}{4}+\frac{5}{4}$等。

拔牙矫治中,利用牙齿的移动来改善𬌗关系无疑是主要手段,但在具体拔除哪一个牙的判断时,要考虑到生长因素。例如一个安氏Ⅲ的病例,上颌减数第一前磨牙一般无疑问,但下颌减数第一还是第二前磨牙,还要考虑下牙拥挤度、下切牙唇倾度、下牙弓𬌗曲线曲度、骨垂直生长型等之外,下颌自然生长所产生的颌位调整作用不容忽视。因此,在下颌自然生长潜力仍存在的情况下,下颌减数第一前磨牙的可能性要大。

在非拔牙矫治(不包括智齿)中,牙齿的移动范围相对有限(散在间隙者除外),𬌗关系的改善更多依赖于颌位的调整。但颌位调整疗效的不确定性,使正畸医师感到不拔牙矫治中𬌗关系的改善要难于拔牙矫治。近年来,随着矫治思想的多样化、矫治材料性能的提高和矫治力系统的丰富,不拔牙矫治中牙齿移动的空间得到扩展。例如:①Alexander矫治技术中,通过矫形力的作用,使上牙弓整体后移;下颌第一磨牙使用−6°轴倾度的托槽、下切牙使用−5°转矩的托槽,在初始弓丝即为较大尺寸的方丝(麻花方丝)的情况下,下颌第一磨牙牙冠向远中倾斜,下切牙牙根向唇侧移动,为下牙列排齐提供了额外间隙。②多种形式推磨牙向后的装置。③多曲方丝弓技术中多种形式的螺旋推簧的运用,以及多曲方丝弓自身有效控制牙齿的能力。

(二)矫治器及矫治力系统的选择

1.颌位的调整

颌骨具有自然的生长能力是颌位得以调整的先决条件,这对Ⅱ类错𬌗尤为重要。换句话说,替牙期是颌位调整得以实现的关键阶段。通过以下几种矫治器、矫治方法或其中的组合可以进行颌位的调整。

(1)功能性矫治器。功能性矫治器的矫治原理是使下颌在一个新位置建𬌗,即改变髁突位置,寄希望于口周肌群在此新位置上重新建立动力平衡,达到颌位调整的目的。具体说,对于以下颌后缩为主的Ⅱ类错𬌗,通过咬合重建,使髁状突前移到关节窝中央甚至更靠前些,并保持此位置,以期后牙建𬌗,口周肌群重新建立动力平衡,达到促进下颌发育的目的。针对非骨性因素所致Ⅲ类错𬌗,通过咬合重建使下颌位置后移,使髁状突位于关节窝中央,并保持此位置,再适当调整上切牙的前后向位置,以期后牙建𬌗,恢复咀嚼功能。功能性矫治器在主动性地改善下颌位置方面无疑优于其他矫治器和矫治方法,但单一的功能性矫正器在三维方向上控制牙弓、牙齿的能力有限,尤其是矢状向和垂直向,因此其适应证较局限。此外,患者对颌位调整后的适应能力的差异,也决定了其疗效的不确定性。

(2)功能性矫治器＋口外力。在以下颌后缩为主的Ⅱ类错𬌗矫治中,Activator结合口外弓高位牵引,在改变下颌位的同时,利用口外的机械力主动地抑制上牙弓、上颌骨向前发育,并在垂直向控制上、下牙弓的高度,这种使下颌骨产生逆时针旋转的力无疑为高角型Ⅱ类错𬌗病例提供了一条改善颌位、控制垂直向高度的途径,但不足的是依然无法解决Activator等功能性矫治器所致的下切牙唇倾。

（3）固定矫治器＋口外力。Alexander矫治技术在Ⅱ类错拾矫治中，通常为上牙先黏接托槽和磨牙带环，在常规整平和排齐后，在弓丝位于上颌第一磨牙带环颊面管近中1～2 mm处做Ω曲，将上颌第一磨牙带环牵引钩与Ω曲结扎紧，使上牙弓成为一个紧密的整体，口外弓施以向后矫形力，通过上颌第一磨牙传递到上牙弓的每一个牙上，使整个上牙弓向远中移动，从而达到抑制上颌向前发育的目的。同时，上牙弓远中移动的趋势，将改变固有的后牙拾关系，患者在功能运动中为寻找原来的咬合关系，下颌会反应性地向前移位，从而达到颌位的调整，并间接促进了下颌的发育。Alexander医师认为，对一个处于生长旺盛期的病例，在患者良好合作基础上，使用这一技术可以将上颌骨和下颌骨相对前后位置角减小一半。

这种固定矫治器与口外力的组合同样可以用于Ⅲ类错拾的颌位的调整。对上颌发育不足、上牙弓狭窄的病例，首先通过快速腭开展，打开腭中缝，在矫正上牙弓宽度的同时，配合口外的前方牵引，将促进上颌向前发育。

Alexander矫治技术所提倡的上牙弓整体结扎的方法同样可用于Ⅲ类拾关系的颌位调整中。即将上牙弓结扎成为一个整体，通过上颌弓丝尖牙处的牵引钩与口外的前方牵引装置相连，并进行前牵引。这一组合有2个特点：其一，整个上牙弓作为一个整体前移，改善了关系；其二，在上颌方丝的切牙部分做根唇向转矩，可以最大限度地防止上切牙在前方牵引过程中唇倾。固定矫治器对牙弓三维方向的控制是功能性矫治器所无法相比的。此外，在下颌位置调整中由于没有作用于下切牙的力，因此下切牙不会像功能性矫治器一样唇倾。但固定矫治器并未进行拾重建，因此下颌位置的改变与功能性矫治器相比缺少主动性。

（4）固定矫治器＋颌间牵引。在牙弓整体性结扎基础上，利用颌间牵引来改善颌位，这是固定矫治技术中颌位调整的最主要手段。考虑到Ⅱ、Ⅲ类颌间牵引可能对磨牙垂直向造成不利的影响，因此有必要通过以下措施来增加磨牙垂直向的支抗：①在较大尺寸的完成弓丝（方丝）上进行颌间牵引；②第二磨牙纳入治疗中；③横腭弓；④口外弓高位牵引。

2.牙位的调整

牙位的调整大多需要固定矫治器产生的机械力来完成，这包括弓丝和橡皮圈的弹力等。

（1）拔牙矫治。任何固定矫治器（或活动矫治器）均可顺利完成关闭拔牙间隙的牙齿移动，此时牙位调整的关键不在于采用何种形式的矫治器或矫治技术，而是拔牙间隙由谁占用及占用量的大小，也就是矫治中的支抗。正畸治疗的过程就是如何保护支抗和消耗支抗的过程。

在方丝弓、直丝弓矫治技术中，使用口外力可以最大限度地保持上磨牙支抗，为Ⅱ类拾关系的改善打下坚实的基础。Alexander矫治技术中，在上牙弓整体性结扎基础上使用口外力，不但可以远中推动上牙弓，抑制上颌发育，而且在远中移动上尖牙和内收上切牙的过程中，能较好地保护上磨牙支抗，结合口内的Nance弓或横腭弓，是保护上颌支抗极其有效的选择。保护或消耗支抗不仅限于颌内的力量，还可以借助于颌间的力量。例如Ⅱ类牵引可以保护上磨牙支抗，同时消耗了下磨牙支抗，下磨牙发生近中移动，达到改善磨牙关系的目的。

（2）不拔牙矫治。牙弓内由于没有间隙（散在间隙的病例除外），牙齿移动受限，通过牙位调整来改善拾关系相对较难，此时：①迅速有效地整平牙弓，为颌位调整创造条件。②充分利用磨牙后区的间隙（有时需拔除智齿）。③适时的颌间牵引是通过牙位调整改善拾关系。

Alexander矫治技术思想在Ⅱ类错拾的不拔牙矫治中有其独特的优势，主要体现在以下方面。

在上牙弓整体性结扎基础上,使用口外矫形力,可以抑制上颌发育,推上牙弓向后。下颌第一磨牙使用-6°轴倾度和下切牙使用-5°转矩的托槽及初始弓丝,即0.017×0.025英寸麻花方丝(0.018英寸托槽系统),在排齐整平中即可使下颌第一磨牙牙冠向远中倾斜,下切牙牙根向唇向移动,为下牙弓提供了额外间隙;同时保证了下切牙在排齐整平的过程中,尽可能直立于下齿槽基骨上或不过分唇倾,为Ⅱ类牵引调整颌位创造条件。

在不拔牙矫治中,如何增加相邻牙齿托槽之间的间隙,保证托槽间弓丝有相对充足的长度,使弓丝的效能充分发挥显得尤为重要。Alexander矫治器特有的尖牙托槽(Lang氏托槽)、前磨牙托槽(Lewis托槽)均为单翼托槽,因此相邻牙托槽之间的间隙比常用的双翼托槽要大,在整平牙弓过程中,弓丝的效能发挥余地较大。并减小了整平过程中一个牙的移动对邻牙的影响,从而可以迅速有效地整平牙弓,为Ⅱ类牵引改善颌位创造条件。

多曲方丝弓矫治技术(MEAW技术)在对Ⅲ类错𬌗的不拔牙矫治,尤其是轻度骨性Ⅲ类有开𬌗或开𬌗倾向的非手术矫治病例的𬌗关系改善方面有独特的功效,体现为以下几个方面。

MEAW技术是一个持续性轻力的矫治力系统(0.018英寸托槽系统),靴形曲的存在保证了相邻牙托槽间有充足的弓丝长度。因此,可以在同一时间内完成每个牙所需的三维方向的移动,而且其中每个牙的移动对其邻牙的影响相对较小,这就保证了不拔牙矫治中牙弓中的每个牙在有限的空间内移动时更迅速。

在对下颌多曲弓丝的每个靴形曲依次做3°左右的后倾弯后,通过Ⅲ类牵引的作用可以远中竖直下尖牙、前磨牙和磨牙,为现有牙弓提供间隙,从而为下切牙的舌向移动创造了条件。同时Ⅲ类牵引又使上牙弓近中移动,达到了改善Ⅲ类𬌗关系的目的。

多曲弓丝的这一独特作用同样可以运用到Ⅱ类𬌗关系的矫治中,具体表现为:①对上颌多曲弓丝的每个靴形曲依次做3°左右的后倾弯,通过Ⅱ类牵引的作用可以远中竖直上尖牙、前磨牙和磨牙,为上牙弓提供间隙,从而为上切牙的舌向移动创造条件。②对下颌多曲弓丝的每个靴形曲依次做3°左右的后倾弯,在Ⅱ类牵引和轻力的前牙垂直牵引作用下,整平下牙弓。③Ⅱ类牵引使下牙近中移动,从而达到改善Ⅱ类𬌗关系的目的。

(三)控制牙移动的能力

控制牙移动的能力体现在矫治器和矫治力系统自身的能力,以及正畸医师对牙齿移动的驾驭能力两方面。建立良好的𬌗关系应贯穿于矫治过程的始终,具体体现在以下方面。

1.减少排齐过程中不必要的牙移动

(1)在排齐牙齿阶段,首先运用多种形式的螺旋推簧为拥挤错位牙提供间隙,再施力矫治错位牙,以避免在间隙不足情况下,勉强对错位牙施力所造成的邻牙、甚至磨牙的不必要移动。

(2)排齐整平过程中,在不影响磨牙前提下,使用短距离、轻力的颌间牵引,防止前牙覆盖或反覆盖加大,给以后磨牙关系的调整增加负担。

2.以尖牙为中心

在矫治过程中,始终以达到或维持尖牙中性关系作为控制牙移动的基准。

3.追求"低摩擦"移动的环境

充分地排齐牙齿、整平牙弓,才可保证关闭间隙过程中使用轻力、避免后牙支抗丢失。

4.三维方向的支抗控制

拔牙矫治中关闭间隙,无疑使磨牙前后向的支抗成为关注的核心。但颌骨垂直生长型、颌间牵引及摇椅式弓丝可能会对磨牙垂直向、水平向支抗产生消极的影响。因此在矫治中需注意以下方面。

（1）用口外弓高位牵引，横腭弓维持上磨牙高度；下颌第二磨牙尽可能使用粘带环，迅速融入治疗中，以增加下磨牙垂直向支抗，维护下磨牙高度。

（2）颌间牵引时，调整相应牙弓丝的后牙段宽度和转矩，以维持磨牙宽度。

（3）在进行前磨牙、尖牙的匣形牵引之前，应首先确认这些牙颊舌向的倾斜度、覆盖是否正常。

5.在多曲方丝上使用颌间牵引

在矫治的精细调整阶段，为使咬合更加紧密，常做一些局部的匣形、三角形等多种形式的颌间牵引。但在通常使用的平直弓丝上做牵引会产生2个问题：其一，邻牙间相互的牵制作用，限制了牙齿垂直向的移动；其二，若在圆丝或尺寸较小的方丝上做牵引易造成后牙转矩的丢失。

多曲方丝上靴形曲的存在，增加了托槽间弓丝的长度，使弓丝的柔性增强，两个靴形曲间的牙具有相对的独立性。当一个牙受到颌间牵引力作用时，其邻牙所受影响较小。这样多曲方丝弓通过弓形保证了牙弓的整体性，同时牙弓上的每个牙通过靴形曲又具有独立性，在颌间牵引力作用下，可以迅速建立紧密的尖窝嵌合关系。此外，方丝的使用可以调整转矩，以避免颌间牵引时转矩的丢失。

建立良好的𬌗关系是对正畸医师的基本要求，从制订矫治方案开始，就应为这一目标而努力。当一个正确的矫治方案确定后，如果正畸医师能够充分利用各种矫治器和矫治技术的组合来控制口颌系统、特别是牙齿的移动，那么，他就足以充满信心地去面对各种复杂病例的挑战。

三、矫治中和矫治后口腔颌面部的变化

口腔正畸矫治对口腔颌面部的影响是较大的，也是比较复杂的。现以安氏Ⅱ类错𬌗为例，说明各类变化。

（一）安氏Ⅱ类2分类错𬌗畸形矫治后的改变

安氏Ⅱ类2分类错𬌗是一组以前牙深覆𬌗，上前牙舌倾、闭锁𬌗，矢状不调为主要特征的错𬌗畸形。一般多采用不拔牙矫治，使闭锁𬌗的前牙唇向移动，做Ⅱ类牵引，同时矫正前牙深覆𬌗。

1.牙颌硬组织结构的改变

（1）牙齿的改变。舌倾的上前牙得以矫正，上中切牙的凸距、上中切牙的倾斜度增加，上中切牙相对前颅底的倾斜度值增大，矫治后接近正常范围，表明切牙的移动主要为唇向倾斜，旋转中心仍有一定的伸长，上后牙牙槽骨高度增加。

下前牙唇移明显，下中切牙凸度、下中切牙唇舌向的倾斜度增大，下前牙的旋转中心、高度基本维持不变，而下后牙牙槽骨高度有明显增加。深覆𬌗改善的机制来源于上下前牙唇倾的针摆效应和上下后牙一定程度的升高。由于矫治后上下前牙的唇倾角增加，牙齿以牙根为旋转中心唇向旋转，使深覆𬌗改善，而旋转中心没有绝对压低。Ⅱ类牵引、上颌平导的应用，后牙牙槽骨高度，尤其是下后牙高度的增加也是覆𬌗改善的原因。

（2）颌骨的改变。矫治后上颌骨相对于前颅的前后位置维持基本不变，上颌骨和下颌骨相对前后位置减小，下颌骨相对于前颅的前后位置增大，下颌位置前移，下第一恒磨牙的位置前移。

上、下颌与前颅底建立协调关系,阻断了异常的生长倾向。上下后牙槽骨高度增大,下颌平面角、下颌角矫治前后变化不大,而前后面高度略有增加。正畸治疗解除了患者下齿槽向前生长的抑制,阻断了下颌向前、向上的异常生长倾向。

2.软组织的改变

侧貌下颌后缩得到改善,下唇基角增加,下唇到 Holdaway 线的距离增加。矫治后侧貌的改善与下颌位置的前调有直接的关系,虽然上前牙唇倾改变非常明显,但上唇倾角、鼻唇角等的变化并不明显,一方面由于软组织随硬组织改变不是一比一的关系,另一方面安氏Ⅱ类2分类错𬌗患者软组织唇形的代偿较好,牙𬌗畸形的严重程度并不决定软组织唇形的异常。

(二)安氏Ⅱ类1分类错𬌗畸形矫治后的改变

对安氏Ⅱ类1分类错𬌗,采用常规的固定矫治器减数治疗,可限制上颌向前的发育,使上颌骨相对于前颅的前后位置角减小。上切牙与上颌平面的交角上中切牙与第一磨牙的垂直向角减小,上切牙缘距也明显减小。下颌骨相对于前颅的前后位置、下颌平面角无明显改变,下切牙突度无明显改变。即该治疗对下颌位置及下牙弓突度的作用不明显,拔牙间隙可能主要用于解除拥挤、整平 spee 曲度及调整磨牙关系。反映上、下颌骨矢状关系的上颌骨和下颌骨相对前后位置角没有明显减小,该组病例Ⅱ类关系的改善主要依靠牙代偿。

(三)错𬌗畸形治疗后的稳定性

1.覆𬌗、覆盖的变化

覆𬌗、覆盖在保持后保留了 2/3 治疗效果。保持后覆𬌗、覆盖改变量与治疗后的改变量相关,即覆𬌗、覆盖的治疗改变量越大,其保持后的改变量也相对越大。但这并不意味着在治疗中不需改变覆𬌗、覆盖。相反,在治疗中对覆𬌗、覆盖应进行矫治,虽然保持后改变量略大于非矫治患者,但从总体的治疗效果来看,过矫治还是有利的。保持后覆𬌗的改变与覆盖的改变相关,原因可能是保持后覆盖的增大导致前牙丧失正常的咬𬌗关系,下切牙切缘与上切牙舌面没有接触,导致上下切牙继续萌长,覆𬌗也因而加深。

2.尖牙间宽度的变化

上尖牙间宽度在治疗后虽有复发缩窄的趋势,但仍保持了大部分的治疗效果。另一方面,下颌尖牙间宽度不如上颌尖牙间宽稳定。下颌尖牙间宽度保持后几乎缩窄至治疗前宽度,同时下尖牙间宽度在保持后的变化还与下前牙的拥挤度有关。这提示我们在临床过程中不宜盲目扩大下尖牙间宽度,以免治疗结束后下尖牙间宽度缩窄,从而使下前牙拥挤度增加。在必须扩大下尖牙间宽度的情况下,治疗后应采取固定保持并尽可能延长保持时间。

3.前牙排列的变化

保持后下前牙可出现排列不齐,但大部分治疗效果被维持,治疗前排列不齐程度严重者,保持后的复发量有接近治疗前的趋势,个别甚至超过治疗前;而治疗前排列不齐程度轻微者,保持后的复发量相对治疗后的改变量较小。治疗中尽量维持下尖牙间宽度对于保持下前牙整齐程度至关重要。

(王　婧)

第二节 骨性垂直不调的矫治与垂直控制

一、骨性垂直向错𬌗

最常见的垂直向错𬌗为前牙深覆𬌗和前牙开𬌗,由替牙障碍、不良习惯等局部因素引起的垂直向错𬌗已在前面有关章节叙述,这里仅介绍恒牙期骨性垂直向不协调的有关问题。

(一)下颌前旋转与骨性深覆𬌗

面部的垂直向生长取决于髁突的生长发育、上颌骨缝的生长和方向及牙齿的萌出量。髁突的生长型表现为向前、向上,且生长量大于上颌骨缝生长及牙齿垂直向萌出量的个体,常表现为下颌升支长度较大、下颌角小、下颌平面平坦等下颌前旋转的迹象。对于下颌前旋转的生长型,如果上下前牙存在稳定的咬颌关系,则前牙可以维持正常覆盖、覆𬌗关系,否则会形成骨性深覆𬌗。

下颌前旋转型骨性深覆𬌗常表现为方下颌、面下 1/3 短,被称为低角病例。

(二)下颌后旋转与骨性开𬌗

与下颌前旋转相反,后旋转型下颌的髁状突生长方向为向后、向上,使下颌平面角增大,而表现为高角病例。高角病例的患者,如果前牙的萌出量能赶上下颌平面角张开量,则可能维持前牙浅覆𬌗或对刃关系,表现出牙齿对颌骨发育异常的代偿。此类患者头影侧位片检查,显示下切牙垂直向过分萌长;另一类患者牙齿没有明显的代偿或代偿不足,则表现为明显的前牙开𬌗畸形。高角型开𬌗病例的面部表现为下颌升支短、下颌角大、下颌平面陡、面下 1/3 高度增大。

二、低角深覆𬌗的矫治

(一)正畸治疗

正畸改善低角深覆𬌗的唯一方法是升高后牙,虽然这一方法本身不足以矫治低角病例,但对轻度低角病例似有改善作用。值得一提的是,如果以矫治低角为主要目标,在条件允许的情况下,应尽量采用非拔牙矫治。

(二)矫形治疗

生长期患者常可以通过改变上下颌骨的矢状关系来促进垂直向错𬌗的矫治,如低位口外弓、功能性矫治器常用于促进面下高度的发育。对于Ⅲ类低角病例,采用上颌扩弓和前方牵引可使上颌骨下移。现在的研究表明,此时上颌后部 PNS 的下移量 2 倍于上颌前部 ANS 的下移量,使下颌骨向后旋转而减小深覆𬌗,增加下面高度。

(三)正颌外科治疗

近 20 年来,颌面外科医师发展了很多手术方法治疗低角病例,下面仅作简单的介绍。

1.Ⅱ类低角病例

一般采用下颌骨矢状劈开术,前移并后旋转下颌体,手术造成的后牙开𬌗问题留待术后正畸解决。对此类患者不宜采用术前正畸方法压低下前牙,否则会限制下面高的增加量。

对于严重Ⅱ类低角病例,可能需增加上颌 LeFortⅠ型手术,下移上颌骨,以最大限度地增加下面高。

2. Ⅲ类低角病例

此类病例通常可采用 LeFort Ⅰ型手术,向下向前移动上颌骨,上颌骨下移可导致下颌骨向下向后旋转,使颏点接近正常位置,常可避免下颌骨手术。上颌骨移动量取决于面型分析、上切牙暴露量等。

3. Ⅰ类低角病例

此类病例也可采用 LeFort Ⅰ型手术,鉴于上颌骨下移后,下颌骨可发生后旋转,因此上颌骨可能需要少许远中移动。

三、高角病例的临床控制

(一)正畸治疗

正畸对高角病例的治疗作用有限,虽然正畸医师希望通过压低后牙来减轻高角畸形,但大多数临床手段仅限于控制后牙的萌长。临床上对于高角病例一般倾向于拔牙矫治,尤其是拔除后牙;选择弓丝时,宜选用轻力细丝,并尽量避免Ⅱ类牵引;上颌建议采用横腭杆,使横腭杆远离腭黏膜5~10 mm,这类横腭杆可将舌上抬的力量传至上磨牙,以控制其伸长。如果需要口外弓,宜采用高位牵引。

目前较常用的以压低后牙为矫治目标的固定矫治器设计为 MEAW 技术。MEAW 对骨性开𬌗的治疗作用有较好的疗效。

(二)矫形治疗

替牙期的整形治疗方法见早期矫治的有关章节,这里仅介绍恒牙初期可采用的方法。

1. 拔除 4 个前磨牙配合垂直颏兜

颏兜的垂直牵引力 0.726 kg,每天戴 12 小时。其作用机制有以下 4 种可能性:①后牙近中移动。②上颌骨缝的生长易受压力而被抑制。③髁状突颈的形态可能会有轻度的改变。④后牙的萌出受阻。

2. 下后牙𬌗垫结合垂直颏兜

在下后牙做 1~2 mm 厚的𬌗垫,配合垂直颏兜。Woodside 的研究表明,下后牙𬌗垫加垂直颏兜,可以压低后牙减小下颌平面角,并关闭前牙开𬌗。

(三)正颌外科治疗

正畸与整形方法矫正高角病例的能力有限,有报道认为采用非手术疗法,下面高最多可减少 5 mm,超出这个限度则需做外科手术。治疗高角病例的常见手术方法有以下几种。

1. 上颌骨上移术

高角型开𬌗的病例,通常下颌升支较短。如果单纯采用下颌矢状劈开、前旋转下颌骨的办法,会加长下颌升支高度,但在下颌角区的肌肉作用下,极易产生复发。因此,对高角病例通常不使用下颌骨矢状劈开术,而采用上颌骨整体上移术,随着上颌骨的上移,下颌骨会发生前旋转而减小下面高,矫治前牙开𬌗。

2. 垂直向颏成形术

使颏部向前、向上移动来减小下面部高度。由于该手术不涉及颞下颌关节,所以安全性和稳定性均较好,但矫正量有限。

(于秀莉)

第三节 牙周疾病与正畸治疗

随着人们对口腔疾病认识和研究的进一步深入,牙周病学和口腔正畸学越来越紧密地结合在一起。牙周病治疗已不单纯是为了正畸治疗前的简单牙周准备和维护正畸治疗过程中患者的口腔卫生。正畸治疗也不单纯是为了健康牙列的单纯排齐和恢复口腔的功能,而往往是有利于牙周病的治疗,两者密不可分。良好的牙周治疗,为正畸治疗中的牙齿的移动打下了坚实的基础;而正畸治疗又能促使牙周组织的恢复,已成为某些牙周病治疗必要的辅助手段。正畸治疗排齐牙列,去除𬌗干扰,消除异常的𬌗关系,直立倾斜的牙齿,压入或伸长牙齿,促使牙周组织的再恢复。

一、牙周病学研究进展对临床的启示

(一)现代医学对牙周病的认识

(1)只有少部分成人患有严重的牙周病。

(2)对于进展性牙周病患者,牙周附着丧失可以停止。

(3)通过系统和长期的牙周治疗,牙周附着水平可维持 10 年,甚至更长时间而不恶化。

(4)牙周维护较好的复发性牙周病是一种部位特异性疾病,只在个别部位复发和发展。

(5)破坏性牙周炎分为较短的恶化期和较长的休止期。休止期会持续数天或数年。

(6)单纯牙周袋的深浅不能代表牙周病治疗的成功与否。

(7)治疗的主要目标是将活动期牙周病部位变为非活动期。

(8)只需要较少的手术治疗来消除加深的牙周袋。

(二)牙周病高危人群

(1)世界范围内成人重症破坏性牙周病的发生率为 7%～15%。该类患者呈现多部位广泛进行性牙周组织破坏。

(2)破坏性牙周病患者高危人群的确认,对正畸治疗非常重要。

(3)患者的年龄、可见菌斑、牙周袋深度、牙周附着丧失、探诊出血等可以协助诊断。

(4)复查剩余探诊深度≥6 mm,牙周治疗后 3 个月复查探诊出血者可能为重症破坏性牙周病的高危人群或部位。

(三)现代牙周病的治疗

(1)龈下刮治和根面平整对中重度牙周病均有较好的疗效。

(2)除牙周袋增加外,还应存在牙周脓肿和牙周卫生良好但仍探诊出血的患者,才考虑进行牙周手术治疗。

(3)良好的菌斑控制和龈下刮治,可成功地治疗深的牙周袋。

(4)通过良好的龈上菌斑控制,可有效防止龈下菌斑积聚所导致复发性牙周炎的发生。

(5)龈下刮治的效果在牙周治疗后 4～6 个月才能全面显效。

(6)重症牙周病会发生在某些特定部位,对邻牙影响较小,因此,这些病牙并不需要拔除,只需继续进行牙周治疗。

（四）牙周病患者正畸治疗中的牙周治疗

口腔正畸矫治器不利于口腔的清洁，导致牙菌斑易于堆积，引发牙龈炎症，加重牙周疾病，促使牙周支持组织的破坏。因此，正畸治疗过程中的牙周治疗主要为减少、消除菌斑堆积和牙龈炎症。

（1）加强口腔卫生宣教。

（2）采用结构和组成简单的正畸矫治器，避免使用牵引钩，以不锈钢丝代替弹力橡皮圈结扎，刮除托槽底板周围的黏合剂，磨牙颊面管代替粘带环等措施。

（3）正畸治疗过程中，每3个月检查一次牙周状况，包括牙周袋深度、探诊出血、牙齿动度、牙龈退缩量、牙槽骨的水平及其他牙周问题，并依据情形进行及时的处理。

（4）在正畸压低伸长的牙齿前，需要进行全面而细致的刮治，以免在压低牙齿时将龈上菌斑变为龈下菌斑。

二、正畸治疗过程中牙龈组织的变化

（一）牙龈高度

1.正常牙龈高度的要求

多年来，人们都认为一定的牙龈高度才能维持牙龈的健康，维护牙周组织的完整性，并防止牙周附着组织的进一步丧失。牙龈高度不足，可以导致：①在咀嚼过程中食物的摩擦力使牙周组织损伤。②无法分散邻近牙槽黏膜组织的牵张力，而导致牙龈组织损伤。③促使龈下菌斑形成。④促使菌斑型牙周缺损向根尖方向扩散。Lang 和 Loe 研究指出 2 mm 高的角化牙龈（1 mm 附着龈）才足以维持牙龈健康。

2.牙齿位置与牙龈高度

牙齿从牙槽突中萌出的位置及其最终与牙槽嵴颊舌向的位置关系，对牙齿周围形成的牙龈组织影响极大。一般而言，如果一个牙齿萌出在过于唇颊向的位置，牙齿唇颊面的牙龈组织会很薄弱，甚至完全没有牙龈组织。由于未角化的松软附着的黏膜组织无法充当深层附着于牙根的结缔组织的保护屏障，通常需要一定宽度的牙龈组织。儿童时期，随着生长发育，由于牙槽突的生长和牙齿在牙槽突内的位置变动，牙龈组织会增宽。Amdlin-Sobochi 通过纵向研究观察，发现前牙唇面的牙龈高度明显增加，而且牙齿在牙槽突中的移动，会影响牙龈的高度，当牙齿移向舌向位置时，牙龈高度增加（牙冠高度减低），反之，牙齿移向唇侧的位置时，则牙龈高度减低。

牙龈高度的改变有 2 种解释：①由于牙龈颊舌向宽度的改变所致的游离高度的改变。②基因决定的牙龈黏膜结合线的位置与牙齿表面间距的改变。游离龈高度的组织学研究和临床观察表明，附着龈的宽度与游离龈的高度比为 1：1.5。牙齿唇向移位时，常会发现牙槽骨裂且附着龈组织薄弱，然而将牙齿舌向移动至牙槽骨中适当的位置时，牙齿唇面附着龈厚度会随之增加，从而导致游离龈高度增加，牙冠缩短。牙龈黏膜交界线是恒定的解剖标志线，基本不发生移位，而牙龈会随牙齿的舌向移位发生改变，牙龈缘与牙龈黏膜交界线间距离增大，牙龈高度增加。

3.牙龈退缩

通常情况下，牙龈退缩多见于牙列排列不齐的患者，牙齿唇颊向移位，并伴有牙槽骨裂。可由正畸力、牙殆创伤、不良修复体刺激、牙刷刺伤、菌斑堆积所致牙龈缺损等原因导致。

（二）正畸治疗中牙龈组织的变化

（1）正畸治疗中牙移动时，如能保证牙齿在牙槽内且牙周组织健康，则正畸力本身不会导致牙槽突裂和牙龈组织退缩，以及牙周组织丧失。

（2）正畸力唇向移动牙齿时，牙齿有移出牙槽突的倾向，可能会导致牙槽突裂，而使牙龈组织退缩，牙冠变长与唇向移动的量有关。

（3）正畸力舌向移动牙齿时，牙齿趋向于移向牙槽突内，可使牙龈高度增加，临床牙冠变短。

（4）当牙齿唇向错位，导致牙龈退缩，再通过正畸力，将牙齿舌向移动，进入牙槽突中时，退缩的牙龈高度会增加，甚至恢复原来的高度。

（5）当牙齿由于刷牙方法不当导致牙龈退缩，在纠正刷牙方法、避免牙龈刺伤后，再通过正畸力将牙龈退缩的牙齿舌向移动，牙龈的高度会增加，甚至恢复正常。

（6）使用上颌扩弓矫治器，牙齿过度颊向和唇向开展时，牙齿趋向于移出牙槽突，会导致牙槽突裂，进而导致牙龈退缩。

（7）即便牙龈高度不足或牙龈薄弱，牙周膜的完整性仍能在正畸治疗过程中保持完好。

（8）在正畸治疗过程中，牙龈炎症会导致和加速牙龈退缩。当牙菌斑堆积、牙龈炎症、袋上骨缺损、正畸力移动牙齿、牵拉牙齿唇侧较薄弱牙龈时，会导致牙龈缘厚度变薄，使牙龈炎症进一步加剧，出现牙龈退缩。因此，菌斑感染后，薄弱的牙龈组织较坚厚的牙龈组织更易受损而致退缩。

（9）当菌斑堆积、牙龈炎症时，正畸力使牙齿倾斜移动和压入移动使牙齿压入均可将龈上菌斑带入龈下，使牙周深层组织遭到破坏，而致龈附着丧失、牙龈退缩。因此，成人正畸过程中，应积极控制菌斑，及早消除牙龈炎症。

（10）对于牙龈退缩的患者，不必在一开始就试图通过牙周手术治疗，移植牙龈于缺损部位，恢复牙龈高度。而应先控制菌斑，消除牙龈炎症，尽量将牙齿舌向移动进入牙槽突内适当的位置，最后再进行牙周手术。

（三）龈下袋患者正畸牙移动的牙周组织反应

（1）龈下袋可能会由于正畸牙移动所导致。当菌斑堆积、龈上袋感染时，正畸牙齿倾斜移动和压入移动会将细菌带入龈下，导致龈下袋的产生。龈下袋会随着正畸的持续力而进一步加重。因此，在任何正畸力压入和倾斜移动牙齿前，应控制菌斑、消除感染，通过龈下刮治或根面平整消除龈下袋。

（2）龈下袋随着正畸力的伸长作用而改善。伸长牙齿时，牙槽骨会随着牙齿的伸长而生长移动，以维持釉牙骨质界与牙槽嵴间的距离。

（3）在正畸力伸长龈下袋牙齿的同时，施行牙龈纤维切除术，如牙冠部牙龈的切除，则在伸长牙齿时，牙槽嵴不能受牵拉而随伸长的牙齿生长移动，从而使釉牙骨质界与牙槽嵴间距离增加，最终使牙冠变长，而必须采用杀髓方法来磨短伸长的牙冠。因此在伸长这类龈下袋牙齿时，不宜同时施行牙周切除手术。

（4）整体移动龈下袋牙齿时，可能会对牙周附着组织产生进一步的损害。

（5）对龈下袋患者进行正畸治疗时，尚有牙周炎症存在，牙菌斑不作控制，则正畸治疗会进一步损害牙周支持组织，使龈下牙周袋加深，更多的牙龈附着丧失。

因此，对龈下袋患者进行正畸治疗前，先行系统的牙周治疗，并在正畸治疗过程中维持良好的口腔卫生。

三、牙龈与牙周问题的正畸治疗

（一）露龈微笑的正畸治疗

微笑时正常人上唇向上移动，前牙暴露。上唇位于前牙龈缘水平，或在牙龈缘龈向少许，因此微笑时牙龈暴露 1～2 mm。许多成年患者微笑时牙龈暴露过多,影响美观。露龈微笑通常有 3 种原因:①上颌骨生长过度,多见于长面形患者,或上唇短者,或上颌牙齿萌出过度者。②上颌前牙牙龈缘根向退移延缓。③牙齿位置异常。

(1)对于上颌牙齿萌出过度、上颌生长过度、牙齿萌出过度患者,一般只有通过正颌外科结合正畸治疗加以解决。

(2)对于上颌前牙牙龈缘根向退移缓慢者,宜通过牙龈美观手术,切除过多的牙龈。上前牙牙龈退移是一种生理现象,通常在青少年时期牙龈会根向退移,直至达到正常的位置。成年人牙龈缘多位于釉牙骨质界冠向 1 mm。有些患者由于牙龈组织较厚且纤维较多,退移较为缓慢,导致牙龈袋加深,微笑时牙龈暴露过多。这类患者宜通过牙龈美观手术,使龈缘接近釉牙骨质界。有些患者在牙龈手术的同时需要对牙槽嵴进行修整,以恢复最佳的美观效果。

(3)对于牙齿位置异常所致的露龈微笑,一般不能通过牙龈手术进行矫治,而是通过正畸的手段,移动牙齿至正常的位置,恢复牙龈的美观。尤其是前牙伸长的深覆𬌗患者,露龈微笑明显,应压低上前牙,牙龈缘随着牙齿的压入而改建。有些前牙深覆𬌗患者在上前牙压低后,牙龈附着仍差,需要进一步的牙龈美观手术加以改善。

(二)牙龈缘异常的治疗

上颌六个前牙牙龈缘的位置对上前牙的美观效果有重要的作用。理想牙龈缘的位置有 4 个特点:①中切牙的牙龈缘在同一水平。②中切牙的牙龈缘水平位于侧切牙牙龈缘的龈向,而与尖牙牙龈缘为同一水平。③牙龈缘的唇面形态与牙齿的釉牙骨质界相一致。④每个牙齿间应有龈乳头,而且龈乳头的顶端位于牙齿唇面中心牙龈缘与牙齿切缘之间的 1/2 处。

(1)牙龈缘的异常:由牙齿切缘异常或牙龈组织的退移延缓所致。

治疗方法:①正畸移动牙齿来改变牙龈缘的位置。②手术方法矫正牙龈缘异常。

治疗原则:①首先检查患者微笑时上前牙牙龈缘和唇线的位置关系。如果患者存在牙龈异常,但微笑时上唇未向上移动而暴露异常的牙龈缘,则可不做治疗。②当牙龈异常存在时,应检查上颌中切牙唇面牙龈袋的深度,如牙齿短而牙龈袋深,则应以牙龈手术使牙龈缘恢复正常。如牙龈袋浅,牙齿长,则不能施行牙龈手术。③检查最短的中切牙与邻近侧切牙的位置关系。如果最短的中切牙仍较侧切牙长,则可继续伸长中切牙,使牙龈缘向冠方移动,然后调磨切缘。如果最短的中切牙较邻近侧切牙短,则不能再伸长中切牙。④检查切牙的切缘是否片磨过。如牙龈缘冠向且切牙片磨过,则只能压低切牙,恢复正常的牙龈缘,然后再以修复的方法恢复切牙的正常牙冠长度,获得最佳的美观效果。

(2)有些患者上中切牙的牙龈乳头缺如、中切牙牙冠切端接触、牙颈部有三角间隙,严重影响前牙的美观效果。对于这些患者治疗原则为:①牙根分开的患者,多由托槽位置不当所致,应重新黏结托槽,或通过补偿曲,平行移动牙齿,消除该间隙,恢复正常的牙龈乳头。②中切牙形态异常的患者,通过中切牙的改形治疗,片磨过宽的前牙,再平行移动牙齿,关闭间隙,恢复正常的牙龈乳头。③对于牙周病患者,通过牙周治疗,然后再改形牙齿,使中切牙接触面延长,减小牙颈部三角间隙,尽量恢复牙龈乳头。

(三)前牙散在间隙的正畸治疗

(1)前牙散在间隙的出现常常表现为前牙伸长、唇向散开,多与进行性牙周病所致的牙周组织破坏有关。

(2)对此类错𬌗的治疗,应先控制牙周病,使活动性牙周病转为稳定性,否则不能进行任何正畸治疗。因为,当菌斑存在时,倾斜和压入移动牙齿均会导致龈下袋的发生,进而加重已存在的牙周病。

(3)前牙唇向散开后,常需内收关闭间隙。此时应注意避免单纯的牙齿倾斜移动,否则前牙覆𬌗将进一步加深,使原本伸长的前牙更为严重,易于引起咬颌创伤,导致牙周病加重,散在的前牙无法治疗。因此,正畸治疗时,应在内收前牙前矫正伸长的前牙,解决覆𬌗的问题。

(4)对前牙轻度伸长而不影响牙齿和面部美观的简单病例,则可采用活动矫治器或简单的固定矫治器,通过牙齿的倾斜移动,关闭前牙散在间隙,减小覆盖。活动矫治器通过弹簧的内收或橡皮圈的弹力来关闭间隙。如采用橡皮圈关闭间隙,应注意防止橡皮圈滑入牙颈部、滑入牙齿的根部,导致牙周组织进一步破坏。一般用釉质黏合剂或光敏树脂黏结阻挡结。采用固定矫治器,在初步排齐牙列后,换用0.45 mm的不锈钢圆丝,再以弹力橡皮链关闭间隙,内收前牙。后牙"8"字结扎形成一个加力单位,以增加支抗。必要时可用横腭杆或 Nance 弓增强支抗。

(5)如果前牙咬颌关系尚可,覆𬌗、覆盖可以接受,则可移动牙齿,将牙列散在间隙集中于一个或多个牙部位,然后以修复方法关闭间隙。这样牙齿移动较少。

(6)如果前牙唇向散开且前牙伸长较多、覆𬌗明显加深,在内收前牙关闭间隙前,宜先压低伸长的上下前牙。由于患者存在牙周组织破坏,在压低前牙时,应采用轻力。可用 Burston 片段弓技术,以后牙段做支抗,压低前牙。前牙压低后,再以 β-钛丝方丝或不锈钢方丝内收前牙,获得良好的覆𬌗、覆盖关系。

(四)青少年牙周炎的正畸治疗

青少年牙周炎破坏性大、进展快,11～13 岁开始出现,表现为牙菌斑较少、没有临床炎症表现,所以,往往会被忽视。青少年牙周炎由于牙周组织的迅速破坏,常常导致牙列间隙、前牙唇向散开、牙齿漂移、牙齿伸长等错𬌗畸形。

治疗青少年牙周炎时,应该制订全面的治疗计划。因此,需要牙周医师、口腔正畸医师、口腔修复医师共同参与。牙周医师评估患者的牙周状况,并提出适当的治疗方案。正畸医师提出牙齿移动的最佳方案,而修复医师则需要考虑在严重病患的前牙拔除后进行暂时的修复治疗,并为后期的永久修复提供方案。

在青少年牙周炎的正畸治疗前,要进行系统的牙周治疗。一般来说,青少年牙周炎采用龈下刮治和根面平整术效果较差。牙周手术虽然可以消除感染病原菌,但结果并不稳定。系统的药物治疗相对而言较为有效。

牙周炎得到控制后,开始正畸治疗。包括唇向漂移牙齿轴倾度的改变、前牙散开后间隙的关闭、伸长牙齿的压低、修复体(包括种植体)间隙的集中、直立倾斜的后牙或前牙、牙列的排齐等。

(1)唇向漂移牙齿轴倾度的改变:牙周支持组织的破坏,引起前牙唇向漂移。治疗时,可通过内收的方法,以倾斜移动或整体移动改变牙轴。内收前牙时应注意覆𬌗的加深,因此应附加"人"字形曲,对垂直向进行控制,有时应附加转矩控制。唇弓的选择应根据前牙轴倾度的大小来决定。前牙唇向倾斜较多时,多选用圆钢丝;前牙唇向倾斜较小时,则应选方钢丝。

(2)前牙散开间隙的关闭:前牙散开间隙可以采用弹力橡皮链、关闭曲或通过滑动法来关闭间隙。关闭间隙过程中,应注意垂直向的控制,防止覆𬌗加深。

(3)伸长牙齿的压低:采用压入唇弓,如片段弓、摇椅弓、多用途弓或"匣"形曲。

(4)修复体间隙的集中:采用弹力橡皮链、螺旋弹簧、弹力线等将间隙集中,然后再行修复治疗。

(5)直立倾斜的前牙或后牙:采用直立弹簧、后倾曲唇弓或螺旋弹簧。

(6)牙列的排齐:采用弹性好的唇弓(如镍钛丝、麻花丝、细不锈钢丝等)、带曲的不锈钢丝。

(7)正畸治疗中前牙或后牙缺失的处理:可采用暂时修复体,起到暂时美观的目的。正畸治疗结束后再考虑永久修复体治疗。

(五)殆创伤的正畸治疗

成人错殆畸形治疗前、治疗过程中和治疗后均可出现殆创伤,尤其是牙周病患者,牙齿伸长移位,更易造成殆创伤。个别牙高位、前牙或后牙反殆、个别牙反殆、个别牙锁殆,往往有牙齿早接触,导致殆创伤,使牙齿松动、牙槽骨吸收(垂直型吸收),进而牙龈退缩。

(1)治疗时,首先应控制菌斑,治疗牙龈感染,减少牙齿松动,以防牙周炎症的发展,导致牙周支持组织的进一步破坏。

(2)正畸治疗主要包括采用矫治器矫正前牙或后牙反殆,直立倾斜的牙齿,压低伸长的牙齿,矫正反殆和锁殆,消除牙齿的早接触。应注意的是,在正畸治疗过程中,避免因为牙齿的移动而使殆创伤加重,甚至出现新的创伤。因此,应多用前牙或后牙殆板,而且多个牙齿均匀地与殆板接触。

(3)正畸治疗结束后,应进行广泛的调殆,消除个别牙的早接触。戴保持器时,也应避免不必要的殆创伤。有些畸形治疗后,容易复发而再发生移位,导致新的创伤,或加重已有的殆创伤,损害牙周支持组织,因此考虑用固定保持器终生保持。

(六)牙龈退缩的正畸治疗

当牙齿过于唇向或颊向倾,由于牙齿唇颊侧的骨板较薄,常会引起牙龈退缩。前牙反殆的患者,尤其是骨性下颌前突患者,由于咬颌创伤或下前牙的代偿性舌向倾斜,下前牙唇侧骨板较薄,常常出现牙龈退缩。成年患者,因为牙周炎导致牙周支持组织丧失,牙槽骨吸收,牙龈退缩,牙根暴露。有些严重的患者,牙龈退缩至根分叉甚至根以下。

(1)对殆创伤引起的牙龈退缩,应先行正畸治疗,消除殆创伤。

(2)对于牙齿过于唇颊向移位的患者,可通过正畸方法,移动牙齿向舌腭侧,使牙齿唇颊向的骨板增加,牙龈会随之生长,恢复健康状态。一般需要采用方丝弓矫治器,以转矩力移动牙齿。

(3)牙周炎患者,通过牙周的系统治疗,控制菌斑,消除感染,恢复牙周的健康状态,年轻的患者,由于牙周支持组织的恢复,牙龈也会恢复正常状态。而对于牙龈退缩较为严重的患者,则需要进行牙龈移植手术,然后正畸加力,使牙齿达到比较正常的位置。目前比较流行的导引性组织再生术,或者更新的导引性骨再生术更为有效。

(4)对于牙龈退缩严重的患者,牙齿难以保留,只有拔除。

总之,对于牙周病成年患者,通过牙周系统治疗并结合口腔正畸治疗,可以取得良好的效果。

（于秀莉）

第四节 现代方丝弓矫治技术

现代方丝弓技术强调个体化的设计和施力,托槽黏结也可做灵活调整,但在矫治的步骤上存在着一些共同的可操作顺序。在所有的正畸矫治病例中,一般而言,可分为拔牙与不拔牙矫治

2 类,其矫治基本内容是相似的,只是拔牙矫治的病例中增加有关闭拔牙间隙的步骤,现仅以Ⅱ类1分类(伴前牙拥挤)、拔除 4 颗第一前磨牙、需做间隙关闭处置的典型矫治为例,概述方丝弓矫治技术的基本治疗步骤和方法。一般可分为:①预备治疗;②主动治疗(牙移动);③被动治疗(保持)3 个分期。

为便于理解,以下将其分为 5 个阶段分述。①第一阶段预备治疗。②第二阶段排齐和整平牙列。④第四阶段咬合关系的精细调整。⑤第五阶段保持。

一、第一阶段:预备治疗

预备治疗的目的不仅是为正式开始方丝弓固定矫治器治疗作好准备,同时,也是充分利用个体生长时机,借用自身的生长力、咬合力、肌力等进行颌骨、牙弓及牙错位畸形的早期调整,确定颌位(正常的 CR 位),以及减轻后期牙代偿治疗的难度。此阶段可包括:①早期骨性畸形的矫形引导。②去除牙的错位干扰(阻断治疗)及理想颌位(髁头位)的观察。③上、下牙弓形态的协调(扩弓治疗)。④拔牙诊断。⑤支抗预备。

(一)早期功能矫形治疗

对确诊为轻、中度骨性发育畸形且尚有生长潜力的青少年患者,应根据患者的骨性畸形机制,早期设计适合的口外矫形力装置和口内功能及活动矫治器以引导上、下颌骨的协调生长,去除咬合干扰及协调上、下牙弓的发育,调整肌功能的平衡。由于男、女孩生长发育的骨龄一般差异为 2 年左右。通常,男孩采用口外矫形力的较理想年龄是 12～14 岁(还应结合身高、手骨片、性征等资料),而女孩患者为10～12 岁。应特别强调的是:矫形治疗的时机不可失而复得。对患者而言,每过一天也许就要减少一天有益的生长反应可能性。因此,必须将此作为治疗设计时的第一考虑。

(二)咬合板的运用

对某些有功能𬌗障碍的正畸患者,在固定矫治前可先应用咬合板 3～6 个月,其优点如下所示。①有利于正常的𬌗发育和建𬌗:如个别前牙反𬌗、扭转等,采用咬合板上的附簧做预矫治(阻断治疗)后,将为下一步托槽的粘贴及排齐整平牙列等治疗带来事半功倍之效。②简化固定弓丝的弯制:对尖牙唇向低位错位患者,利用平面咬合板上所附的曲簧,预先将错位尖牙一定程度推导入牙弓,可大大降低固定治疗中弓丝弯制调节的难度和减少因整体弓丝力所致的如邻牙旋转、冠倾、往返移动等负面牙移动效应。③正常颌位的确定:平面咬合板戴入后,去除错位牙对正常下颌运动的功能干扰,随髁头在关节窝正中𬌗位的恢复,可正确判断正常的颌位,不仅对功能畸形的诊断,而且对治疗的预后稳定十分有益。

(三)扩弓治疗

很多Ⅱ类口呼吸患者、Ⅱ类下颌后缩患者及Ⅲ类上颌发育不良患者表现出上牙弓狭窄,上、下牙弓宽度不调,常需扩大狭窄的上牙弓,以适应矫治后牙弓前后及咬合关系的调整。常用的扩弓方法有慢速扩大和快速扩大 2 类,前者可采用带分裂簧的活动扩弓矫治器,每周加力一次;后者多采用带螺旋器的固定扩弓矫治器,每天早晚各加力1/4 周(扩大 0.4 mm)。从组织改变上看,前者的扩弓是以牙轴的倾斜为主,后者则为腭中缝的扩大。应根据不同患者的牙弓狭窄表现,选择不同的治疗手段,对于轻、中度的牙弓狭窄,扩弓辅弓及四圈簧等常在以后的治疗期中选用。通常腭中缝的快速扩大应在 15 岁前进行。一般都在拔牙前进行,以提供尽可能多的支抗。

扩大牙弓之后一般需保持 3 个月,快速扩弓后所需保持的时间更长。尽管如此,扩弓之后总会有一定程度的复发,所以适度的过矫治是必要的。应当明白,由于侧方的界限,企图通过扩展牙弓来获得间隙是非常有限的。

（四）拔牙评估

是否拔牙和应拔除的牙数及牙位问题,在治疗前诊断设计中通过面型分析、模型计测、X线头影测量分析等不难确定(边缘病例除外)。例如Ⅱ类患者,如果患者前牙过度唇倾,拥挤部位主要表现于前牙区者,一般考虑拔除上下4个第一前磨牙,这有利于面型和牙列畸形的改善,且功能影响较小并可缩短疗程;如果是下颌不足时,也可考虑拔上颌两个第一前磨牙和下颌的两个第二前磨牙,这更有利于磨牙关系的调整;如果是面下不足、下颌后缩,则可先前导下颌达正常关系后,再确定是否拔牙;如果为下颌体/牙槽基骨发育不足,前导改善有限,也可考虑代偿性只拔除上颌2颗前磨牙等。通常,拔牙后1周即可开始固定正畸治疗。此外,对一些仅需最小支抗的前牙拥挤患者,可在拔除第一前磨牙后,暂不上弓丝,随尖牙的向远中"自动漂移"调整,将缩短固定矫治时间。

（五）支抗预备

方丝弓固定矫治器的支抗设计十分重要,这是因为宽翼托槽与方形弓丝间的摩擦力大,以及它的牙移动主要方式是整体移动而不是仅需弱力的倾斜移动形式。例如Ⅱ类错𬌗患者拔牙后,如果支抗控制不好,上颌后牙前移,前牙内收失控,必然造成上牙前突畸形不能矫治而治疗失败。因此,对一个有经验的医师而言,支抗设计是最为重要的问题。临床上控制支抗的方法可通过弓丝的弯曲、弓丝粗细的选择、牙间的差动力牵引设计,以及腭弓、腭杆、腭托、唇挡、舌弓、口外面弓、J钩等来实现。近年来骨支抗技术越来越广泛地运用于临床,特别是微种植钉支抗的运用,为我们开拓了新的简易有效的口内支抗方法。但在不同年龄期使用中,应充分考虑其牙槽骨质及发育的特点,选择好适应证,才能起到有益的效果。

二、第二阶段:排齐和整平牙列

对于大多数牙颌畸形患者而言,就诊的主要目的是希望排齐牙齿。而几乎所有的错𬌗患者,都有多少不同的牙错位、牙列拥挤,以及存在着不同程度的覆𬌗、覆盖过度或不足。覆𬌗过大者常是下牙弓的司匹曲线弯曲过大、上牙弓的补偿曲线不足或反补偿曲线所致。此外,上、下牙弓狭窄及牙量和骨量不调等也是造成牙错位、深覆𬌗、深覆盖、开𬌗的原因。因此,在预备治疗结束后,应首先将牙齿排列整齐并将牙弓𬌗曲线排平。所谓排齐是指改正牙齿的拥挤错位,将牙还位于该牙弓上应有的正常生理位置,其中包括控制切牙牙轴的近远中、唇舌向位置及后牙牙轴的近远中、颊舌向位置,即牙弓长度和宽度的调整及改善牙弓的形态。而整平指将不正常的或病理性代偿的上、下牙弓𬌗曲线变平,即通过前牙的压入或后牙的伸长,或两者共同的作用以改善异常𬌗曲线,解除锁结,打开咬合,使之利于下阶段治疗中牙齿及颌骨的重新定位及颌间咬合关系的调整。

由于在不同的个体间,牙及牙弓的形态有着明显的差异,因而在考虑这期的治疗目标时,还应考虑到个体牙与牙弓形态及大小的变异特征。只有保持及调整好该患者个体正常时的牙位及牙弓形态,才可以获得更稳定的结果。因此,应根据每一个体的具体情况来考虑其牙弓的治疗目标(包括拔牙、不拔牙或拔哪颗牙等),以达到牙的排齐及𬌗曲线的整平。

（一）排齐牙列

前已述及,多托槽固定矫治器中排齐牙齿的机械力源主要是钢丝的弹力。将设计好的个体标准弧形弓丝拴扎在与各牙冠粘连成一体的固定托槽上,借助于弧形弓丝的回弹力及附加一些牵引力,可以达到使错位牙移动入牙弓的目的。通常,大多数错位牙的牙根都比牙冠更接近其正常的位置。这是因为在替牙过程中,牙的错位大多是受到后天病因的影响而使牙冠偏离了正常萌出道的结果。因此,当需要排齐牙齿时,多数情况其根尖位置完全可能是正常的并不需要牙根移动,这就为第一阶段治疗中,通过牙冠的倾斜移动(唇舌或近远中移动)以达到牙齿排齐提供了理论根据。

1.装置的选择

以牙倾斜移动的理论为出发点,在这一阶段治疗中,对矫治装置(弓丝及托槽)的选择应当注意以下几方面的问题。

(1)弓丝的力量:用于第一阶段排齐牙齿治疗的弓丝应选用细而富于弹性的柔性弓丝,采用轻的、持续的力,产生有效的牙倾斜移动。应避免使用强力的弓丝。为利于牙齿沿弓丝滑动调整,对严重错位及扭转牙的牵引矫治,应做松结扎。对偏离牙弓较远错位的牙,第一次结扎不可将弓丝强迫拉入槽沟中。为防止牙受力过大,可采用分次加力逐渐就位的方法。推荐选用被动式自锁托槽、高弹性镍钛细圆丝及弹性结扎线结扎施力。

(2)弓丝的粗细:选择弓丝时,应使弓丝横径小于托槽沟的宽度,以便于弓丝能在托槽中自由地近远中滑动和适当的自由倾斜。在弓丝与托槽沟间至少需要 0.002 英寸(0.05 mm)的间隙,而 0.004 英寸(0.10 mm)间隙最为合适。例如,在方丝弓技术中,当使用 0.018″槽沟的托槽时,选用的弓丝粗径应为 0.016″,而用 0.014″最佳。如果用 0.022″规格的托槽时,弓丝应选择 0.018″直径者最为理想。

(3)弓丝的形态:最好使用圆丝,而不用长方形弓丝。此阶段特别应避免使用与托槽沟径密合一致的方形弓丝。因为此期的主要目的是移动牙冠的位置以达到排齐,而不是控根。市售的一些高弹性方丝弓,如 0.17″×0.25″镍钛方丝,虽然在使用说明中述及能在排齐牙齿时使用,但此阶段使用欠妥,因为如果控制不好,它将产生不必要的和不合意的牙根移动及前牙的过度唇倾,导致后牙支抗丧失。但初期排齐牙齿并不是绝对不用方丝,对于不拔牙及前牙整齐的病例,为了更早地获得对切牙倾斜度的控制,也可选用较细的弹性好的方形多股麻花丝或正方形镍钛丝(0.016″×0.016″)作为初始弓丝,以控制冠倾。

(4)托槽的选择:固定矫治器的托槽是将弓丝的矫治力传递到被矫治牙上的主要传力装置,它的不同大小、形态及宽度影响着托槽间的距离。当增加两承力点之间的距离(跨度)时,其钢丝的强度迅速减小,而弹性增加。因此,对宽的托槽而言,因相对减小了相邻两牙上托槽的间距(承力点间距离),这样将导致弓丝强度加大,而弹性减小,牙齿将承受不利的强力。此外,随着托槽宽度增加将增加弓丝与托槽间的接触面积,从而增加了滑动中的摩擦力而不利于牙移动。由此,仅从牙倾斜移动效果上看,横径小而槽沟宽的托槽最有利于牙的移动,并有利于弓丝发挥柔和的弹力。一般而言,单翼托槽横径窄,因而可提供较大的弓丝活动范围及点接触关系,有利于牙的倾斜移动。而双翼或三翼托槽横径较宽,需要通过弓丝性能的改良、弓丝粗细的选择,以及通过托槽间弓丝的曲增加弓丝在托槽间的长度等途径,以获得轻的持续矫治力。虽然常用双翼方丝弓托槽较宽、摩擦力增大,但其优点是对牙扭转的改正以及控制牙的整体移动十分有效。

目前,用于初期排齐牙齿的弓丝种类较多,如粗细不同的不锈钢丝、多股细丝、钛-镍合金丝、β-钛丝、钴铬合金丝、复合弓丝及光纤丝等。而常用的托槽类型主要以 0.022″规格及 0.018″规格槽沟为主。

2.常用排齐牙齿的方法

(1)用高弹性弧形弓丝排齐:现代方丝弓技术对牙列的排齐,主要通过唇侧弧形弓丝的回弹力实现。排齐过程中牙的移动主要是唇舌向、近远中的倾斜移动和改扭转,要求所产生的矫治力应柔和而持久。所以:①多首选弹性力大而刚度小的细圆丝弓,主要有成品钛镍合金丝弓、光纤玻璃丝弓和辫状细丝弓等,以提供柔和持久的作用力。②弧弓形态应与患者个体牙弓形态及颜面形态相近似,以利于逐渐达成稳定的个体𬌗。③矫治加力应由弱至强,逐渐增加。

临床中,当用弧形弓丝排齐拥挤牙列时,弹性弓丝的应力为向外扩张作用,由于旋转中心在根方,易导致前牙冠唇/颊向倾斜。对一些病例,会造成后期治疗调整的往返运动,对牙周不利,并加重第二阶段后牙支抗的负担。为防止排齐过程切牙过度唇倾失控及往返移动,为有利于拥挤切牙的调整,在采用细圆丝排齐牙列时,可考虑做"尖牙向后结扎"及设计末端后锁弯。即:①在尖牙托槽与磨牙颊面管间作8字结扎牵引;②将弓丝末端在颊面管远中处作末端回弯(镍钛丝末端需经退火处理后才能回弯),在引导尖牙远中移动的同时,控制前牙的唇向移动。这样后牙在排齐过程中虽然可能会有少量的前移,但减轻了第二阶段的支抗负担(图 3-1)。

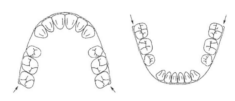

图 3-1　末端后锁弯

(2)用不锈钢丝弧弓排齐:如果采用刚度较硬的不锈钢丝作为此期治疗的弓丝,为获得牙间柔和的力值,可通过选用较细的弓丝及在弓丝上形成多曲来增大其弹性(图 3-2)。常用的弓丝曲有垂直开大曲、水平曲、T 形曲等。垂直曲适于水平及近远中方向的力调整。而水平曲及 T 形曲更兼有垂直向调整(适用于将高位牙/低位牙排入牙弓)的功能,但弯制更难。不锈钢丝的优点是价廉、易弯制成形,由于刚度更好,可用做拔牙后牙弓长度的维持、咬合打开、颌间牵引、局部开展间隙等,而且对弓形的保持、牙弓上局部牙的调整移动及支抗后牙的控制较好。所以,有的医师一开始就偏向于选用不锈钢丝弯制垂直开大曲排齐牙列。但不足之处为弓丝弯制较为费时,患者异物感较重,常刺激黏膜。

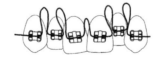

图 3-2　用带垂直开大曲的不锈钢弓丝排齐前牙

对错位严重的牙,弓丝不必一次入槽,可先用弹力线或拴扎丝定向牵引,然后逐步拴入托槽沟中。

同样,在使用不锈钢丝弧弓排齐时,为防止切牙过度唇倾失控及往返移动,在弧弓末端常设计颊面管前的 Ω 阻挡曲,并通过在 Ω 曲与颊面管间用细丝紧结扎,控制前牙的唇向移动并维持弓形及牙弓长度。

(3)尖牙牵张减压:多数前牙拥挤都表现出尖牙近中倾斜或低位,可通过先牵引尖牙向远中,即"牵张减压"的方法来排齐前牙。可设计整体牙弓、后牙片段弓或上、下颌对应牙弓作支抗,向远中牵引尖牙,或在尖牙间置螺旋簧施力。一旦尖牙向远中移动,前牙大多会自动松解排齐。

向远中牵引尖牙,并不都要在整体镍钛丝、不锈钢等全弓丝上使用"尖牙向后结扎"的方法。对一些切牙拥挤严重、牙松动、牙重叠甚至不能黏结托槽的患者,完全可考虑采用后牙片段弓+横腭弓作为支抗,先牵尖牙向远中"减压",待前牙拥挤及牙弓形态自动调整改善后,再上全弓继续下一步治疗。对一些支抗要求不高的患者,甚至也可在拔牙后暂不粘托槽,让前牙(多用于下切牙)在唇、舌肌等的作用下促使其一定程度的自动"漂移",待其调整(一般3~6个月)到一定程度后再行进一步矫治。

远中移动尖牙的方法,临床中最常用的有以下5种,原则上一定要选用较硬的主弓丝并注意加强后牙支抗的维持。

开大螺旋弹簧:用牙间开大螺旋弹簧推尖牙向远中。螺旋簧常设计为整体放置于两尖牙之间,或分段放置于中切牙与尖牙之间。如果采用后者,则应将中切牙作连续结扎,以防止中切牙外翻。弹簧长度以尖牙到位后切牙能排齐为度。将弹簧压缩后放置于需开拓的间隙之间固定,利用弹簧复原的力量持续推尖牙向远中移动。由于此方法力量柔和,有一定限度,并对后牙的作用力小,常可选作最大支抗的设计中应用。

颌内牵引:拔除第一前磨牙后,以后牙为支抗,采用橡皮圈、关闭螺簧、开大螺簧或关闭曲辅弓等进行颌内牵引,也是一种常用于移动尖牙向远中的方法。为了控制后牙前移,此时常需在后牙增加支抗设计,如将带环作在第二磨牙上及采用横腭杆、唇挡等。同时应在主弓丝的磨牙颊面管前设计 Ω 曲及后倾弯,以维持牙弓长度及防止磨牙前移。为利于尖牙远中移动,尖牙应做松结扎,尖牙的牵引钩,可用较粗的结扎丝作成小钩直接结扎于尖牙上,也可在尖牙前穿入活动式小钩。通常牵引力的大小应<100 g。颌内牵引的方法在需中等支抗的患者中应用较为理想。

片段弓:临床中对一些允许后牙部分前移的病例,也可用局部片段弓移动尖牙向远中。片段弓多用方丝弯制。常用的片段弓设计有 Burstone 的片段弓加预成鞭形弹簧或 T 形曲牵引、Gjessing 的钻石曲设计、关闭曲辅弓以及片段方丝弓关闭曲等。使用 Burstone 局部弓时,由于附加的鞭形弹簧已考虑了预应力的释放,故不必多次加力。而后两种片段弓设计,常需每次牵引片段弓向远中移动,以使关闭簧力能持续作用于尖牙上。为此,可采用在颊面管远中抽拉加力末端后锁弯的方法,或拴扎加力的方法,即在颊面管前方,距颊面管一定距离(以使能后移)设计牵引曲或焊拉钩,通过每次收紧牵引钩与颊面管间的拴扎丝,赋予关闭曲簧应力,或牵引其末端弯曲的方法,促使其尖牙远中移动。

弓丝曲加牵引:对尖牙轻度唇向低位的病例,主弓丝放入尖牙托槽将十分困难,可在尖牙近中设计水平垂直曲,缓解弓丝对尖牙的过大压力,同时辅以远中橡皮牵引或关闭曲牵引,逐渐让尖牙向远中就位。而对尖牙低𬌗错位较严重的患者,则不必立即在尖牙上放置弓丝,而应在弓丝尖牙区形成𬌗向的阶梯曲避开尖牙(但弓丝不应接触下牙咬合)。此时,主弓丝用于固位,先用橡皮牵引方法移尖牙向远中及向𬌗方,待尖牙移至适当位置后,再换镍钛弓丝直接拴入尖牙托槽中,继续做牵引移动,最后达到尖牙到位的目的。

J 钩:用口外支抗将 J 钩直接挂于尖牙托槽近中弓丝上,或挂在尖牙前滑动牵引钩上,使用较轻的口外力,做水平牵引,也可达到远中移动尖牙的效果。此方法多用于需最大支抗设计的患者。

3.扭转牙的矫治

对于扭转牙齿,方丝弓技术强调在治疗早期开拓间隙进行预备治疗及后期做适度的过矫治,因为：①扭转的存在使弓丝不能完全入槽，不能实现对牙位的精确控制。②扭转的存在使得间隙难以准确关闭，影响建立良好的磨牙关系。③早期矫治扭转和适度地过矫治有利于稳定。

间隙充足是扭转牙排齐入牙弓的先决条件。通常，前牙的改扭转需要间隙，而后牙扭转改正后可获得间隙，只有当牙弓上开拓出足够间隙后，错位及扭转牙才能顺利矫治入牙弓正常位置，因此，局部开展出足够的间隙，应是错位及扭转牙改正的先决条件。

矫治牙齿的扭转可以用以下方法。

(1)利用托槽翼结扎施力：方丝托槽多设计为双翼，横径较宽，因而最有利于扭转的改正。也可选用带侧翼的托槽(Lewis、Alexander托槽等)。轻微的扭转可以直接结扎弓丝入槽，较严重的可以用加旋转垫辅助矫治。

(2)利用弓丝曲力：在弓丝上弯制曲，如水平方向的刺刀样曲、垂直曲，然后用弹力线(橡胶圈)结扎施力。

(3)利用辅助弹簧：可选用一些辅助弹簧，如改旋转簧、T形簧、镍钛高弹辅丝等插入托槽孔改正扭转牙。此时主弓丝应为硬丝，以维持弓形。

(4)利用交互牵引：在扭转牙舌侧粘舌钮、拉钩、附环及附夹等，通过相对的牵引形成力偶来转正牙齿。严重扭转的牙应制作个别带环固位，应注意此牵引必须在较粗的硬不锈钢主弓丝(0.016″以上)上进行，一般应在扭转牙的近远中邻牙部位弯制阻挡曲，以防止牙弓的变形和维持所需间隙。牵引时力量应轻柔适度，以牙不松动为佳。如果有松动，应检查有无咬合创伤并及时进行调磨、升高咬合等处置。对扭转牙的矫治，有经验的医师多提倡"过矫治"，并应在后期"延长保持期时间"以防复发。

(二)整平𬌗曲线

前牙深覆𬌗、深覆盖及过陡的纵𬌗曲线是Ⅱ类错𬌗的常规表现。整平牙弓𬌗曲线的目的是：①去除治疗中的咬合障碍。②改善及矫治垂直向的错𬌗畸形。③为方丝顺利入槽，调整颌间咬合关系创造条件。𬌗曲线异常的矫治常需要贯穿整个治疗过程，是方丝弓矫治技术中难度较大的问题。以下仅以Ⅱ类深覆𬌗患者牙弓异常𬌗曲线的改正，讨论整平问题。

牙弓整平的原则：①不同的畸形机制、不同的生长型及发育阶段应采取不同的方法。②在压低前牙时要使用持续的轻力，应在骨松质界限内，应防止前牙冠过度唇倾，避免根尖更靠近舌侧骨板而使压入受阻。③严重深覆𬌗的整平应贯穿矫治过程的始终。④一般而言，整平应在牙齿排齐后进行，以利于弓丝入槽施力。

整平的方法：需要根据其机制及患者生长发育的阶段而定。对于前段牙-牙槽过长，下颌平面角较大而生长发育已基本停止的深覆𬌗患者，整平应以压低前牙为主；而对于后段牙-牙槽过低造成或下颌平面角较小的深覆𬌗病例，则要用升高后牙的方法。甚至有时采用下切牙微唇倾代偿的方法。因此，在深覆𬌗病例的"整平"治疗中，正确判断深覆𬌗机制及口唇形貌改善的需要，才能选择不同的治疗方法，即采用将切牙压入，还是让后牙伸长，或者两者同时进行的方法以达到矫治目标。

1.通过后牙伸长(切牙相对压入)整平牙弓曲线的方法

(1)摇椅弓：对大多数患者来讲，要使后牙伸长，最常用的方法是在上颌弓丝上形成一个过度弯曲的补偿曲线，而将下颌弓丝形成反向的Spee曲线。由于牙的垂直移动需要一定的力，因而所用的弓丝应有一定的硬度，才能达到后牙伸长改正𬌗曲线的目的。而弓丝的硬度又与弓丝的直径有关，并涉及托槽类型。

对 edgewise 技术而言,如果用 0.018″规格托槽,最初应选 0.014″镍钛丝或 0.014″带曲不锈钢丝,首先进行牙齿的排齐,此时为了同时进行牙弓殆曲线的平整,可将上述弓丝的上颌弓丝形成过大的补偿曲线,下颌弓丝弯曲成反向的 Spee 曲形(又称摇椅形弓),拴入牙弓。第二步再换用 0.016″硬不锈钢丝,作成同样的弧形拴入牙弓。通常,当硬不锈钢丝拴入后才能满意地完成牙弓殆曲线的平整。

如果选用 0.022″规格的 edgewise 托槽,可首选 0.017 5″双股细丝或 0.016″镍钛合金丝先进行牙齿的初步排齐,继而再用 0.016″的硬不锈钢丝作成反向或过度的弯曲,拴入托槽沟内改善牙弓曲线,最后再用0.018″的硬不锈钢丝完成牙弓殆曲线的基本排平。临床上,0.018″的弓丝基本上都能达到殆曲线最后基本平整的目标。很少再需要 0.020″的弓丝。

(2)颌间牵引:对一些非拔牙治疗的患者,有时可选择较粗硬的弓丝(但因粗的弓丝常难以放入0.018″规格的槽沟内,因此最好选用 0.022″规格的托槽)。此外,可在切牙区加一个殆平面板,后牙区采用颌间垂直牵引或Ⅲ类(使下磨牙增长)、Ⅱ类(使上磨牙增长)颌间牵引的方法。也可考虑采用口外弓低位牵引的方法,以达到升高上颌后牙的目的。但应特别注意,临床升高后牙的方法,在长面型或下颌平面角大的病例中应慎用,以避免造成面型更长的不良后果。

2.通过压入切牙平整牙弓曲线的方法

(1)连续长臂弓:用连续长臂弓绕开侧方牙(包括前磨牙及尖牙)直接压低切牙,此方法对恒牙列早期中,仍有生长潜力,特别是青春发育高峰期前患者的切牙压入最有效。弓丝作用的机械原理是磨牙竖直,磨牙远中倾斜,同时,将切牙压入。最常用的有 2×4 技术及 Ricketts 设计的桥形多用途唇弓。在edgewise技术中,由 Ricketts 设计的桥形多用途唇弓是一种长臂弓,多采用细的正方形丝,作成桥形弯曲,绕开侧方牙列,在磨牙与侧切牙间,通过颊面管前弓丝的后倾弯,直接作用于切牙使咬合打开。同时,在方丝的切牙区做轻微的冠舌向转矩,使切牙根向唇侧转矩移动,则可防止切牙在压入时的唇向倾斜。此外,该弓丝还可设计通过向远中收紧弓丝的末端牵引切牙向舌侧等,具有多种作用。国内常将其称为"多用弓"。

应当注意:长臂弓对切牙的压入力量,一定要保持轻的持续力。为此,弓丝直径的选择,不应粗于0.016″。Ricketts 推荐使用的弓丝系一种较柔软的 0.016″×0.016″钴铬合金正方形丝。该丝极易弯曲成形,成形后稍经加热处理即变硬。这种丝可以防止磨牙受到过大的力量,同时也可在切牙部做转矩弯曲。此外,加力时可不必拆下弓丝,直接用长鼻钳或日月钳在弓丝上加力即可。

长臂弓在使用中也存在两大缺点:①后部支抗力只作用于第一磨牙,此时磨牙伸出力约为切牙压入力的 4 倍,常可导致磨牙伸长及远中倾斜,这对短面型病例(肌张力强)及对尚有生长潜力的年轻个体并无大的问题,但对生长已停滞,下颌平面角大的平均面型或长面型患者,磨牙伸长后随之而来的下颌下后旋转,对矫治后面型的美学效果是很不利的。此外,磨牙一旦后倾也将减小切牙的压入力量。因此,为抵抗弓丝对磨牙的反作用力,临床上常应采用一些加强磨牙支抗的辅助方法,例如,在上磨牙上附加口外弓作高位牵引,将第二前磨牙和第一、第二磨牙分段用局部方丝连续结扎在一起,增加第一磨牙支抗的稳定性,以及在上颌腭部设计腭杠、腭托等。②长臂弓设计均对切牙产生唇向倾斜力量(即使采用桥形多用弓在切牙段设计了转矩,也难完全避免),特别是对于一些需拔牙矫治上切牙前突的病例,这种唇倾力不仅对向后关闭拔牙间隙不利,而且切牙的唇倾移动改变了弓丝的力点,将对磨牙产生更大的不利支抗力,造成磨牙前移,导致拔牙间隙丧失、矫治失败。为了有效地控制前牙唇倾,目前临床上还常采用下述辅弓设计的方法,以减小导致切牙唇倾的分力。

(2)辅弓法:局部弓加辅弓法,为了控制切牙的力点及稳定后部支抗,Cetlin 设计了一种双弓丝,即在切牙段用 0.018″×0.025″的不锈钢方丝做成阶梯形避开侧切牙,仅固定于中切牙上,并在局部丝两端约在侧切牙远中位置形成小圈。此为前牙区的片段弓。同时用另一根 0.018″的整体不锈钢圆丝形成过度弯曲的弧形放入颊面管内,使弓丝前部达龈黏膜转折部,然后将该丝压下,与片段弓的小圈拴扎。由于片段弓的小圈位于上颌中切牙阻力中心后方,将会产生一定的负转矩,故在压入切牙的同时,对矫治唇向倾斜的中切牙有一定的转矩效果。

此外,Burstone 设计了一种局部弓加辅弓的方法,以达到有效的切牙压入移动并避免切牙的唇向倾斜。此方法需要在第一磨牙颊面管龈方增加一个辅助方颊面管,首先根据需要在已排齐的后牙(包括第二前磨牙、第一磨牙及第二磨牙)托槽沟内放入一段与槽沟尺寸相同的方丝,将后段牙齿连成一个稳定的整体并连续结扎紧。同时,用 0.9 mm 直径的不锈钢丝弯制成腭弓或舌弓,连接左、右后段牙弓,进一步稳定了后牙弓,以抵抗不合适的设计及其不良移动。

为了压入切牙,Burstone 建议使用设计有圈簧的 0.018″×0.025″不锈钢方丝或 0.019″×0.025″β-钛丝制作辅弓。辅弓的后端放入第一磨牙上的辅助方颊面管内,并调节辅弓角度,使其能对切牙产生轻力(约每颗牙 0.15 N),然后将辅弓前段牵至切牙托槽龈侧位置(不进入托槽沟),与切牙间的局部弓丝直接结扎拴连。采用此种局部弓的设计,后牙区局部弓及舌弓获得的磨牙区支持力,即磨牙的伸出及后倾力与切牙的压入力量可基本平衡,并且对切牙将产生一个舌向力矩,以对抗其唇倾。

整体弧弓加辅弓法:在实践中另一种常用的方法为在前述加大弓丝弧曲的全弓丝拴入打开咬合的基础上仿 Burstone 的设计,也增加一根用 0.018″硬不锈钢丝弯制的辅弓,将辅弓后段插入磨牙颊面管龈方的辅弓管中,形成适度的后倾弯(以前臂达龈黏膜转折沟为度),压下辅弓前段,在切牙间及尖牙远中部与主弓丝拴扎(注意,不是拴扎入托槽中而是拴扎于托槽翼龈侧)。这样既可加大主弓丝前部的压入力量,达到打开咬合的目的,又可以一定程度地防止切牙唇倾。使用此型辅弓时,由于辅弓后段力量主要作用于第一磨牙,故应同样常规考虑加强磨牙支抗设计以保持磨牙的稳定。

活动式辅弓:该法是在主弓丝打开咬合的基础上所设计的一种可摘式辅弓装置。辅弓可由患者自己戴用,在进食或清洁时卸下。其制作方法为选用直径为 1.0 mm、长约 30 cm 的不锈钢丝,首先按患者上颌牙弓形态弯制成相应弧形弓,然后在其两侧第一磨牙远中位置(约距中点5 cm)向下各形成颈间垂直方向的弹簧圈,将弹簧圈游离端反折向前,再沿下颌牙弓弯成相应下弧形弓。为了使辅弓能固位并施力于切牙部,在辅弓的上弓丝段相当于双侧中切牙与侧切牙间位置,用铜丝(直径为 0.8~0.9 mm)各焊一小钩,钩端先指向牙面再向上弯曲,以便插入就位于上颌主弓丝上。在辅弓下部游离末端约在两侧下中切牙与侧切牙间部位,各向牙面方向弯曲形成挂钩。通过调节双侧弹簧圈的臂角,可控制力的大小。使用时,将辅弓上弓丝段的小铜钩插入上颌中切牙与侧切牙间主弓丝上,然后再将辅弓双侧下段的挂钩压挂于下颌侧切牙近中的主弓丝上,即可起到同时压低上颌及下颌切牙的作用。该辅弓取摘方便,容易清洗,缺点是不易控制平衡且对颊黏膜有一定刺激。

(3)水平曲或阶梯曲压低切牙:对一些上颌反补偿曲线或下颌 Spee 曲线过大的患者,为达到持续轻力压低切牙的目的,可在双侧尖牙近中(伴拥挤时)或远中(需同时压低尖牙时)设计水平曲,常用弓丝直径为 0.014″或 0.016″的硬不锈钢丝。在进行水平曲弯制时,应注意使水平曲方向朝向远中,才能发挥有效的压入效果。此外,也可设计切牙区的阶梯形弯曲或靴形弯曲压低切牙,但阶梯不宜过大,以 1~2 mm 为度。此法也适用于个别后牙垂直向位置的调整及后期咬合打开的过度矫治。

(4)口外弓(J钩):利用口外牵引力辅助压低切牙,可以既不影响后牙支抗,又能将切牙压入。其方法是使用 J 钩装置。J 钩可以用直径为 1.2 mm 的不锈钢圆丝自行弯制,也有市售成品。其用途较多,如牵引尖牙、前牙、牙弓、颌骨向远中等。在用于压低切牙时,将其末端钩挂于切牙段弓丝上(一般放在尖牙近中钩前或侧切牙近中),利用头帽高位牵引(上切牙压入)或颈带低位牵引(下切牙压入),可以产生切牙压入的效果。在使用 J 钩中应注意的是力的方向和大小,以避免不必要的牙移动和创伤。

3.牙弓形态的调整

不同患者的牙弓有可能是尖形、方形、狭窄、不对称等,由于长期代偿性适应,特别是成年人,上、下牙弓形态可在错位的形态上形成磨耗及咬合平衡。因此,为了达到下一阶段牙矢状关系的调整,必须为重新建立正常的、协调的牙弓形态作好准备。但临床操作上,牙弓形态的调整治疗一般不需专门进行,除前述的严重上颌狭窄患者在第一阶段治疗中使用扩弓装置外,通常只需在排齐牙齿及排平牙弓殆曲线的治疗中进行。每次均严格注意上下弓丝形态个体标准化及上、下牙弓协调就行,借助弓丝的弹性回复力,可逐步达到上、下牙弓形态调整。

4.排齐、整平过程中的几个临床问题

(1)复诊处置:固定装置戴入后,一般应观察 1 周。复诊时注意检查有无弓丝滑动及末端刺伤,结扎丝或弓丝对黏膜割伤、溃疡、过敏等,并及时对因处置或采用保护蜡、胶导管等;应注意了解有无牙疼痛、牙松动、牙倾斜伸长等,及时给予托槽位置、弓丝力量的调整;应注意口腔卫生,检查刷牙方法、牙龈健康;应督促患者遵医嘱复诊,一般每月一次;对托槽难就位患者,必要可辅以咬合垫,或先避开咬合异位黏结,而通过弓丝形成阶梯调整,或延后黏结。

(2)埋伏阻生牙:排齐整平治疗中最常见到的埋伏阻生牙是尖牙和中切牙。对于阻生的牙齿,首先由 X 线或 CT 确定位置和萌长方向。能牵引助萌者,应首先开拓出足够的间隙后,再进行翻瓣暴露。一般应在排齐整平后才进行,并应十分注意加强主弓丝的固位力及设计阻挡曲维持间隙,尽量减小牵引中邻牙的受力变位。通常对唇侧埋伏阻生前牙采用翻瓣隧道式牵引比直接切开暴露牙冠的牵引对附着龈的保持更有利。若埋伏阻生牙有局部粘连,牵引效果不佳,则必须在局部轻轻松解后才能牵引到位。

(3)上中切牙间隙:中切牙间隙多由多生牙或唇系带粗壮、附着过高引起。多生牙一般应尽早拔除。基于上唇系带可随牙槽生长而向上提升退移,过早进行上唇系带修整,术后其瘢痕反而阻碍上中切牙闭合。故唇系带异常者,应先在牙弓排齐整平、关闭中缝后,或矫治开始时,行唇系带切除术并切断中缝处的纤维,立即矫治,以免复发。

(4)后牙正锁殆:单个磨牙锁殆,一般应在排齐整平前尽早矫治,并且应注意去除阻碍锁殆牙回位的阻力。常用方法为拔去阻碍的邻牙(如阻生第三磨牙),以及先使锁殆牙脱离锁结。然后,在上、下颌锁殆牙间进行交互牵引(根据情况可同时辅以 Ⅱ、Ⅲ 类牵引)。为此,成人患者常需同时用殆垫或平面导板抬高咬合,使锁殆牙在矫治过程中脱离接触(也可在磨牙殆面加塑增高)。青少年患者一般可不用殆垫或平导;多数后牙锁殆,可在扩/缩牙弓的同时,采用单个逐一移动锁殆牙,或辅以"骨皮质切开术"的方法解决。此外,锁殆牙矫治过程中,常应用弓丝或种植钉压低接触牙,使其脱离接触,也可适当调磨未磨耗的功能尖,但应注意最后的调殆,一般应在牙列基本矫治后时再考虑,以免牙尖过多的调磨而有损功能。

综上可见,排齐牙齿,改善牙弓形态,使咬合曲线平直是本阶段的治疗目的。牙排齐整平后,每个牙冠都基本上位于牙弓内的正确位置,托槽沟基本平行,咬合平面基本平整,无颌间移动干扰。此时,即可将4个上切牙及4个下切牙,分别用结扎丝8字连续法扎紧,进入下一矫治阶段。但不同的患者,牙颌畸形的程度有很大差异,对一些患者仅需单一的最初弓丝就能达到排齐和排平,甚至达到满意的治疗目的而结束治疗。而对另一些患者,仅排齐牙齿就需要数月时间,而排平牙弓 验曲线还需要更长的时间。但作为治疗的原则,重要的是一定要达到牙齿基本排齐及 验曲线基本整平后,才能转入下一阶段治疗。

三、第三阶段:调整中线、关闭拔牙间隙和矫治磨牙关系

当治疗第三阶段开始时,牙齿已经排列整齐,牙弓上过大或反向的 验曲线也得到基本矫治。此时治疗的目的,是矫治磨牙的咬合关系及前牙的中线关系,并在调整前、后牙关系的同时,关闭牙弓上的间隙(剩余间隙或拔牙间隙),并使软组织侧貌得到改善。这一阶段的关键是通过正确的支抗设计,控制牙齿前、后、左、右的牙移动比例及牙移动后的最佳位置。

(1)就支抗控制来分,临床上可采用一步法或两步法。①一步法:前牙(含切牙及尖牙)排齐后,整体后移,一步到位关闭剩余间隙。②两步法:先移动尖牙向远中到位后,再整体后移切牙,二步到位关闭剩余间隙。

(2)就移动技术来分,可根据患者的条件,采用滑动法或关闭曲法。①滑动法:利用弓丝在托槽间的滑动(减轻摩擦力),用橡胶圈弹性力牵引关闭间隙。②关闭曲法:利用弓丝与托槽紧结扎(增大摩擦力),用弓丝垂直关闭曲的回弹力,关闭间隙。

(一)中线的矫治

中线的矫治是正畸治疗中较普遍的问题。因为这将涉及颜面的美学效果,并影响牙列咬合关系的稳定。中线关系的矫治时机应抓紧在治疗一开始即进行,在排齐牙列时,就应充分考虑中线的矫治。因为此时将中线矫治比较容易,特别是对称拔牙的患者,由于前牙列两侧均有间隙,可以利用这些间隙进行调整,如果拖延至拔牙间隙已经关闭,再矫治中线就十分困难了。

造成中线偏移的原因可以是牙性的,如替牙障碍、失牙、牙弓差异、咀嚼习惯,以及第一期排齐牙齿过程中用力不均衡等;也可以是骨性的,由于发育障碍、外伤等所致。对于骨性中线不正的患者,采用正畸方法治疗是有限的,常常需要配合外科正畸进行矫治。

在方丝弓矫治技术中,中线的改正多采用滑动法技术,除可以采用交叉橡皮圈牵引方法外,也可采用以下方法。

1.颌内非对称力法

对上颌中线的矫治,是正畸中特别重要的问题,这是因为上颌中线比下颌对美容的影响更明显。此时,可在增加上颌后牙支抗的基础上,在牙弓左右侧施以不同的力量,一侧用向前的推力(如用打开曲或开大螺簧等),另一侧用向后的拉力(关闭曲、关闭螺簧、橡皮牵引等),控制前牙的左右滑动,以调整中线关系。

2.颌间非平衡力牵引法

用不平衡的Ⅱ类或Ⅲ类力牵引,以调整中线关系,通常是在双侧牵引的同时,在单侧施以更大的力,这比仅在一侧进行牵引而另一侧不牵引的效果更好。但如果是一侧后牙已完全矫治,而另一侧还有间隙未矫治的患者,则完全可以采用单侧的橡皮牵引方法,但正常侧一般应有颌间垂直牵引固位。

3.单颌固定牵引法

对上颌中线正常,下颌中线不正的患者,可以在上颌用较粗的方丝弓紧结扎固定牙弓,下颌则选用较细的圆丝弓(以利于牙滑动),然后采用适当的颌间斜行牵引,通过下前牙的单侧滑动,改正下中线。

4.颌弓形态调整法

很多下颌中线不正的患者是因为牙弓形态不对称,单侧狭窄或侧方牙的倾斜所致。此时,应根据颌弓的形态,及时调整相应部位的弓丝。如是狭窄,则将该区弓丝微扩张,利用弓丝的弹力逐渐恢复其牙弓的正常形态,从而达到上、下牙弓协调、对称。对一些较严重的患者,如单侧锁𬌗,必要时还应以上、下颌间交互支抗做唇舌向交叉牵引,以改正之。当颌弓形态协调后,通常中线也随之矫治。临床上,中线的矫治,常常不是一次即成。在临床中重要的是应随时注意中线的情况,在第二阶段排齐前牙的同时,及时调整中线关系,为第三期的治疗减少许多麻烦。

(二)关闭拔牙间隙

关闭拔牙间隙,实际上从治疗的第一阶段排齐牙齿时就开始进行。第二、第三阶段切牙中线的矫治过程,事实上也是关闭间隙的牙移动过程。因此,要获得最终合意的间隙关闭结果,从治疗一开始就应在切牙及中线关系的改正中,控制拔牙间隙两侧牙的相对移动量,要做到此点关键是支抗的设计。

Stoner 根据拔牙后允许后牙前移的量,将支抗分为 3 类,即最小支抗、中度支抗及最大支抗。在方丝弓矫治技术中,临床常用的支抗方法及弓丝设计如下。

1.最小支抗的间隙关闭方法

最小支抗要求在间隙的关闭中允许后牙前移量超过间隙的 1/2 以上,即磨牙的前移量可超过前牙的后退量。由于临床中,更多的情况是控制后牙的前移,因而要实现允许后牙较多前移的最小支抗比较容易。一般仅在弓丝拔牙隙段上做一些简单的"Λ"形弯曲等设计,以控制磨牙做整体移动即可。但是要控制切牙的最小量后移,如临床上切牙冠舌倾的患者却比较复杂。

在方丝弓矫治技术中,控制前牙最小量后移的方法一般有以下 5 种。

(1)尽可能将更多的侧方牙归并入牙弓前段支抗中连成一个整体,以增大前牙区的支抗牙单位量。为此,常根据情况尽可能拔除牙弓后份的牙,如第二前磨牙、第一磨牙,使拔牙间隙后移,从而为增大牙弓前段支抗单位创造有利的条件。

(2)选择与槽沟尺寸相当的方丝,并在方丝弓的切牙段形成冠唇向转矩,使其保持切牙冠的唇倾斜位,同时将后段方丝用砂纸磨圆、细,这样,在牵引切牙竖直的过程中,增加了前牙的稳定性,并且减小了后牙弓丝与槽沟间的摩擦力,从而为后牙更大的相对前移创造了条件。

(3)逐一移动法即以前方牙列为整体支抗,每次单一移动一颗后牙向前。例如,拔除第一前磨牙后,将 6 颗前牙连接在一起,先单独移动第二前磨牙,继而将到位的前磨牙与前牙连接在一起,以 8 颗牙为支抗单位,再单独移动第一磨牙等。

(4)制动辅弓:在前牙区设计辅弓拴扎固定,加强前牙转矩力,以控制前牙冠舌倾或后移。

(5)使用口外力,如采用面框,并设计前牵引钩,牵引移动后牙向前,从而能获得尽可能不影响前牙位置的后牙向前移动。此法多用于一些先天性失牙或非正畸拔牙的患者,但此种方法,需戴用面框,而且应尽可能全天戴用,同时对牵引力的要求也较严格,因而在学龄期少年中常难接受,故比较少用。

2.中度支抗的间隙关闭方法

多数正畸患者都可归入中度支抗的类型,即在拔牙间隙的关闭中,前牙后退与后牙前移的比率为1∶1或3∶2,也就是仅允许磨牙前移占去 1/3～1/2 的间隙量。在方丝弓矫治技术中,要控制中度支抗的前牙移动及关闭拔牙间隙,主要通过由方丝弓弯制的关闭曲及调整后牙的支抗单位来实现。

(1)关闭曲法:关闭曲的设计是多种多样的,曲的力量又与弓丝的粗细、曲高、曲间距,以及托槽间距等因素密切相关。但临床上,关闭曲的设计,主要应考虑到以下3个要求:①曲形简单易制,对患者刺激小。②能自动控制力的限度,即当患者不能按期复诊时,此力在间隙关闭到一定限度即停止,保持每月约 1 mm 的牙移动,以防止难以挽回的非理想移动。③不仅能使牙冠移动,也能产生牙根移动(控根移动)。

根据上述条件,临床上常选用以下 3 种垂直形关闭曲,用以实现 edgewise 技术中中度支抗关闭拔牙间隙。关闭曲可用圆丝弯制,但更多用方丝弯制,以便控制转矩及加大被移动牙段与弓丝间的摩擦力。

匙形曲:常用 0.016″×0.022″或 0.019″×0.025″的不锈钢方丝弯制,前者用于 0.018″规格的托槽,后者用于 0.022″规格的托槽。该曲具有合适的硬度,利于转矩,曲高 7 mm(下颌为 6 mm),由于曲顶为椭圆形匙孔状,其实际曲长可达 10～12 mm。曲脚密贴,力量柔和,并有利于调节及力的自控。

泪点曲:同样应选用与托槽沟宽相应的不锈钢方丝弯制,曲高 7 mm(下颌为 6 mm),曲顶至曲底呈一泪点形,底部密贴。此曲弯制较匙形曲容易,但力量不如匙形曲柔和。应充分注意:①当采用弓丝末端向后牵拉回弯的方法调控关闭曲,或用弓丝牵引钩向后端结扎的方法调控关闭曲时,在上述 2 类垂直曲的曲底部,通常应形成每边 15°～20°的“∧”形弯曲,以产生控根的整体移动力。②在设计曲时,曲应放置于预计间隙关闭后的牙冠间中心位置,而不是现在间隙的中心位置。例如,在拔除第一前磨牙的情况下,曲应放于尖牙远中边缘部位置(距尖牙中轴 5 mm 左右)。③每次加力的方法为夹持磨牙颊面管远中的弓丝末端向远中牵引,如果后段方丝与托槽间摩擦力太大,可用细砂纸微将后段方丝磨圆、细,以利于牵引。④每次使曲打开后,应将各牙拴扎紧固定,使其摩擦力加大不滑动,以利于曲力回复时带动牙列关闭移动。通常,利用以上关闭曲的力量,每次打开曲 1 mm,可以顺利完成中度支抗关闭间隙牙移动。

T 形曲:曲高 6～7 mm,水平臂长约 11 mm,垂直臂间应密接,施力时打开。常用于尖牙近/远中及磨牙前移间隙的关闭,也可用片段弓技术中间隙的关闭。T 形曲由于附加了水平曲,不仅可以近远中关闭间隙,而且可以进行牙移动中垂直方向的控制(压入、伸出)等。

临床上常用的关闭曲,还有各种设计,如 Bull 曲、垂直关闭曲、三角状关闭曲等,也多运用于不同的患者中。

(2)除设计出良好的关闭曲并严格控制加力大小外,为了实现中度支抗的间隙关闭,临床中常需要采用改变前后牙支抗单位的技术方法,以控制后牙的过量前移。此时拔牙间隙的关闭常分两步进行。

第一步,牵引尖牙向远中:采用 0.016″的不锈钢硬圆丝,并在弓丝的磨牙颊面管近中处设计阻挡曲阻止磨牙前移,同时用橡皮筋、螺旋弹簧、J 钩等牵引尖牙向远中滑动到位。

第二步,用关闭曲及牵引关闭间隙:当尖牙后移到位后,继而将后移的尖牙与后面的牙连成一个支抗单位,再换用适当的方丝,如前述在侧切牙远中设计匙形曲或泪点曲,利用关闭曲的力量(必要时加颌间牵引)内收 4 颗切牙,关闭间隙。

分两步进行间隙关闭,通常可以达到 3∶2 的前后牙移动量,尽管治疗时间延长,但方法简单,效果稳定。在国内目前多使用 0.022″规格的方丝弓托槽,所以,先用 0.016″圆丝设计移动尖牙到位,然后再换 0.019″×0.025″方丝关闭切牙远中间隙是目前临床中最常应用的方法。

一步法:在中度支抗的间隙关闭中,当拔除第一前磨牙并排齐前牙后,临床上也可不用先移动尖牙,而采用直接完成拔牙间隙的关闭,但此时必须加强后牙支抗。例如 Burstone 的局部弓技术,方法为首先分别将前牙及左、右后牙分段拴结,合并成单一部分,并用腭杠将左、右后牙稳定地相连在一起以加强后牙支抗,然后在前牙段与后牙段之间用 0.018″β-钛丝弯制的 T 形收缩弹簧关闭拔牙间隙。弹簧的一个臂垂直地插入尖牙托槽管中,另一臂与 0.017″×0.025″的 β-钛丝焊接在一起,并将此段弓丝放入磨牙辅助管中固定。通过牵引磨牙辅助管后方的弓丝末段张开收缩簧,可以起到收回前牙段并关闭拔牙间隙的效果。此法的缺点是自动控制力较差,由于前后段无固定连接,如果患者一旦发生单侧弹簧破坏,复诊又不准时,将造成难以挽回的结果,因此,在运用此技术时,必须缩短观察周期以避免发生意外。

3.最大支抗的间隙关闭方法

最大支抗的间隙关闭,意味着前牙后退与后牙前移间的比率为(2～4)∶1,即后牙前移量最大不能超过拔牙间隙的 1/3。这对一些前牙特别拥挤及严重超𬌗的患者特别重要,否则难以达到满意的治疗效果。

最大支抗设计的临床方法,在 edgewise 技术中有很多发展,常用的方法有以下 4 种。

(1)在磨牙区增加舌弓、腭杠等装置:可以将前牙后缩与后牙前移的比率改变为 2∶1。舌弓一般用 0.9～1.0 mm 的不锈钢圆丝弯制,一般将其焊接在磨牙带环的舌侧,或采用活动式插入舌管固定。Burstone 将舌弓改良为由后方水平插入的设计,以便于插取及调整。由于下舌弓是从磨牙管的远中而不是近中插入,并且应使下舌弓位于下切牙的舌隆突位置,避免影响切牙的后退。Ricketts 改良了 Nance 腭托,将其由后向前弯曲后焊入磨牙带环舌侧近中部,以控制磨牙的旋转。通常,上颌支抗装置的弓丝应质硬、稳定。除非必要时,一般不主张在腭弓上制作扩大曲。舌弓、腭弓及腭托应根据患者的支抗要求在治疗的第一、第二阶段中使用,但拔牙间隙关闭后,在第三阶段治疗时应及时去除,以免影响其最终咬合位置的调整。

(2)尖牙、切牙分步后移:此法通常应在采用舌弓、舌杠、腭托的基础上,采用两步法,先将尖牙后移到位,然后将前后牙段各分别拴连成单一部分,再用关闭曲关闭间隙。此时可产生 3∶1 的缩回比率。前已述及尖牙后移的方法很多,如橡皮圈或橡皮链牵引、弹性线结扎、螺旋弹簧、J 钩牵引等向远中推移,一般临床中尖牙远中移动的理想力为 70～110 g,即可获得较好的尖牙移动。

Ricketts 在其生物渐进矫治技术中,用 0.016″×0.016″方丝,设计了一种尖牙无摩擦后移的弹簧片段弓,也是一种移动尖牙的好方法。此法一般结合桥形多用途唇弓压低并在后移切牙的同时将尖牙后移,可控制磨牙前移量在 1/4 以内。但此种技术需在磨牙上附辅助管,缺点是力的自动控制差,因此必须严密注意患者的定期检查调整。

此外,采用 J 钩先单独作用于尖牙,移动尖牙向远中,由于不涉及口内其他牙的牵引,故能得到最大支抗的尖牙移动效果,因此,口外力支抗是比较好的一种方法。但力量不能太大,以免造成牙周膜组织坏死、粘连,反而使牙不移动。

(3)口外力加强后牙支抗:设计上颌口外唇弓、J 钩等以加强后牙支抗或直接移动前牙向远中。此法可将前牙后移与后牙前移比率增加为 3∶1 或 4∶1。

对上颌后段使用口外力支抗是临床中最有效的一种明显而直接的加强支抗设计,也可以对下颌磨牙采用口外力,但对下颌一般更实际的加强支抗方法是对上颌磨牙用口外力,下颌弓丝作预备支抗弯曲(第二系列弯曲),同时用Ⅲ类橡皮圈牵引达到加强下颌支抗的目的。

用口外唇弓加颌间橡皮圈牵引的方法始于Tweed。他在双颌前突的治疗中,最初用口外弓及完整的上颌牙弓作为支抗,先用Ⅲ类牵引后退下前牙。而上前磨牙的拔除仅是在下切牙已经完全后移完成之后。最后以Ⅱ类牵引及上磨牙向后倾的预备支抗来关闭上牙间隙。但如前所述,颌间牵引的指征仅为后牙有生长潜力的患者,否则将造成不必要的下颌后旋,这一点必须注意。

口外支抗的方向决定着其对磨牙的施力方向,因此,在设计中必须严格按照生物力学及矫治器的原则进行。口外支抗的最大缺点是患者有不适感,并在很大程度上取决于患者的合作,因此尽管方法有效,其应用范围是有限的。

(4)骨支抗:采用骨板或种植钉作为抗基的支抗方法,可获得最大的支抗效果,甚至有人称之为"绝对支抗"。特别是微种植钉支抗方法,由于方法简单,效果稳定,可克服口外支抗不适感,依从性小,现已广泛应用于临床中。

(三)矫治磨牙关系

临床上矫治磨牙关系的主要方法有3种:①早期利用矫形力(口外支抗)促进或抑制颌骨的差异性生长。②利用拔牙间隙进行前后牙的移动以调整咬合。③Ⅱ类或Ⅲ类牵引,使牙及牙槽相对移动,从而达到磨牙的Ⅰ类关系。

1.利用口外矫形力促进颌骨的特异性生长

口外矫形力可影响早期颌骨的生长。青春发育期患者,由于尚有部分生长潜力,如能及时采用口外矫形力,多可收到较好的治疗效果。但使用此法时,对于男性与女性青春发育期时间的明显差异必须做到心中有数。通常,男性少年的青春期靠后,骨骼成熟期更慢,男女一般相差2岁左右,即13岁的女孩平均约与15岁的男孩发育阶段相同。因此,对女孩而言,15岁时要从生长引导来改变颌骨及磨牙关系,已难实现。一般来说,临床中,使用口外力的理想年龄是12~14岁的男孩(当然还应结合身高、手骨片、性征等资料),而女性患者的矫形应在此之前抓紧时机进行。

此外,还应充分了解上颌及下颌骨的发育过程有一定差异:在生长发育过程中,上颌骨的生长是持续的渐进过程,而下颌生长在青春期前有一段缓慢期,至青春高峰期再迅速增长并持续至成年。因此,在青春期促进下颌生长以改善Ⅰ类磨牙关系的潜力较大,临床上利用上、下颌骨的这种生长时间差,用口外矫形力抑制上颌或促进下颌生长,以调整磨牙关系,是可行的。

应当说明,时机不会失而复得。本节将颌骨矫形引导的内容放入第二阶段进行讨论,主要是基于矫治磨牙关系是第二阶段治疗的主要目的,以便于分步叙述。临床中对一些需通过促进颌骨生长来矫治磨牙关系的患者,特别是女性患者,从治疗一开始就应当首先考虑应用口外力,而没有理由等到完成牙齿排齐及牙弓基本排平之后。因为对患者而言,每过一天就要减少一天有益于生长反应的可能性。

对骨性错𬌗早期应用口外力的主要目的是促进或限制颌骨生长,通过调整颌骨前后关系来改善其磨牙关系。但控制口外力的强度也能直接作用于牙齿调整磨牙关系,特别是用较小的口外力施加于第一磨牙时,例如对一些伴有上磨牙前倾或前移的患者,此时适当的口外矫形力(每侧200~400 g)可以直接竖直及后移上磨牙,改正磨牙关系。而对一些需前牵引上颌及抑制下颌生长,从而改善磨牙关系的患者,由于上颌弓代偿性狭窄,应同时注意上颌弓与下颌弓宽度的调整，常需适当扩大上颌弓（去代偿），以适应牵引上颌弓后部与下颌间咬合关系的对应协调。

2.利用拔牙间隙及差动力牙移动调整磨牙关系

前已述及，正畸拔牙有2种原因：①为排齐拥挤的前牙提供出必需间隙，同时避免造成过大的切牙前突。②当口外整形力已不能调整颌骨的Ⅱ类或Ⅲ类关系时，可为矫治切牙前突及尖牙和磨牙的咬合关系提供出间隙位置。临床中一般选择拔牙的部位为第一前磨牙、第二前磨牙、第二磨牙及第一磨牙等。本节为讨论利用拔牙间隙的磨牙调整方法，以恒牙列早期常见Ⅱ类1分类患者的拔牙部位为例简述。

(1)选择性拔除上、下颌前磨牙，用颌间差动力牵引改正磨牙关系：在edgewise技术中，通过选择性拔除不同部位的前磨牙，通过改变上、下牙弓前后段支抗单位的方法，再进行颌间牵引也可达到磨牙关系的差动力调整效果，从而简化其治疗设计及缩短疗程。临床中常用于矫治Ⅱ类错𬌗的拔牙措施是选择拔除上颌第一前磨牙，而下颌拔除第二前磨牙。此时，下磨牙近中已无阻力，支抗减小，故在Ⅱ类牵引下将容易向前调整移动达到Ⅰ类磨牙关系。同理，单纯Ⅲ类错𬌗的矫治，如果拔除上颌第二前磨牙及下第一前磨牙，在Ⅲ类颌间牵引下，由于上磨牙段支抗减小，磨牙前移容易，故有利于Ⅲ类磨牙关系的迅速调整。

选择性拔牙后，采用Z形牵引方法可用于改正磨牙关系，在进行颌内牵引的同时，增加颌间牵引，有利于牙列的相对移动及磨牙关系的调整。由于edgewise托槽摩擦力大，向远中移动相对困难，一般在进行Ⅱ类牵引时，为避免上后牙前移，通常应增加上后牙的支抗（口外弓或腭杠等）。

(2)拔除上颌第二恒磨牙，推上后牙远中移动改正磨牙关系：推上颌磨牙向远中以矫治Ⅱ类错𬌗伴拥挤的非拔牙治疗方法，在活动矫治器的应用中已不陌生。尽管通过向后移动上颌磨牙获得间隙并矫治了Ⅱ类磨牙关系。但头影测量研究显示，这是有条件的。现已清楚，上磨牙的远中定位只是对那些尚有大量垂直生长及上颌牙生长潜力的患者才能实现。否则，即使患者十分合作并能长期坚持使用面弓口外牵引，要达到使上磨牙后移2mm也是非常困难的，除非拔除上第二恒磨牙。并且拔除上第二磨牙后，还必须很好地戴用口外唇弓才能向后移动上颌磨牙，矫治磨牙关系。

对Ⅱ类畸形患者，当第二磨牙拔除后，要达到磨牙关系的调整，关键有2点：①使用中等强度的口外牵引力（每侧200~400g）。②进行长期持续时间的牵引（每天12小时以上）。只有这样才能移动磨上牙向远中，但向远中移动速度较慢，必要时建议采用口内摆式矫治器。

应注意，拔除第二磨牙后，一般不主张用颌间Ⅱ类牵引来远中定位上第一磨牙。因为，这种牵引所造成的下牙弓近中倾斜移动比上第一磨牙远中移动大得多，甚至可造成磨牙的Ⅲ类关系。如果一定要用Ⅱ类牵引，则必须退后至下第二磨牙上作牵引钩，同时将下牙弓用与托槽尺寸相近的较粗方丝扎紧固定并作支抗弯曲或口外支抗，阻止下颌牙弓向前倾斜，而在上颌则选用较细（比槽沟窄0.004英寸为好）的弓丝以利于被牵引牙在弓丝上向后滑动。并且应逐一牵引第一磨牙，继而前磨牙向远中。牵引力不应超过100g以使差动力最适于保持下牙弓不动，而仅上牙逐一后移，最终达到全牙弓关系的矫治。

对缺少第三磨牙牙胚的患者，一般不主张拔除第二磨牙，因为这将减少后牙的咀嚼单位，严重影响其预后功能。

(3)拔除第一恒磨牙：拔除第一恒磨牙的患者，大多是第一恒磨牙因早期患龋病或釉质发育不良，而不得不拔除者。在恒牙列早期，如果拔除了第一磨牙，由于后牙支抗单位仅有第二磨牙，因此，在利用此拔牙间隙时，应充分注意矫治力的大小及支抗的设计，以防止第二磨牙前移而丧失间隙。必要时,可采取推迟拔除单颌第一恒磨牙(上颌或下颌)的方法,如下颌前牙拥挤患者先拔下颌第一磨牙,上颌暂不拔牙,以完整的上颌为支抗;上颌前牙拥挤病例先拔上颌第一磨牙,以整体下颌为支抗,以利于前牙向后调整移动。此时,正确地设计支抗,合理地控制磨牙前移量是治疗成败的关键。反之,对临床中需切牙最小后移的患者拔除第一恒磨牙显然是合理而有效的一种途径,但此时应注意第二磨牙的状态及第三磨牙是否存在,以避免造成后牙咀嚼功能减弱。

3.颌间橡皮圈牵引

不同的牵引钩设计及不同的牵引方式将对牙列及牙列中前后牙的移动产生不同的效果,治疗中应给予充分注意。

对非拔牙及无牙列间隙的早期错牙合患者,直接用颌间橡皮圈牵引,通过牙弓的相对移动改正磨牙关系也是常用方法之一。使用Ⅱ类牵引时,下颌弓将向近中移动,而仅有少量的上颌弓远中移动,以此达到磨牙关系的矫治。青春高峰期少年,由于下颌骨的生长潜力仍大,故Ⅱ类牵引能起到明显效果。

Edgewise技术中,为了减小垂直分力使颌间牵引力更趋于水平向,一般可考虑先用适合的方丝弓固定上、下颌,同时将带环做至第二恒磨牙上,且在侧切牙远中翼(不是通常在尖牙近中)及第二恒磨牙近中设牵引钩。这将比在尖牙近中和下颌第一磨牙近中设牵引钩更为理想。因为其牵引的水平分力更大,而垂直分力更小,故更有益于磨牙前后关系的调整,同时也在一定程度上防止磨牙的伸长。同理,Ⅲ类颌间橡皮圈牵引时,可导致上磨牙伸长及因上磨牙的过度伸长而导致下颌向后下旋转。防止的方法除与Ⅱ类牵引相似,设计增大水平分力外,还可设计上磨牙的口外力高位牵引等。总之,颌间牵引对磨牙造成的垂直拉长问题及由此导致的下颌骨向后下旋转,临床上必须十分注意。因而采用长期颌间牵引矫治磨牙关系的方法必须十分谨慎和小心。

四、第四阶段:咬合关系的精细调整

第三阶段治疗结束后,牙齿(指牙冠)已经排齐,拔牙间隙关闭。上、下颌磨牙间也达到Ⅰ类咬合关系。但这些远未真正达到治疗目标中牙齿的生理咬合位置,更未达到牙列平衡和美学上的矫治要求。此时可能存在的问题有:①拔牙隙两侧牙齿由于倾斜移动,尽管牙冠已合拢,但牙根仍在原位改变不大,因而牙轴是倾斜的。②由于前牙舌向内收过度,切牙冠多呈不正常的舌倾。③上、下牙列垂直关系,由于牙冠的倾斜及颌间橡皮牵引力的使用可出现过度深覆牙合及前牙或后牙区呈开牙合关系。④中线可能仍未完全矫治。⑤由于牙冠大小变异造成的咬合问题,尚需妥善解决。因此,第四期治疗的宗旨,就是通过进一步的精细调整,最后矫治上述可能出现的问题,完善上、下牙列的咬合关系,尽可能使其达到理想、美观的治疗目标。

(一)牙弓及牙列关系的理想化

1.竖直牙根、转正牙根

使牙根轴达生理平行,是维持矫治后牙齿的正常生理功能和咬合稳定的重要保证。方丝弓矫治技术在前期的牙冠移动中,常常也同时进行了控根移动,牙根的倾斜度一般不大,也比较容易竖直。通常,在此阶段采用的竖直牙根方法有如下3种。①利用方丝弓的第二系列弯曲,即在弓丝上设计与牙冠倾斜方向对抗的近远中力矩弯曲(如"∧"形弯曲、刺刀样弯曲)来逐步矫治根的倾斜,此法常用于一些轻度根倾的患者。并且,应选用弹性较好的0.017″×0.025″β-钛丝或直接用镍钛合金丝。②对于侧方牙齿的牙根竖直,如尖牙、第二前磨牙牙根的竖直可采用在弓丝上弯制附加曲的方法,常用有T形曲及箱形曲等可以辅助其牙根的转正,同时可关闭最后的少量间隙。此外,在主弓丝上附置弹性辅弓丝,将辅弓丝从颊面管一直延至尖牙部拴扎于全部侧方牙的托槽上,也可逐步达到竖直牙根的效果。③利用 edgewise 托槽的翼间垂直槽距设计各种正轴弹簧竖直牙根。此时主弓丝一般不能用太粗的钢丝(以免弹簧插入困难),而太细的弓丝又常易致弓丝变形影响牙弓形态,因此,深槽沟的 edgewise 托槽使用正轴簧最为理想。

2.切牙冠根的转矩移动

在第二阶段关闭间隙的过程中,常易造成切牙冠过度内倾,对中国人来说,由于人种的特征,正常切牙前突度较大,这种内倾带来的后果尚不明显。但对于牙前突度小的白种人来说,矫治过度内倾的切牙,是常规的重要治疗步骤。

方丝弓矫治技术用于切牙根转矩的方法,主要通过在弓丝切牙段作转矩扭曲,然后插入槽沟内达到切牙根的舌向移动。一般来说,对 0.018″规格的 edgewise 托槽,采用 0.017″×0.025″的弓丝有较好的转矩效果;对 0.22″规格的 edgewise 托槽,最好使用具有良好弹性的 0.021″×0.025″β-钛丝来完成切牙的转矩移动,至于弓丝对各牙的转矩角度,可参照正常𬌗中国人的参考标准。

在 edgewise 托槽上也可使用与 Begg 技术相似的转矩辅弓进行切牙根的转矩移动,国外有成品转矩辅弓出售,使用时主弓丝多采用圆丝而不是方丝。但也有将辅弓焊接于方形主弓丝上的第三阶段成品转矩弓出售。

值得提及的一种转矩辅弓是 Burstone 设计用于Ⅱ类2分类错𬌗患者的一种转矩弓,对上切牙需较长距离转矩移动,而侧切牙相对少量移动时使用最为有效。使用时,将辅弓末端伸入磨牙颊面辅助管中,弓前份置于中切牙锁槽沟内扎紧,即可达到中切牙转矩的目的。

3.垂直关系的矫治

在第三阶段治疗结束后,前后牙的垂直关系一般不会有太大的问题,但有时也可出现前牙或后牙开𬌗或前牙深覆𬌗等,因此需要在第四阶段进行调整改正。

(1)前牙深覆𬌗的改正:在矫治前牙深覆𬌗前,首先应当分析出现此问题的原因。除了第一阶段排平牙弓𬌗曲线不彻底,以及治疗过程中牙弓𬌗曲线发生变化外,此时,最重要的应注意观察上唇与上切牙的关系并对比治疗前的变化。因为在此阶段,前牙深覆𬌗常因上颌切牙在长期Ⅱ类牵引下微拉长所致,对此,最好的解决办法是使用多曲方丝,但不加前牙牵引,或使用一个压入上切牙的辅弓。如果此时上牙弓用的是方丝弓,为达到切牙压入的效果,还将主弓丝从尖牙远端剪断形成局部弓丝,然后将切牙段弓丝与辅弓结扎,以达到最大压入切牙的目的。但如果用圆丝,则不能将弓丝从侧切牙远中剪断做片段性压入,因圆丝滑动,弹力改变可导致牙弓变形。

在此期使用辅弓时,还应特别注意保持牙弓的侧方形态,为此,可根据患者的需要设计腭杠或舌弓,以防止上磨牙向远中过度倾斜。对需要将切牙压入较多的患者,设计腭杠十分必要。但对切牙少量压入的患者,可不必考虑再用腭杠。

对𬌗曲线尚未彻底改正的深覆𬌗,且仍有生长潜力的患者,此期改深覆𬌗的最好办法是重换一圆形弓丝(0.016″或 0.018″)作成加大的补偿曲线(上颌)或反 Spee 曲线(下颌),放入牙弓内再次排平。此外,也可设计辅弓与切牙间的结扎加力以达到满意的压入效果。

(2)前牙开𬌗的改正:同深覆𬌗的处理方法一样,首先应当辨明形成开𬌗的原因,对症施治,才能正确调整颌间关系和改正前牙反𬌗。最常见的开𬌗原因多是下弓丝太平直或反曲线导致下切牙过度压入所致,此时最好的办法是调整下颌弓丝,赋予其正常𬌗曲度,让下切牙适当伸长(注意不是拉长上颌切牙),以恢复固有的下颌曲线,从而改正开𬌗。此间采用的下弓丝最好换用较细的圆丝。

如果前牙开𬌗是托槽黏结位置不当（太靠近𬌗方）所致，则可以重新调整托槽位置，或在弓丝上相应部位形成垂直阶梯状补偿弯曲来矫治。此外，临床上多在下颌弓丝上改放一细圆丝（0.016″或0.018″），并形成微小的𬌗曲线和必需的垂直阶梯弯曲，而上弓丝一般用保留的整体方丝弓固定上颌牙列。然后，在上、下切牙间应用颌间轻力牵引上下切牙区，以关闭开𬌗隙。

如果开𬌗是后牙过多伸出所致，则矫治的方法比较困难，必要时应采用头帽及口外弓做高位牵引，而且如果是过多生长所致者，此牵引应继续到生长基本完成为止，并且应有较长的保持。

（3）后牙区开𬌗的改正：后牙区的开𬌗，常可因恒牙早期前磨牙牙冠萌出不足，造成托槽黏结时位置太近𬌗方，或因治疗中托槽脱落或重粘位置不正，导致后牙牙冠倾斜、错位及矫治不充分、𬌗曲线未排平等因素所致。如果后牙区无咬合接触是由于托槽位置的差异，应重新调整托槽位置或在相应的弓丝位置做阶梯曲调整；如果是患者牙齿倾斜、扭转所致，则应改正牙轴，进一步竖直牙齿；如果是𬌗曲线及上、下牙弓关系不理想，则应再次用弓丝排平𬌗曲线，最好用镍钛方丝并用后牙颌间垂直牵引的方法改正。后牙区颌间牵引的方法可因不同的目的进行不同的颌间牵引设计，如箱形、三角线、平行四边形牵引等，必要时在后期可剪断上颌方丝（当上颌补偿曲线不足时，将方丝从上尖牙远中处剪断）或剪断下颌方丝（下颌Spee曲线过度时，从下尖牙远中剪断方丝），然后再进行垂直颌间牵引，注意通常仅剪断单颌方丝即可，不需同时将上、下方丝都从侧方剪断；如果后牙开𬌗是磨牙后倾（因治疗中弓丝过度后倾弯）或前倾（因牵引所致磨牙牙冠前倾），则可在磨牙区用橡皮圈垂直牵引改正。

4.继续改正中线及调整牙齿大小的差异

有关中线矫治的各种方法，已在第三阶段治疗中做了详细介绍。矫治中线可一直持续至第四阶段，由于中线关系能局部反映出牙弓间的平衡协调和后牙关系的对应性，同时也与面部的美观、协调密切相关，因此，在第四阶段治疗中应继续做相应的矫治。第四阶段存在的中线不正有以下几种类型。

（1）牙性：由牙齿位置引起的上颌牙弓或下颌牙弓中线的偏斜所引起。临床上应鉴别中线的不正是由于上颌牙弓还是下牙弓的偏斜所致，上颌牙弓的中线对美观影响较大，矫治时以上颌牙弓的中线为基准，一般不应该让上颌牙弓去对偏斜的下牙弓中线。对下牙弓中线偏斜者，上牙弓用粗的方丝控制其位置，下牙弓用0.018″（0.46 mm）或0.020″（0.51 mm）的不锈钢圆丝，在两侧分别进行Ⅱ类和Ⅲ类牵引，必要时再在前牙区做斜行牵引。对上牙弓中线偏斜者，则在下颌用粗方丝，上颌用0.018″（0.46 mm）或0.020″（0.51 mm）的圆丝，进行相应的牵引。中线不正常需要一定程度的过矫治。

（2）功能性：个别牙齿的倾斜干扰或上、下弓横向位置的轻度不调，可以引起下颌位置的偏斜。对个别牙干扰者通过调整个别牙的位置或调𬌗，此后下颌的位置及中线可自动得以调整；单侧上颌牙弓狭窄者可调整弓丝形态，必要时使用颌间交互牵引；若上、下牙弓中线在主动改变下颌位时虽能对齐，但在下颌姿势位（息止颌位）时下颌偏向一侧，可最后通过单翼式活动保持器调整。

（3）骨性：对轻度的下颌骨性偏斜可通过调整牙齿的位置及牙轴倾斜来补偿。重度的骨性偏斜则只能通过外科（如颏成形）手术矫治。

（4）在影响中线关系及上、下牙弓的正常对应关系的因素中，值得重视的问题是上、下牙大小的差异和不调，特别是在治疗完成阶段，为达到最好正常𬌗的治疗目标精细地处理这种不调十分重要。为此，对上、下牙弓Bolton指数不调的个体，在治疗一开始就可采用邻面去釉，即片切较大牙齿的邻面釉质部来逐步达到上、下牙量一致,此过程可延续至治疗的保持阶段。在最终治疗结束时,片切减径的方法,不仅能协调上、下颌牙量,同时由于片切加大了邻间接触面,也增大了牙弓后期疗效的保持和巩固。但应注意,考虑到牙邻面釉质厚度一般为 0.75~1.25 mm,故每侧去釉厚度一般应不超过0.25 mm为度。

对临床中较常见的上颌侧切牙变异(圆锥牙、过小牙)所致牙量不调的病例,在第四阶段治疗中通常应保留出侧切牙的正常大小间隙位置,用螺旋弹簧开大,或弓丝上形成阻挡曲保持间隙。一直到保持期后,再采用塑料或烤瓷冠面修复其外形,以达到满意稳定的咬合及美学效果,同样对个别牙冠缺损(外伤或龋坏)致中线不正患者的治疗,按保留其原牙位置间隙及后期修复的办法,同样能取得很好的效果。

此外,对上、下牙量轻度不调者,根据患者情况一般还可采用牙代偿的办法处理。例如利用转矩力,使上切牙微前倾来掩饰过大的上切牙,或用上切牙微内倾来掩饰过小的下切牙,以及加大或减小尖牙的倾斜角等,通过轻微增大覆𬌗或覆盖,完全可以掩饰上、下牙量的不调关系。

(二)牙弓的最后调整——美学弓

当完成上述治疗后,为达到牙弓的理想和美学目的,还应进行上、下牙弓最后的精细调整和定位。标准 edgewise 技术,在治疗的最后阶段,对牙及牙弓的最后精细调整设计有常规化的理想弓、美学弓完成步骤,即利用方丝弓托槽,在方丝弓上按个体牙的大小、牙轴倾斜度、转矩度完成理想弓的第一、第二和第三系列弯曲(直丝技术可不作弯曲),同时,协调上、下弓丝。并在弓丝上形成上下和谐的 Spee 弯曲。然后将弓丝拴紧入各牙托槽,一般即可达到理想弓的目标。

然而,即使将每个患者的牙都精确地按标准定位,也难以完全达到上、下牙弓的咬合关系。由于弓丝与托槽相适越精确,需要的弯曲也越多,而用直丝托槽预成角度、转矩及厚度,对个体而言也难免无差异,因而简单的标准弯曲或直丝托槽必然造成其牙位不完全位于咬合位上。所以,在实践中,大多数情况还需要用颌间橡皮牵引进行辅助调整才能最终达到治疗所要求的牙位。

此外,edgewise 技术中大多使用了Ⅱ类或Ⅲ类牵引,并且为防止复发常以过度矫治为治疗目标(常规方法是超矫治 1~2 mm),这种过度矫治是否适当,最后常需经受咬合考验。为此,在进行 edgewise 标准完成弓的精细调整之后,即在最后结束治疗进入保持期前可采用以下2个步骤进行自我调整考察:①在正畸矫治器撤除前 4~8 周应终止颌间橡皮牵引,允许其弹回以观察变化。②在治疗最后阶段,观察牙齿在没有粗弓丝存在时是否也能进入牢固的咬合关系。

后者多换入较细的直径为 0.016″或 0.018″的不锈钢硬圆丝以提供牙移动的自由度,同时弓丝上也必须形成必要的生理第一及第二系列弯曲。自我调整过程中一般多不采用颌间橡皮牵引。但临床实践中如果需要,也可以适当使用一些牵引并进行适当地调𬌗,常能促进自我调整的牙尽快进入最终的咬合。

如果上述 2 种最后检验结果满意,第四阶段的主动治疗即告结束。此时牙齿在生理位置上已完全排齐,上、下牙弓形态协调,覆𬌗、覆盖正常,中线无偏斜,尖牙及磨牙均为Ⅰ类咬合关系,咬合稳定。

五、第五阶段:保持

当第四阶段治疗结束后,即可拆除牙上的带环及托槽。对患者来说,或许认为矫治已经完成。但作为正畸治疗全过程,则意味着另一个重要阶段"被动治疗阶段"才刚刚开始,因为被矫治的牙和牙列常处于极不稳定的状态,仍有回复到矫治前的趋势。由于下述原因的存在,常导致正畸治疗结果的不稳定和复发:①牙周膜及牙槽改建未恢复平衡;②咬合平衡尚未建立,牙齿处于不稳定的位置;③肌动力平衡尚未建立;④口腔不良习惯的继续存在;⑤不利生长型的继续存在。因此,必须再持续相当一段时间,控制牙位和咬合矫治状态,逐步地(而不是突然地)撤去正畸力装置或设计新的维持装置,调整咬合、促进组织改建、防止畸形复发。这就是保持阶段的治疗目标。

矫治后是否复发或需要长期(甚至终生)保持,也取决于矫治的设计、时间过程、技术措施,取决于患者的畸形程度、生理条件、发育年龄及遗传影响等。由于大多数的正畸治疗属于"代偿性"治疗,在新的牙𬌗颌面平衡代偿尚未完全达成稳定前,复发的可能性永远存在。但可以在方丝弓矫治器矫治中,采取以下措施防止复发。①诊断设计时:应充分考虑牙颌面的生长发育,扩弓治疗要严格选择适应证,且不超过一定的限度,确定矫治目标时要注意牙代偿的限度,应建立其与骨面的正确关系。②正畸矫治中:要注意建立下切牙与基骨的直立关系及合适的上下切牙角,应注意使拔牙隙两侧牙齿的牙根相互平行,对错位牙齿、异常覆𬌗覆盖及颌间关系做适度的过矫治。③矫治完成后,通常需要根据具体情况采用不同的方法进行维持。

(一)与生长有关咬合改变的保持问题

相对而言,青春期患者局部牙周和牙龈因素所导致的牙移位复发是较短时间能解决的问题。而由于颌骨的生长差异在此期疗效的保持中时间更长显得更为重要。前已述及,青春期仍存在一定的生长潜力,这种生长力所导致颌骨的改变完全可能影响已经矫治完成的效果。临床上这种由于生长力所造成的变化多体现在颌骨生长的前后方向及垂直方向上(横向方向比较少)。因此对尚有生长潜力患者的Ⅱ类、Ⅲ类深覆𬌗、开𬌗等错𬌗畸形矫治后的保持问题应特别仔细和留心。

1.Ⅱ类错𬌗矫治后的保持

青春期患者过度矫治是控制Ⅱ类畸形牙位复发的重要方法,在矫治第五阶段中就应充分给予注意。因为即使采用良好的保持器,在治疗后牙位调整引起1~2 mm的前后向变化是完全可能的,特别是施用Ⅱ类牵引的患者,一旦停止牵引,此种回复性牙移动常很快发生。而过度矫治,将为这种回复提供一定的补偿。

控制Ⅱ类畸形矫治后颌骨生长所致复发的方法一般有2种:第一种是采用较长期的晚间口外牵引(面弓等),以抑制上颌向前生长。第二种是使用功能性矫治器,如activator、bionator型功能性矫治器,以保持牙齿原位置及原咬合关系。对有严重骨骼问题的患者,保持时间应长于12~14个月,最好能持续到生长已基本停滞为止。

2.Ⅲ类错𬌗矫治后的保持

对恒牙初期患者,由于下颌相对于上颌仍有较大的生长潜力,随着下颌的生长,Ⅲ类畸形复发的可能性较大。同Ⅱ类畸形一样,保持器选择口外力装置(如颏兜)及功能性矫治器均可。但如使用口外力时,必须正确判断下颌生长的方向。临床上盲目的颏兜牵引常造成下颌后下旋转的后果,对此需十分小心。一般来说,中度Ⅲ类问题,用功能性矫治器或定位器完全能保持治疗后的咬合关系。如果正畸治疗后,复发是由下颌过量生长所致,则应成人后选择外科正畸的方法,此时保持常是无效的。

3.深覆𬌗矫治后的保持

大多数错𬌗畸形的矫治都包括深覆𬌗矫治的内容。对深覆𬌗矫治后的保持方法,一般多采用可摘式小𬌗平面板保持器,此时保持器上的基底板同时也起到咬合平面板的作用,可限制下切牙的伸长。垂直生长多继续到青少年后期,因此,深覆𬌗矫治后的保持,多需持续数年的时间,但后期不必全天戴用,仅晚上戴入即可。

4.前牙开𬌗矫治后的保持

应注意开𬌗患者矫治完成后,不宜采用压膜式塑胶膜保持器,建议采用 Hawley 式保持器并应注意使高位唇弓置于切牙近龈方,即最大周径线近龈侧,从而阻止其退缩复发。此外,也可在切牙部唇面暂时粘附牵引钩的局部弓丝,并维持颌间轻力牵引,以保持其已达成的覆𬌗接触关系。开𬌗矫治后复发的原因除可能是磨牙继续生长、已矫治切牙的回缩,以及下颌向下后旋转生长外,一些不良吞咽及舌习惯也可能是复发的原因。临床上,磨牙过长常是开𬌗复发的重要原因,因而,控制开𬌗患者上磨牙过萌是保持的重要途径。常采用的方法是高位牵引,用口外力控制磨牙生长或者采用后牙高𬌗垫的可摘式保持器。如采用后牙区高𬌗垫的 activator 或 bionator 等功能性矫治器装置,以过度牵张的肌力对抗后牙萌长。应注意此种后牙萌长及过度垂直生长常持续至青春后期,故此期间,患者充分合作,长期坚持戴用保持器是成功的关键。

(二)保持期牙周组织的改建

一般来说,当恒牙列初期的错𬌗畸形通过正畸力移动牙齿到位后,在新位置咬合力作用下,牙周韧带的重建还需要 3 个月以上的时间。而牙龈中的胶原纤维和弹性纤维的改建过程比牙周韧带慢。胶原纤维的改建需 4～6 个月。弹性嵴上纤维的改建更慢,在去除矫治器后,还需 1 年以上的时间。鉴于正畸治疗复发的重要原因之一是弹性纤维,特别是嵴上纤维的回弹,有学者推荐用外科辅助的方法克服牙周纤维的回弹,这样能节省不必要的过度矫治操作及保持的时间。

牙周外科手术的辅助治疗方法,一般应在牙矫治到位,并使其在新位置保持 3 个月后才能进行,常用的方法有以下 2 种。

第一种方法是由 Ed wards 改进的嵴上纤维环切术。即在局麻下用细刀尖插入牙龈沟直达牙槽骨嵴,沿唇及舌龈缘环切断牙周纤维。术后不需要包扎牙周,患者仅有轻微的不适感。

第二种方法是在每一牙龈乳头中心做一垂直切口,避开龈缘,在龈缘下 1～2 mm 处伸入颊、舌骨嵴处切断牙周纤维。

上述手术通常在矫治器最后拆除前几周进行。如果选择在撤除时进行,则应立即戴入保持器。显然第一种手术在撤去矫治器时进行比较容易,可避免矫治器弓丝的干扰。而后一种方法不受矫治器的干扰,故可提前进行手术。但由于创伤在龈内部,手术不宜推延到撤除时才做,以免戴入保持器时产生伤口压痛。据报道此 2 种方法所起的保持效果都是相同的。

(三)下切牙拥挤矫治后的保持

骨的继续生长不仅影响咬合,还可改变牙位,特别是下切牙拥挤患者在排齐下切牙后的复发问题,在临床中比较突出。

1.下颌向前下旋转生长

下颌向前下旋转生长将使唇肌压力作用于切牙,导致切牙舌向倾斜。目前认为这种下颌继续生长是正常或Ⅲ类患者形成下切牙拥挤的主要原因之一。因此,青春期患者下切牙区的保持多应持续至生长停滞,直到成年为止。

2.第三磨牙的萌长

有关第三磨牙萌长是否造成前牙拥挤复发的问题,尚有不同争论。但由于第三磨牙的萌出,通常将持续至青少年后期才能确立。一般而言。对恒牙列早期患者,延长保持时间直到第三磨牙萌出(牙列完全稳定)的观点,对保持疗效较好。

3.下切牙磨耗不足

H.Peck 和 S.Peck 发现,整齐排列的正常人下切牙,其牙宽度与牙厚度之比率约等于1。通常不超过 0.92,侧切牙不超过 0.95 时,才能保持稳定。如果此比率增大,则拥挤易复发,故提出对大多数患者应减小其下切牙近远中宽度以增大其稳定性。这与 Begg 有关澳大利亚土著人的牙齿因为生理磨耗大而减少了畸形发生的理论基本一致。而在临床中,使切牙邻面由点接触变成面接触时,也确能起到有效的稳定作用。因此,在保持期采用片磨下切牙间邻面的方法,不仅能为重新排齐拥挤切牙开拓间隙,同时也增大了邻间接触面,缩小了牙宽度与牙厚度比率。从而起到下切牙保持稳定的目的。

邻面去釉的方法,建议采用金刚砂条片锯进行片切。主要片切触点处,且釉质的片磨不能太多,一般每面不能超过 0.5 mm,并应同时采用 Hawley 式活动保持器的唇弓重新调整和排齐下切牙。此外,设计一个在模型上预先将牙片切排齐的尖牙至尖牙间局部活动保持器,对复发切牙拥挤患者的重新矫治和保持也可起到较好的效果。

(四)保持器的设计和选用

常用的保持器一般有可摘式保持器、固定保持器及功能性保持器三大类。

1.Hawley 式活动保持器

Hawley 式活动保持器是最常用的一种可摘式保持器。由于设计简单、可靠,故使用最广。但此保持器的缺点是患者常取摘,易丢失折断;此外,由于其唇弓刚好通过尖牙远中的拔牙隙,如果设计制作时固位贴合不良,常易造成尖牙远中间隙复发。

2.Begg 式活动保持器

Begg 式活动保持器适于矫治后牙间尚有少量余隙尚未完全关闭者。可通过连续长臂上的双曲加力,达到牙冠紧密接触的目标。但该矫治器不适于矫治后切牙轴较唇倾的患者,因为长臂易向龈方滑动而影响固位。

3.夹板式活动保持器

夹板式活动保持器适用于牙周病矫治后的患者及口唇形态缩的患者。牙周患者的保持器应在进食时戴用,而进食后取下清洗后再戴入,以保护牙列健康及稳定。

4.舌侧弓丝式固定保持器

目前,为很多人提倡使用,特别是下前牙区。一般采用 0.0175″多股辫状丝在前牙舌(腭)侧,第一前磨牙之间,沿舌隆突嵴形成一连续弓丝,再用黏结剂将其与前牙舌面分别黏固在一起固定。该保持装置不影响美观,对口腔功能妨碍小,不必取摘是最大优点,其缺点是一定程度影响口腔卫生。

采用舌丝或固定保持器时,舌侧丝的口内黏结多在拆除固定矫治器唇弓丝前进行,为便于固位丝的口内黏固,可先将已在模型上弯制适合好的舌侧固位丝放入口内就位,立即用结扎丝穿过牙间隙,暂时与唇弓丝拴扎定位,然后进行常规隔湿、吹干、黏固。黏固剂不能全部糊满弓丝,应点状黏结,留出牙间缝隙处,以保持生理牙动度。待舌固定丝黏固后,再撤去唇侧全部固定装置及结扎丝。

随着材料的进步和更新,目前更推广采用一种高强度玻璃纤维复合树脂代替舌侧金属丝作为舌侧固定保持器材料。该材料和方法较金属丝黏固法更为快捷、方便,但其疗效尚待评价。

5.功能性保持器

功能性保持器也是一种活动矫治器装置,将功能矫治器作为保持装置完全不同于在青春高峰期时促进骨生长的目的,相反是为了一定程度限制骨的继续生长及调整和保持牙位置的矫治后状态。因此,应根据矫治后的咬合关系进行改良设计。常用的功能性保持器有斜面导板、𬌗平面板、肌激动器等。其作用是限制前牙或磨牙生长、在一定范围内调整咬合差异;此外,在功能矫治器上,适当调整上切牙的舌侧边缘嵴,常能起到进一步调整覆𬌗、覆盖关系的效果。

6.正位器

该矫治器的制作一般是在撤去固定装置前 4～6 周进行,先制作牙模型,并留取蜡记录,在技工室修整去除模型上的带环、托槽及间隙等,重新排列调整石膏牙的位置关系达理想位。然后,在理想位制作全塑胶定位器。戴入口腔后,由于正位器的塑料是一种软树脂,故能逐渐改正最后一些小范围的牙不齐达理想位置。正位器戴入后,最初每天白天应做4～6 小时轻咬压训练,并全天戴用,以利于牙的最后精确调整。正位器对控制恒牙列初期仍有少量生长潜力患者的矫治后保持也有效果。正位器的缺点是体积太大、比较不适,同时对咬合道的要求十分严格,因此制作上必须十分精确。该装置国外也有各型成品出售。

7.压膜式保持器

压膜式保持器是目前已广泛应用的一种膜套型保持器。该保持装置类似定位器,制作简单,直接取模压制而成,因为透明,不影响美观,较受患者欢迎。但干扰咬合运动、易脆损是其缺点,为此,目前有各种改进。

(五)保持器的戴入和调整

通常,用固定矫治器进行各类错𬌗畸形矫治后,几乎所有的患者都需要保持。保持器的戴入和固定装置的拆除一般同时进行,若磨牙上黏结带环为减小带环去除后牙间余隙的影响,可在1～2 周前,先撤去带环(特别是压膜式保持器)。在固定装置拆除后,应立即做清洁牙面,充分去除牙面及颈缘残留的黏结物和牙石、垢积物等,并立即戴入保持器,教给患者清洗方法。一般戴入保持器 1 周后,应做复诊检查调整。

保持器在最初 12 个月内必须全天戴用,吃饭时可以摘下(除永久夹板固位的患者外)。以后保持器可部分(晚间)戴用,连续时间应至少 12 个月,以允许牙龈组织完成重建过程。非生长型患者此时即可停止保持。但对仍有生长潜力的患者,应延长保持器的部分戴用时间到生长完成为止。对有特殊需要的患者则应增加部分戴用时间,并辅以片切(邻面去釉)、口外力和功能性矫治器的使用等。对超限矫治后,牙弓及牙列仍处于不稳定位置的患者,如过度扩弓排齐牙列等患者,复发是难免的,除非进行长期保持。因此,在治疗计划前就应充分注意,并制订出必要的预后措施,才能获得稳定的治疗结果。

(王 婧)

第五节　乳牙期、替牙期的早期矫治

一、不良习惯的破除

口腔不良习惯是发生于口腔的、不正常的,对患者牙合、颌、面生长发育有害的行为习惯。因为不良口腔习惯破坏了口腔环境的平衡状态,会引起牙、颌、面的畸形。并不是所有的口腔不良习惯均会造成牙合畸形,这取决于不良口腔行为的特点、持续的时间、发生的频率等。长期的不良口腔习惯不仅能引起错牙合,而且会影响口颌系统的正常功能。

由于口腔不良习惯的行为形式与作用部位不同,造成的错牙合表现也有所不同。如吮指习惯可造成局部开牙合,舌习惯可造成较大范围的开牙合与面高增大,口呼吸患者会造成上颌前突、上牙弓狭窄。

口腔不良习惯多数发生在儿童幼年期,也有少数患者在年龄较大时产生。大多数不良习惯属于无意识的行为,仅有少数是有意识行为。在治疗上有意识的习惯比较容易纠正,无意识的习惯较难治疗。值得注意的是凡由疾病或解剖等因素引起的口腔不良习惯,需要专科医师治愈有关的疾病或解剖障碍后,才能使不良习惯得到纠正。

(一)舌习惯

舌在维持口腔环境肌肉的功能平衡中起着重要的作用。在儿童生长发育期内由于各种原因引起的舌运动与姿势的异常,均会对牙齿和颌骨的形态造成影响。引起舌姿势与活动异常的病因较多,如舌体过大、舌系带过短、腭扁桃体肥大或先天愚型患者;还有一些局部因素,如替牙或龋齿等。另外,舌习惯还可继发于其他口腔不良习惯,如吮指、口呼吸等。异常的舌活动有伸舌、吐舌、舔舌等。

1.临床检查

对于存在开牙合或者上下切牙夹角显著减少的患者,都应检查舌的功能及姿势。检查中应首先排除其他相关疾病,如腭扁桃体增生、舌体肥大或舌系带过短,应先进行专科治疗。检查时,让患者自然闭唇,轻轻拉起口角,可发现舌体位于开牙合区域的上、下牙合面之上。存在伸舌的患者在检查中可发现下前牙散开、前牙反牙合。吐舌吞咽的检查可以通过触摸双侧颞肌部位来判断颞肌在吞咽时是否存在收缩,吐舌吞咽的患者在吞咽时无颞肌收缩。

2.矫治方法

与吐舌相关的患者临床检查后,针对患者的病因选择治疗方法。对于存在腭扁桃体增生、舌体肥大及舌系带过短者,应先行手术治疗,再配合矫治器治疗,常用的矫治器有如下几种。

(1)固定舌刺:可以用0.7 mm的不锈钢丝弯成倒"U"形,磨尖钢丝末端。每个"U"形粘于两个切牙上。或焊于前牙带环的舌面上或用复合树脂粘于上、下切牙的舌面。舌刺的长度为6~7 mm。为了防止舌从舌刺的上方或下方伸出,舌刺需指向不同的高度。在临床上为了粘接方便,常把两个"U"形重叠一半焊在一起,并在未重叠的部分焊网。为预防舌刺在睡眠时脱落而被吞咽,常把舌刺结扎于牙齿或唇弓上。舌刺戴用的最佳时间为7~12岁,戴用时间一般在4个月以上。患者戴用舌刺后,应向患者讲明,戴舌刺并不是惩罚性的,而是帮助患者纠正不良的舌习惯,保持舌在姿势或功能运动中的正确位置。

(2)腭珠:腭珠矫治器通过磨牙带环固定于口腔中,以1.2 mm的不锈钢丝弯成腭杆后,中部穿过塑料制成的可转动的小轮,两端焊于带环的舌刺上。腭珠的戴入可诱导舌去转动,而达到舌功能的训练目的。腭珠比舌刺更容易被患者接受。

(3)戴舌刺的活动矫治器:舌刺也可附于活动矫治器上。埋于上颌活动矫治器腭侧基托的前缘。矫治器固位一般用磨牙上的箭头卡。活动舌刺矫治器需要患者很好的配合,只能在进食及刷牙时取下,否则效果不好。患者适应该矫治器需要较长时间。

(4)戴舌栅的活动矫治器:这种矫治器并不像前几种对舌肌有训练作用,主要是限制舌对牙齿施加的过大压力。舌栅埋于上颌活动矫治器前端,用0.9~1.0 mm的钢丝制作。由于舌体位于舌栅上,对矫治器产生向前的力量容易引起上颌支抗磨牙的前移。因此,戴用舌栅的患者在晚间应加戴口外弓头帽,增加支抗。圆管焊在箭头卡的水平臂上。

(二)吮指习惯

几乎所有的儿童在婴儿期均有吮吸手指的习惯(吮拇指较多见),但一般持续的时间不长。随着年龄的增长,儿童逐渐被外界其他事情所吸引而放弃了吮指的习惯,不会引起错𬌗畸形的发生。如果吮指习惯一直延续至3岁以后,并对牙颌的发育产生不良影响,导致错𬌗畸形的发生,则被认为是口腔不良习惯,需进行治疗。

1.临床特点及预防

吮指习惯是一些复杂的心理因素所引起的无意识行为。在治疗中应注意患儿心理健康的维护,切勿吓唬患儿。不是所有有吮指习惯的患儿均会对牙颌的发育产生不良影响,会因不良习惯持续的时间、发生的频率和强度而异。同时,吮指习惯对牙颌的生长发育的影响随着吮指的手指、部位、姿势的不同而异。手指的压迫可引起开𬌗;吮吸时颊肌的收缩压力会造成牙弓的狭窄;因手指位置较高、较深会引起硬腭的高拱、上颌的前突、上切牙唇倾等。研究表明,较长期的吸吮橡胶奶头对儿童颌面生长发育潜在的影响较小,为防止吮指习惯的产生,专家建议从婴儿出生的第一天开始即使用橡胶奶头,并大力提倡母乳喂养,满足孩子对安全感的需求。

2.矫治方法

有吮指习惯的婴儿不一定会引起明显的牙颌畸形,尤其是对几种类型的错𬌗患者。如Ⅱ类及Ⅲ类的前牙反𬌗患者,吮指可能还会带来益处。即使因吮指引起了明显的牙颌畸形,也不必害怕,因为畸形往往只是牙列的畸形,对颌骨影响不大,长大后易于矫治。只有当吮指造成上前牙的过度唇倾或因受压而产生牙周组织损伤时,才需要即刻纠正。传统的矫正吮指习惯的方法有幼儿睡觉时戴厚手套或把睡衣袖子别在裤子上,还有给幼儿手指上抹些带苦味的东西,但效果很小或基本无效。当幼儿因吮指习惯造成对牙颌不良影响较重时,需要用矫治器进行治疗,一般在4~6岁时进行矫治,矫治器至少戴用4~6个月才有效。一般在不良习惯破除后仍需戴3~4个月矫治器,常用的不良吮指习惯的矫治器有以下几种。

(1)带舌刺的矫治器:在上颌活动矫治器的前部埋4~6根舌刺。上颌第一恒磨牙卡环焊上圆管让患儿在晚上佩戴头帽口外弓,既可后推上磨牙,又可以避免患儿睡觉时摘下矫治器。

(2)前庭盾:矫治吮指习惯使用的前庭盾有2种,一种前庭盾是在前部加上平面导板,适合于深覆𬌗或Ⅱ类错𬌗趋势的吮指习惯者;另一种在前部带舌栅,适用于有开𬌗或Ⅲ类趋势的患者。前庭盾除晚上戴用外,最好白天也能戴一段时间。

（三）唇习惯

1.唇习惯的特点

不良唇习惯包括咬下唇、吮吸下唇和吮吸上唇等，较常见的是吮吸下唇习惯。不良唇习惯破坏了牙弓内外肌肉的平衡。咬下唇与吮吸下唇习惯增加了下颌牙弓外部的力量，抑制下颌的向前生长，增加了上颌牙弓向外的力量，长期作用可以使上颌前突，造成上、下颌间关系的异常。同时，由于错𬌗的发生会破坏正常的唇齿关系，引起上唇过短、开唇露齿、上切牙覆盖下唇等。由唇习惯造成的错𬌗畸形常表现为不同程度的深覆盖，上下中切牙夹角变小。临床检查时，长期有吮唇或咬唇习惯的患者可在唇部皮肤上看到明显的印记。在不良唇功能造成的错𬌗畸形的矫治中，唇功能的训练与调整是十分重要的。

2.矫治方法

不良唇习惯的矫治可进行诱导心理治疗，对于效果不好且造成错𬌗的患者需要矫治器矫治，以下介绍几种常用的破除唇习惯的矫治器。

（1）焊唇挡丝的活动矫治器：可在上颌活动矫治器的唇弓上焊两根唇挡丝支开下唇。制作时应避免唇挡丝压迫下切牙或牙龈。这种矫治器只有纠正不良唇习惯，如咬下唇或吸吮下唇的作用，而没有唇肌功能训练的作用。

（2）唇挡：是一种矫治不良唇习惯常用的矫治器，可做在活动矫治器上，也可与固定矫治器联合使用。与固定矫治器联合使用时连接唇挡的钢丝末端插入带环圆管中。唇挡大致分为 2 类，一类为自凝树脂制作的唇挡，内埋 1.0 mm 的钢丝；另一类直接用 1.0～1.2 mm 的钢丝在口内制作前部套以胶管，末端在带环圆管前弯制"U"形曲。这种唇弓便于调整。依唇挡的位置不同，又分为高位唇挡、中位唇挡及低位唇挡 3 种。

高位唇挡：唇挡与下切牙切缘平齐，由于下唇把唇挡向上推，会对下颌磨牙产生直立的作用。

中位唇挡：唇挡位于下切牙的唇面与下唇之间，由于支开了下唇，可使下切牙向唇向移动，也可使磨牙向远中移动。这种唇挡最适合纠正咬下唇的不良习惯。

低位唇挡：唇挡位于下切牙牙根唇面，由于不能支开下唇，所以只有后推磨牙的作用。

在使用唇挡时，应注意使唇挡离开下切牙唇面 2～3 mm，不要压迫切牙或牙龈组织。同时，对于Ⅲ类的患者不能使用下唇挡，否则会由于牙弓内外肌肉力量平衡的改变而使Ⅲ类错𬌗加重。

（3）开窗前庭盾：对于有不良唇习惯者，还可使用开窗前庭盾。这种矫治器比前庭盾更易于让患者接受，适合全天戴用。不仅可纠正不良唇习惯和吮指习惯，而且可对唇肌功能进行训练。如果前庭盾在下颌前移位置上制作，还可矫正由不良唇习惯造成的颌间关系不调。该矫治器用树脂做成，为增加其强度，可在基托内埋以钢丝，戴用初始应注意进行基托的缓冲，调磨压痛点。

（四）口呼吸习惯

口呼吸由于引起头、颌骨、舌位置及姿势的改变，破坏了口腔环境原有的平衡状态，最终会影响颌骨与牙齿的位置，导致错𬌗畸形的发生。人在正常情况下是以鼻呼吸的，只是在某些状态下，口腔才辅助呼吸，在运动中，如通气量在 35～49 L/min 时，部分辅以口呼吸，当通气量在 60～80 L/min 时，口腔参与一半的呼吸。当安静状态下，由于鼻炎、鼻窦炎、鼻甲肥大、鼻中隔偏曲、腺样体增生、腭扁桃体肥大等各种因素造成气道不畅时，使患者口腔呼吸部分或全部取代了鼻呼吸时就会产生呼吸紊乱。

1.临床特点

口呼吸能造成多个器官功能的失调，所以由它引起的错𬌗机制也较复杂。

(1)由于气道阻塞、鼻呼吸不畅,影响了鼻的正常发育,从外观可见鼻根内陷,鼻翼萎缩,鼻底向下发育不足,硬腭不能下降,患者形成腭盖高拱。

(2)由于张口呼吸,失去了唇的封闭作用,造成上颌前突,上切牙唇倾,上唇缩短、外翻。同时,上颌牙弓失去舌的支持而出现上牙弓狭窄,降颌肌群的功能增强,使下颌向后下旋转。口呼吸患者常表现出长面形、颏后缩。临床检查时应注意鼻部和气道,可用棉花纤维或双面镜来观察是否存在口呼吸。

2.矫治方法

对于存在口呼吸的患者,首先应该消除诱发口呼吸的病因,与耳鼻喉科合作,消除引起气道障碍的慢性炎症与增生。只有彻底消除病因,才能纠正口呼吸习惯,彻底矫正不良习惯所造成的错𬌗畸形。

(1)快速扩弓:该矫治方法对口呼吸患者的治疗见效较快,采用快速扩弓矫治器,一般需要3个月时间,口呼吸习惯也能得到矫正。即使是后牙横向关系正常的患者,经过快速扩弓矫治,后牙将出现不利改变,但去除扩弓矫治器后,𬌗关系可随着复发而恢复正常,而口呼吸的矫治效果却不变。

(2)前庭盾:在口呼吸不良习惯的纠正中,前庭盾较为常用。此处使用的前庭盾,类似于功能矫治器,矫治器不施力,前部不与牙齿接触,边缘延展至前庭沟底,制作时应在前牙对刃的基础上制作咬颌蜡,前庭盾具有一定厚度,一般为 2~2.5 mm。初戴时,盾前部可磨出几个小孔,随着治疗的进展,逐渐以自凝塑胶封闭这些小孔。戴此矫治器时,还可进行唇肌功能的训练,同时,还有导下颌向前的作用。总之,前庭盾使口周正常的肌肉力量平衡,以达到矫治口呼吸不良习惯的目的。

二、牙弓关系不调的矫治

在乳牙𬌗与替牙𬌗时期,一些影响患者功能和颅面正常生长发育的错𬌗,需要进行治疗。

(一)前牙反𬌗

在乳牙与替牙期常可见前牙反𬌗的存在,牙源性者较多见,也有由于前牙错𬌗阶段所致的𬌗干扰而造成下颌功能性前伸,如不及时矫治,以引导下颌的正常生长发育,则易形成骨性Ⅲ类错𬌗。

1.调𬌗法

一些患者由于正中𬌗位时的早接触、𬌗干扰(最常见是乳尖牙的干扰),导致下颌前伸。这类患者在正中关系位时,前牙呈对刃或浅覆盖关系(下颌可以后退)。正中𬌗位时反覆盖、反覆𬌗较小,可以采用调𬌗法进行矫治。用咬颌纸检查患者从正中关系至习惯𬌗位运动时的干扰点,分次调磨早接触的点,直至正中关系位时前牙建立正常的覆𬌗、覆盖关系;闭口时闭口道正常,后牙建立正常咬颌关系。

2.下颌联冠斜面导板

该矫治器适用于功能性乳前牙反𬌗,反覆𬌗深、反覆盖小的患者。联冠斜导包括下颌6个乳前牙,斜面导板的角度约为 45°,用氧化锌糊剂粘于患儿下前牙上。斜面导板的斜面与上切牙舌面接触,引导患儿放弃原来的习惯性𬌗位而至正中关系位。一般戴用2周左右,上前牙即可发生唇向移动,下颌可以回到正中关系位,恢复正常的闭合道。若超过1个月后,患者仍未发生相应的改变,则应考虑改换矫治器。因戴此矫治器时,患儿只能进食软质食物。

3.上颌𬌗垫矫治器

对于由于上前牙舌向错位造成的前牙反𬌗,可使用上颌𬌗垫矫治器。后牙需要有足够的固位牙,矫治器前部每个舌向错位的牙上做一个双曲舌簧,通过调整舌簧加力,而矫治前牙反𬌗。

4.下颌后退位𬌗垫

由于干扰等原因造成的下颌功能性前伸与下颌前部间隙的患者,可用此矫治器。𬌗垫在患者下颌后退至正中关系的位置上制作,前部加唇弓,通过双曲唇弓加力内收下前牙而达到矫治反𬌗的目的。

(二)后牙反𬌗与下颌偏斜

由于上颌牙弓的狭窄或不良口腔习惯(如吐舌、吮指等)均可能造成单侧或双侧后牙反𬌗。同时由于早接触的存在常会使患者闭口时产生偏斜,而造成单侧后牙的反𬌗,下牙弓中线偏向反𬌗侧。少数乳牙或混合牙列期患儿的单侧后牙反𬌗是由乳尖牙的𬌗干扰造成的,仅可通过调𬌗消除干扰,即可使下颌恢复正常的闭口道而矫治单侧后牙的反𬌗。在早期后牙反𬌗的矫治中,常用以下2种矫治器。

(1)有扩弓簧和分裂基托的上颌扩弓矫治器。这种矫治器应设计足够的固位装置,否则加力后易脱离牙弓。同时,该矫治器的矫治效果依赖于患儿的合作。

(2)可调式舌弓矫治器中有"W"形弓与四角腭弓矫治器,通过磨牙带环与牙弓相连(可焊接或穿过带环腭侧圆管)。加力后可进行扩弓治疗。四角腭弓比"W"形弓更富有弹性。在矫治器调整使用时,应注意不要压迫腭黏膜和牙龈组织。

(三)上前牙前突

在乳牙或替牙早期的上前牙前突问题,多数是牙性的,且多因吮指与咬下唇等不良习惯造成。当上前牙前突严重影响美观或易使前牙受伤时,即需矫正。当上颌牙弓中存在间隙且覆盖较大时即可使用活动或固定矫治器进行治疗,但应注意,要用口外弓加强支抗。

1.活动矫治器

用哈莱矫治器的双曲唇弓,每月调整 1.5～2.0 mm,可使牙齿移动 1 mm。应注意,加力同时需缓冲腭侧基托 1～1.5 mm。每次复诊时均需对唇弓和基托进行调整。对于覆𬌗较深的患者,应首先戴用平面导板矫治器,待覆𬌗问题解决之后,再内收上前牙。

2.固定矫治器

一般在磨牙上粘带环,前牙粘着托槽。利用弓丝的关闭曲或弹力链内收前牙。关闭曲每月每侧打开 1 mm。注意增强支抗。如果不是每个牙齿均粘着托槽,在矫治过程中应注意调整力的大小,不要将未粘托槽的牙齿挤出牙列。

(四)前牙开𬌗

乳牙与磨牙早期的前牙开𬌗,多数是不良口腔习惯(如吮指、咬唇等)造成的。早期时,如颌骨关系正常,随着口腔不良习惯的纠正,恒牙前牙的开𬌗情况也会得到改善。治疗一般也是针对牙弓狭窄的扩弓治疗与上前牙唇倾的内收。前牙的开𬌗一般不做特殊的治疗,但如果口腔不良习惯得不到控制,会造成骨性的开𬌗。

(五)前牙深覆𬌗

乳牙与替牙早期的深覆𬌗应分析原因,是由于后牙萌出不足还是前牙萌出过度造成的。除较深的覆𬌗给龈组织造成创伤外,一般情况下前牙的深覆𬌗均推迟到恒牙期矫治。

1.后牙萌出不足

后牙萌出不足可用带平面导板的上颌活动矫治器。前部平面导板使磨牙脱离咬颌接触从而促进磨牙的萌出。但是磨牙的萌出是难以控制的因素。矫治器需全天戴用几个月,建立正常的垂直向关系之后,矫治器仍需戴用几个月,以防复发。

2.前牙萌出过度

前牙萌出过度治疗有一定的难度,需要控制上、下前牙的萌出或压低这些牙齿。这种牙齿运动需要温和而持续的力量。力的大小应精确控制且需增加支抗。治疗可用多用途唇弓,通过相对压低前牙而达到矫治的目的。治疗中应注意磨牙的旋转和唇弓对龈组织的损伤。一般情况下,这种治疗要推迟至恒牙初期。

三、替牙障碍

(一)乳牙早失

乳牙早失时常因邻牙的倾斜或对颌牙齿的过长而形成牙列不齐。研究表明乳牙缺失后,缺隙在最初 6 个月内减少的量最多。对于以下情况者应进行缺隙的保持:邻牙明显向缺隙移动、后牙没有良好的尖窝关系、缺牙引起继发性不良口腔习惯、缺牙加重现有的错颌(如牙列拥挤、Ⅱ类错颌下颌牙早失、Ⅲ类错颌者上颌乳牙没有早失),所有继替恒牙胚存在。

1.丝圈式保持器

此型保持器在邻近缺隙的一侧牙上放置带环,并焊上较硬的钢丝,抵在缺隙另一端的邻牙上。丝圈要足够宽,不妨碍恒牙的萌出;同时钢丝不能压迫牙龈组织。由于放置带环的牙易脱钙,一般带环放于乳磨牙上。但丝圈式保持器不能预防缺隙对颌牙齿的过长。

2.局部义齿缺隙保持器

当一个牙段早失牙超过一个或两侧均有乳牙的早失时,常用局部义齿缺隙保持器。在保持缺隙的过程中,还能发挥一定的功能作用。保持器上需设计卡环。乳尖牙处的卡环应不妨碍恒切牙萌出过程中乳尖牙向远中移动。要定期复诊,必要时调整或去除此牙上的卡环。

3.远中靴形缺隙保持器

此型缺隙保持器用于第一恒磨牙未萌出之前、第二乳磨牙早失时。在第一乳磨牙上放置带环,远中焊 0.9 mm 不锈钢丝,在拔除第二乳磨牙后,即黏接该保持器。此保持器远中有一引导面伸入牙槽中与第一恒磨牙近中边缘嵴下方 1 mm 处接触,以引导第一恒磨牙正常萌出。大部分患者能很好地适应该保持器,但应注意,亚急性心内膜炎者慎用,因为安装使用此保护器可增加感染机会。

4.舌弓保持器

多数乳磨牙早失,恒切牙已萌出的患者可以使用舌弓保持器。一般在乳磨牙或两侧第一恒磨牙上置带环,内焊不锈钢丝与恒切牙舌隆突接触,保持牙弓长度,防止后牙的前移。当前移覆颌较深时,有时上颌舌弓会妨碍前牙的咬颌。此时,可改成 Nance 弓或腭杆进行保持。

(二)恒牙早失

因乳牙根尖或牙周病变破坏了恒牙胚的牙囊,致恒牙牙根形成不足 1/3 时恒牙即开始萌出。此时易导致恒牙的感染或脱落,临床上常制作阻萌器,延迟此类恒牙的萌出。常用的阻萌器有丝圈式缺隙保持器上加焊一通过早萌牙颌面的横杆或做义齿缺隙保持器加颌支托。

（三）恒牙迟萌或阻生

乳牙脱落后，继替恒牙牙根已基本形成但仍未萌出者为迟萌或阻生。对于迟萌或阻生的牙齿可通过手术暴露部分牙冠，并施以矫治力导萌的方法使其萌出。但在牙齿导萌之前应确保牙弓中存在足够的间隙。

（四）恒牙异位萌出

恒牙萌出过程中，由于牙量、骨量不调或恒牙牙胚过大，不是先导牙牙根吸收，而是邻牙的牙根吸收，为恒牙的异位萌出。当异位牙萌出时，可先不做处理，定期观察邻牙牙根吸收的情况。有一半患者可以自行调整。不能自行调整者，适当做处理。最常见的恒牙异位萌出致邻牙牙根吸收是第一恒磨牙对第二乳磨牙牙根与侧切牙对乳尖牙牙根的影响。

1.第一恒磨牙的异位萌出

可在局部麻醉下应用0.4 mm的铜丝通过龈下接触点，并在𬌗方面结扎，通过复诊逐渐加力使第一恒磨牙向远中方向萌出。对于铜丝难以通过者，可通过弯制各种竖直弹簧直立第一恒磨牙。对于第二乳磨牙根吸收严重导致早失者，应用缺隙保持器及时保持间隙。

2.恒侧切牙异位萌出

恒侧切牙的异位萌出常导致乳尖牙的早失。若双侧乳尖牙早失或单侧乳尖牙的早失未引起牙弓中线的偏斜者，可用固定舌弓保持间隙。若已经引起牙弓中线偏斜，则应及时拔除对侧乳尖牙后用舌弓保持。

四、骨性错𬌗的生长改良

如果患者存在颌骨间关系的不调，最理想的办法是通过生长改良来矫治，使患儿的骨性问题在生长发育中得到解决。生长改良的目的在于改变患者颅面生长发育的表达，改变生长方向和生长量。无论使用功能性矫治器还是口外力，都是通过力直接作用于牙齿上再传至颌骨，而影响下颌髁突或上颌骨缝的生长的。颌骨的生长改良即是通过刺激颌骨的生长，为上、下颌骨生长创造不同的速度来达到矫治颌骨间关系不调的目的。生长改良这一治疗方式，在治疗中骨的变化是主要的，应尽量减小牙的变化。牙的变化占主要成分时，生长改良是失败的。

（一）生长改良时间

若应用矫治器进行生长改良，患者必须处于生长发育之中。乳牙期时患儿处于生长发育较迅速的时间，在这个时期进行生长改良的矫治时间较短。但是矫治后容易复发，因为颌骨仍按原来的方向生长。如果患儿开始治疗的时间过早，在替牙期时仍需继续治疗，人为地延长了治疗时间。所以，对于一般颌骨畸形的患者，生长改良开始的时间应在替牙期青春期前1～3年，此时生长改良的结果能够较稳定地维持。一般情况下，对于骨骼畸形严重者应较早治疗。存在骨骼畸形的患者50%需要二期治疗，第一期是生长改良消除或减轻颌骨间关系的不调，第二期是矫正余留下来的牙齿问题。

（二）下颌发育不足的矫治

许多Ⅱ类骨性错𬌗下颌发育不足的患者多是由于下颌较小或由于下颌位置偏后。对于这类患者，治疗主要是戴用可以刺激下颌生长的矫治器。功能性矫治器通过前移后缩的下颌改变髁突周围组织的张力来刺激下颌的生长，一般来讲，功能性矫治器可加速下颌的生长，但对增加下颌大小的远期效果较难肯定。

1.矫治前准备工作

当决定使用功能性矫治器进行治疗、确定了矫治目标之后,必须仔细检查上前牙位置。因为用功能性矫治器治疗下颌发育不足的患者,需要将下颌骨向前导4～6 mm。一般情况下,患者具有较大的覆盖,但也有患者由于安氏Ⅱ类2分类错𬌗或安氏Ⅱ类1分类错𬌗的拥挤造成的切牙的错位会产生干扰,影响下颌前移。这类患者治疗的第一步是使上切牙直立或唇向倾斜和排齐前移,创造覆盖,以利于下颌前移建立工作咬𬌗,根据患者需要改变的牙齿数量等情况可选择活动矫治器或固定矫治器。为避免上切牙排齐后的舌向复发,在戴用功能性矫治器前应保持几个月。

2.功能性矫治器的作用

对于下颌发育不足所致的骨性安氏Ⅱ类错𬌗,功能性矫治器的工作咬𬌗是使下颌前移、髁突移开关节窝而刺激髁突的生长,一般功能性矫治器下颌前移量一次不超过4～6 mm,切牙不超过对刃关系,否则患者会感到不适。下颌前移时保持两侧对称,除非需要纠正下颌偏斜的患者。后牙区域一般分开4～5 mm。若以限制矫治中牙齿萌出的变化为主要的目的,应减小后牙区打开间隙至3～4 mm,后牙𬌗面加𬌗支托。对于面下部高度较大的患者,可通过加大后牙区域咬𬌗打开的距离至5～6 mm,以刺激肌肉等软组织的收缩,而限制磨牙的萌出。Ⅱ类错𬌗患者常用的功能性矫治器为活动的(如 Activator 或 Bionator 矫治器)或固定型(如 Herberst 矫治器)。

(三)上颌发育过度的矫治

安氏Ⅱ类错𬌗患者的上颌发育过度常有垂直向及前后向的成分。这两点均会造成Ⅱ类错𬌗,因为在上颌向前、向下运动时,下颌向后、向下旋转,表现出对下颌向前生长型限制。治疗的目的是限制上颌的生长以使下颌向前生长与上颌相适应,常用的矫治器是口外力矫治器。

1.口外力的作用

口外力作用于骨缝上而减小上颌骨向前、向下的生长。对于生长发育期的儿童口外力基本上是通过头帽或颈带作为支抗的口外弓作用于上颌第一磨牙。戴用时间为每天12～14小时,力量每侧为350～450 g,过大的力量(超过1 000 g)会对牙齿及支抗结构造成伤害,但并不会增加对颌骨生长改良的效果。牵引力的方向应根据患者的垂直向关系而定。牵引力向远中、向下,将会加速上颌的垂直向生长,并使下颌向下、向远中移动;牵引力向上后将会限制上颌骨的垂直向生长,对于短面型的Ⅱ类错𬌗患者应慎用。在使用口外力时,力量直接作用于上磨牙上,不可避免的引起上磨牙的远中移动,但应注意尽量使磨牙整体移动,避免远中倾斜移动。磨牙的伸长和压入要视所期望的上、下颌垂直向变化而定。大部分Ⅱ类患者在使用口外力时不希望磨牙的伸长,因为此会限制下颌向前生长。

2.头帽的选择

头帽选择有以下几点。

(1)支抗的部位:高位牵引、颈牵引与联合牵引。高位牵引施于牙齿与上颌以向后上的力量,颈牵引为向前下方的力,联合牵引根据2部分的分力大小而定。支抗部分的选择根据患者最初的垂直面形而定。

(2)头帽与牙齿的连接方式:常规的方式是面弓与磨牙颊管连接,也可以将面弓与上颌活动矫治器相连(常为上𬌗板或功能矫治器),在上颌垂直向发育过度的患者中较常见。

(3)上颌与牙齿是整体移动还是倾斜移动:除非作用力线经过牙齿与上颌的抗力中心时,才不发生旋转。磨牙的抗力中心在根中、根颈1/3交界处,上颌骨抗力中心位于前磨牙区牙根之上。

3.口外弓应用注意事项

在Ⅱ类错𬌗导下颌向前的患者,使用口外弓时,应将口内弓对称性调宽约 2 mm,对上颌产生一些扩弓作用,戴入时应稍压紧内弓,否则前导下颌易产生后牙段的反𬌗。内弓部分仅在磨牙颊面管处与牙齿接触,其他部位内弓均离开牙面 3~4 mm。口外弓调整后要产生理想的力且与颊部离开几个毫米。应用时还应注意不断调整口外弓的位置,因为牵引有时会改变位置。

(四)上颌骨发育不足的矫治

由于上颌发育不足而造成的安氏Ⅲ类错𬌗较容易发现,也是替牙期中最难矫治的一类错𬌗。这类上颌发育不足的患者,早期治疗是必要的。

1.前方牵引面具矫治器

这种矫治器的应用,使由于上颌发育不足而造成的Ⅲ类错𬌗能很快地得以矫正,矫治效果一般在 6 个月即可表现出来,通过上颌骨的前移(2 mm 左右)、上颌牙列前移及抑制下颌骨的向前生长、改变其生长方向来完成。对于治疗前即有前下面高过大的患者应慎用。前方牵引矫治器最适合在上颌恒中切牙萌出所处的发育期时使用。在利用牵引面具矫正使牵引建立 4~5 mm 覆盖关系时才能停止,因为有一定的概率复发。矫治结束之后,一般距固定矫治器的戴用还有较长一段时间,此阶段可戴用活动保持器或 FR-Ⅲ 功能性矫治器进行保持。

2.功能性矫治器

FR-Ⅲ功能性矫治器是治疗由于上颌发育不足所致的安氏Ⅲ类错𬌗很有效的口内装置,且较前方牵引装置隐蔽,患者除用餐及刷牙外全天均可戴用。FR-Ⅲ功能性矫治器所产生的矫治效果与前方牵引面具相同,只是矫治效果比牵引面具要慢,一般治疗需 1~2 年。但是,FR-Ⅲ功能性矫治器带有唇挡和颊屏,对软组织作用的调节比面具矫治器强,尤其对于那些存在上颌肌肉兴奋亢进的患者。

(五)垂直发育过度的矫治

骨性开𬌗或长面综合征的患儿一般具有正常的面上部和上颌高度。这些患者上颌后部向下倾斜、前牙开𬌗且几乎均有后牙的过度萌出。许多人下颌升支较短、下颌平面较陡,前后面高比例失调,理想的治疗是控制垂直生长,使下颌向前、向上旋转。但是,垂直向的生长发育持续的时间较长,能持续到青春期后期。所以,即使替牙期的生长改良是成功的,积极的保持仍需持续若干年。

1.上颌磨牙的高位牵引

垂直向过度发育的处理方法是保持上颌的垂直位置,而用高位牵引头帽限制上磨牙的萌出。牵引的方式同Ⅱ类错𬌗的矫治。

2.上颌平面导板加高位牵引头帽

在口外弓的舌侧加平面导板或另外戴用塑料𬌗垫与整个牙列牙齿接触。这种矫治器对于垂直向发育过度,上牙龈过多露出的患者是较有效的。但是,需要患者在较长的治疗时间内很好的合作。

3.有𬌗垫的功能矫治器

戴用有后牙𬌗垫的功能矫治器,利用功能矫治器对上颌生长的限制作用及𬌗垫限制后牙萌出的作用达到矫治目的。在戴用功能矫治器后进行固定矫治器排齐时,也要戴用一个𬌗垫矫治器,因为固定矫治器排齐牙列时,不能抑制后牙的继续萌出。

4.高位牵引加有𬌗垫的功能矫治器

在有𬌗垫的功能矫治器前磨牙区的𬌗垫内埋入颊面管,在调整下颌向前移动的同时,控制磨牙的萌出、抑制上颌骨的向前生长。2个矫治器的联合使用,使得口外力作用点更接近于上颌骨的抗力中心,而不仅是作用于上颌第一磨牙上。同时,口外力的使用,对功能矫治器效果的维持是有效的。

五、序列拔牙

序列拔牙是一种常用于治疗牙与牙弓大小不调的早期治疗方法。通过有顺序地拔除一系列牙齿以利于恒牙的顺利萌出,这种治疗的结果通常要拔除4个前磨牙,但也不能排除序列拔牙后仍需使用矫治器。

(一)适应证

序列拔牙是一种较长期的治疗方法,需要正畸医师的严密控制。一般来讲,序列拔牙仅适用于安氏Ⅰ类错𬌗,对于安氏Ⅱ类及Ⅲ类错𬌗的患者,替牙阶段主要是矫治颌骨间关系的不调。适用于进行序列拔牙矫治的患者应具备以下特征。

1.恒牙胚无缺失

决定进行序列拔牙治疗的患者,先进行全口牙X线检查。证明无恒牙缺失者才能继续治疗。

2.较严重的牙列拥挤

经替牙期间隙分析有中度以上的牙列拥挤者。

3.无明显颌骨关系的异常

颌骨间关系存在明显的异常者,替牙期需对颌骨关系异常进行矫治。

4.家属情况

父母存在较严重的牙列拥挤。

(二)序列拔牙的步骤

1.乳尖牙的拔除

一般在7～7.5岁,拔除上、下颌乳尖牙,有利于恒侧切牙的萌出、改善中切牙位置、预防尖牙的严重近中错位。但有时下尖牙的萌出早于第一前磨牙,故有时可先拔除第一乳磨牙以利于第一前磨牙早萌,避免尖牙牙胚远中移动而致的第一前磨牙阻生。序列拔牙中第一阶段是拔除乳尖牙还是乳磨牙要视患者的牙胚发育与错𬌗情况而定。

2.第一乳磨牙的拔除

9～10岁时拔除第一乳磨牙,促进第一前磨牙的萌出。在此阶段仍需进行间隙分析以确定是否要拔除前磨牙。如是肯定的,则拔除第一乳磨牙。

3.拔除正在萌出的第一前磨牙

此期第一前磨牙的拔除,可促进尖牙的向远中移动,进入第一前磨牙的拔牙间隙,避免尖牙的近中错位。在这阶段拔牙前,需再次进行间隙分析后进行。

(三)序列拔牙的注意事项

序列拔牙治疗历时数载,需要正畸医师的严密监控和患者的良好合作。序列拔牙治疗的患者需要定期进行复查,每4个月取一次牙𬌗模型记录与曲面断层片,以利医师对拔牙的部位和拔牙时间做出正确的判断。如果患儿与家长能够很好地配合,能缩短疗程。

另外,一些患者在拔牙后的自行调整期间内,拔牙隙邻近的牙齿可能向缺隙倾斜或遗留数毫米的间隙,前牙会舌向移动、竖直,造成前牙的深覆𬌗。这些问题仍需戴用固定矫治器或平面导板矫治器进行治疗,否则将有可能引起更严重的错𬌗。

(于秀莉)

第六节　阻生牙与埋伏牙的矫治

牙齿因为骨、牙或纤维组织阻挡而不能萌出到正常位置称为阻生。轻微阻生时牙齿可能萌出延迟或错位萌出;严重时牙齿可能埋伏于骨内成为埋伏牙。阻生、埋伏牙在正畸临床较为常见,在安氏Ⅰ、Ⅱ、Ⅲ类错𬌗中都有发生。阻生、埋伏牙常发生在上颌中切牙,上颌尖牙,下颌第二恒磨牙,下颌第三磨牙。阻生牙的存在,给正畸治疗增加了难度,有时甚至给治疗结果带来缺陷。

一、上颌中切牙

(一)上颌中切牙的发育与萌出

上中切牙牙胚位于乳切牙的腭侧上方。出生前即开始增殖、分化,生后3～4个月牙冠开始矿化,4～5岁时矿化完成,7～8岁时开始萌出,但变异较大。大约在10岁时牙根发育完成。

中国儿童上颌中切牙萌出的时间,男性平均为8.1岁,女性平均为7.8岁。

(二)上颌中切牙阻生的患病情况

据北京医科大学口腔医学院正畸科资料显示,在门诊错𬌗病例中,上颌中切牙阻生者约占2.3%,男性略多于女性。上颌中切牙阻生多发生于单侧,发生双侧者也可见到,还可见到合并侧切牙、尖牙同时阻生者。

(三)病因

1.乳切牙外伤

乳切牙易于受外伤,并因此影响到恒中切牙的正常发育,使中切牙牙根弯曲,发育延迟,而引起埋伏。应当注意的是乳切牙的外伤不易确定,一些原因不明的中切牙阻生很可能属于此。

2.乳牙因龋坏滞留或早失

乳牙因龋坏滞留或早失使恒牙间隙不足而阻生。

3.多生牙

切牙区是多生牙的好发部位。多生牙位于中切牙萌出路径时,中切牙萌出将受阻。

(四)上颌中切牙埋伏阻生的处理

(1)X线检查可确定阻生中切牙牙齿的发育,包括牙冠、牙根的形态,有无弯根、短根,发育是否较正常侧中切牙延迟,是否有多生牙存在。阻生中切牙多位于唇侧,但应在X片上确定牙齿的位置、方向、与邻牙关系。

(2)多生牙引起的中切牙阻生,8～9岁时拔除多生牙后,中切牙能自行萌出,但萌出后多有位置不正,需进一步正畸治疗。

(3)10岁以上的患者,若中切牙埋伏阻生,应当先以正畸方法为阻生的中切牙开拓出足够的间隙,并且在弓丝更换至较粗方丝时,再进行开窗术。

(4)开窗多从唇侧进行,若中切牙表浅则可直接粘托槽;若中切牙位置较深,则宜做转移龈瓣开窗。即刻粘托槽之后在托槽上置一结扎丝做成的牵引钩,或置一链状弹力圈,缝合龈组织,使牵引钩(弹力圈)末端露在创口之外以便牵引,这样处理有利于中切牙龈沿形态。注意手术不要暴露过多的牙冠。

(5)弱而持久的矫治力牵引中切牙入牙列。

(6)对于冠根倾斜、唇舌向旋转、严重异常的埋伏阻生中切牙,可以手术暴露阻生牙牙冠的任何一部位,粘托槽并牵引出骨后再重新黏着托槽定位牙冠。

(7)牵引入列的中切牙宜过矫正使其与对𬌗牙覆𬌗偏深。有时中切牙唇向、牙冠较长,需要加转矩力使牙根舌向移入骨内。

(8)必要时行牙龈修整术。

(9)形态发育严重异常、严重异位或有可能伤及邻牙的埋伏阻生中切牙,确实无法保留时,可以拔除,并根据正畸的设计,近中移动侧切牙并修复成为中切牙外形;或者保留间隙,以义齿修复。

二、上颌尖牙

(一)尖牙的发育与萌出

上颌恒尖牙牙胚位于乳尖牙腭侧的上方、下颌恒尖牙牙胚位于乳尖牙的舌侧下方。出生后尖牙牙胚即开始增殖、分化,4~5 个月时牙冠开始矿化,6~7 岁时矿化完成。上颌尖牙 11~13 岁时开始萌出,13~15 岁时牙根完成;下颌尖牙在 10~12 岁时开始萌出,12~14 岁时牙根完成。

我国儿童上颌尖牙萌出的时间,男性平均为 11.3 岁,女性平均为 10.8 岁;下颌尖牙男性平均为10.6 岁,女性平均为 10.3 岁。

(二)上颌尖牙的萌出异常

1.原因

(1)上颌尖牙萌出路径较长,易于受阻而发生唇向或腭向错位。

(2)上颌尖牙是上前牙中最后萌出的牙齿,由于前拥挤的存在,上尖牙萌出受阻。唇向异位的尖牙中 83% 的患者有间隙不足。

(3)腭向异位的上颌尖牙遗传因素起主导作用,而与局部因素无关,如乳牙滞留、拥挤等。安氏Ⅱ类患者尖牙阻生较多且有家族倾向。

2.患病率

根据瑞典的一项研究资料显示,上尖牙阻生错位萌出在自然人群中的患病率为 1.5%~2.2%,其中腭向错位占 85%,唇向错位占 15%;女孩比男孩上尖牙阻生的情况多见。

中国儿童上尖牙唇侧阻生错位的情况较多见,这是否与中国儿童牙列拥挤较为常见,或者为人种族差异所致,尚待进一步研究。

下颌尖牙阻生错位的情况比上颌少见,Dachi 等报道为 0.35%。

3.错位尖牙造成的问题

(1)相邻侧切牙发育异常:研究表明腭向错位的上颌尖牙患者中,约有 50% 伴有相邻侧切牙小或呈钉状、甚至先天缺失。小或钉状侧切牙牙根不易被腭向异位的尖牙牙冠压迫吸收,而正常大小的侧切牙牙根常位于异位尖牙的萌出道上,因而牙根容易受压吸收。

(2)邻牙的根吸收:上尖牙阻生伤及相邻切牙牙根的发生率为12.5%~40%,女性比男性常见。牙根的受损是无痛性且呈进行性发展的,可以造成邻牙的松动甚至丢失。

(3)阻生尖牙囊性变,进而引起局部骨组织损失,且可能伤及相邻切牙牙根。

(4)尖牙阻生增加了正畸治疗的难度和疗程,严重阻生的尖牙可能需要拔除。

(三)上颌尖牙阻生的早期诊断

萌出过程正常的上颌尖牙,在萌出前1~1.5年,可在唇侧前庭沟处摸到硬性隆起。有资料表明男孩13.1岁、女孩12.3岁时,80%的尖牙已萌出。因此在8岁或9岁时应开始注意尖牙的情况以便及早发现错位的尖牙,特别是有家庭史、上侧切牙过小或先天缺失的患者。临床上如有以下情况应进行X线检查。

(1)10~11岁时在尖牙的正常位置上摸不到尖牙隆起。

(2)左右侧尖牙隆起有明显差异。

(3)上侧切牙迟萌,明显倾斜或形态异常。

X线片包括口内根尖片、全口曲面断层片、前部殆片,有条件者可拍摄前部齿槽断层片,以精确埋伏阻生牙的位置是唇向或者腭向、侧切牙牙根是否受累。侧切牙牙根受损在根尖片上常不能确诊。

(四)上颌尖牙阻生的早期处理

(1)如果早期诊断确定上颌恒尖牙阻生而牙弓不存在拥挤时,拔除乳尖牙后绝大多数阻生的恒尖牙可以正常萌出。有研究报道一组10~13岁上尖牙严重错位、牙弓不存在拥挤的患者,在拔除乳尖牙后,78%的腭侧阻生的恒尖牙能自行萌出到正常位置,但12个月后X线片无明显改善者,恒尖牙将不能自行萌出。拔除上颌乳尖牙使恒尖牙自行萌出的适应证如下:①牙弓无拥挤。②尖牙腭向异位。③10~13岁。

(2)对伴有牙列拥挤的病例,单纯拔除乳尖牙对恒尖牙的萌出并无帮助,必须同时扩展牙弓、解除拥挤,才能使恒尖牙正常萌出。

(五)上颌尖牙埋伏阻生的处理

患者年龄超过14岁而上颌尖牙仍未萌出者,应考虑到上颌尖牙埋伏阻生的可能性,并以X线检查确定尖牙的位置、发育和形态。

1.治疗方法

(1)外科开窗暴露尖牙冠,再用正畸方法使尖牙入牙列。

(2)拔除埋伏尖牙,然后再行下列处置:①正畸方法:用第一前磨牙代替尖牙。②修复尖牙或种植。③自体移植。其中以外科开窗后正畸牵引的使用最为广泛。

2.唇侧埋伏阻生上颌尖牙的处理

(1)如果间隙足够或经正畸开展后足够,唇侧埋伏阻生的尖牙有可能自行萌出。因此正畸治疗开始6~9个月内不考虑外科开窗,而只进行排齐、整平、更换弓丝至0.45 mm×0.625 mm(0.018英寸×0.025英寸)方丝。

(2)若在方丝阶段尖牙仍未萌出则应外科暴露阻生尖牙冠。根据尖牙的位置有以下术式:①根尖部复位瓣。②侧方复位瓣。③游离龈移植。④闭合式助萌技术。

其中闭合式助萌术是最好的方法,即剥离升高龈瓣,暴露尖牙冠,黏合附件后缝合瓣,使之覆盖牙冠。此法能获得较好的龈缘形态,但若托槽脱落,则需再次手术和粘托槽。

应当注意的是当埋伏的尖牙冠与侧切牙根相邻时,会造成侧切牙牙冠倾斜。此种情况下,只有在外科术后将尖牙从侧切牙根区移开才能排齐整平侧切牙,否则可能伤及侧切牙牙根。

3.腭侧埋伏阻生上颌尖牙的处理

(1)由于腭侧的骨板和黏膜较厚,腭侧阻生的尖牙很少能自行萌出而必需外科开窗助萌。

(2)腭侧阻生的上颌尖牙有粘连牙的可能。这在年龄较小的患者中少见,但在成人中却可见到。因此,对拥挤伴尖牙埋伏的患者特别是成年患者应当小心。若治疗需要拔除前磨牙,应当先处理埋伏尖牙,待埋伏尖牙在正畸力作用下开始正常移动之后再拔除前磨牙。那种认为由外科医师"松解"粘连牙,然后再行正畸移动的观点并不可靠,因为外科医师很难做到"适当"的"松解",且牙齿"松解"之后可再度粘连。

(3)外科开窗后,腭侧阻生牙很少能自动萌出。开窗之后必须开始牵引,因为萌出过程太慢,组织可能愈合而需要第二次开窗。

(4)腭侧埋伏尖牙的开窗术,应检查尖牙的动度,特别是成年患者,若尖牙为粘连牙,应更改矫治设计,拔除尖牙。

(5)以方形弓丝稳定牙弓,使用弱而持久的力牵引尖牙入牙列,防止牵引过程中邻牙的压低和唇舌向移位。为使尖牙顺利入列,为尖牙准备的间隙应比尖牙稍大。

(6)有研究表明,在成年患者腭侧阻生尖牙的治疗过程中,有20%出现死髓,75%发生颜色的改变。因此,要告知患者这种风险,并要避免过分地移动牙齿。

(7)腭侧埋伏阻生的尖牙矫正后复发倾向明显,因此宜早期矫正旋转,进行足够的转矩控制使牙根充分向唇侧移动,必要时行嵴上牙周环形纤维切除术,并使用固定装置保持。

(8)上颌尖牙腭侧阻生是正畸临床中的疑难病例,疗程将延长6个月,并存在若干风险,对此应有估计并向患者说明。

(六)下颌尖牙埋伏阻生

下颌尖牙埋伏阻生很少见。若出现埋伏阻生,多在侧切牙的舌侧。治疗程序为开拓间隙,方形弓丝稳定牙弓,外科开窗暴露埋伏尖牙冠、粘托槽、牵引。埋伏阻生的下颌尖牙偶有粘连而不能萌出。

(七)尖牙异位萌出

1.尖牙-前磨牙异位

尖牙-前磨牙异位是最常见的牙齿异位。

2.尖牙-侧切牙异位

尖牙-侧切牙异位见于下颌。

已完全萌出的异位尖牙很难用正畸的方法将其矫正到正常位置。

(八)尖牙拔除

正畸治疗很少拔除尖牙,唇向异位的上颌尖牙更禁忌拔除。尖牙拔除的适应证如下。

(1)尖牙位置极度异常,如高位且横置的埋伏上尖牙。

(2)尖牙位置造成移动的危险,如尖牙埋伏于中、侧切牙之间。

(3)尖牙粘连。

(4)尖牙牙根存在内吸性或外吸性,尖牙囊肿形成。

(5)患者不愿花更多的时间治疗。

三、下颌第二恒磨牙

(一)下颌第二恒磨牙的发育与萌出

下颌第二恒磨牙牙胚位于第一恒磨牙远中牙槽突内,出生前即开始增殖,2.5～3岁时牙冠开始矿化,7～8岁时矿化完成,11～13岁萌出,所以又称"12岁磨牙",根形成在14～16岁。

中国儿童下颌第二恒磨牙的萌出时间,男性平均年龄为12.5岁,女性为12.0岁。

(二)下颌第二恒磨牙阻生的处理

下颌第二恒磨牙阻生在临床上随时可见,并可能伴有囊性变。根据阻生的严重程度,处理方式不同。

1.下颌第二恒磨牙轻度阻生

(1)第二恒磨牙前倾,远中可能已露出牙龈,近中与第一恒磨牙牙冠相抵,第二恒磨牙的近中边沿嵴位于第一恒磨牙远中外形高点的下方。此时可以采用弹力分牙圈松解两牙的接触点,使第二恒磨牙自行萌出。

有时第一恒磨牙带环对第二恒磨牙的萌出起阻挡作用,应暂时去除带环,改为黏着式颊面管。

(2)因阻生造成下颌第二恒磨牙舌倾的情况较为常见,若同时存在上颌第二恒磨牙颊向或颊倾,两牙将形成正锁𬌗关系。

第二恒磨牙的锁𬌗在其萌出过程中,矫正比较容易。简单地粘托槽或颊面管,以细丝纳入即可使其进入正常萌出位置。第二磨牙建𬌗后,锁𬌗的矫正相对困难,患者年龄越大,矫治难度越大。矫治的方法有2种:锁𬌗牙齿颌间交互牵引,或方形弓丝对第二恒磨牙加转矩(上颌冠舌向,下颌冠颊向)。交互牵引作用较强,但却有升高后牙的不利效果。应当注意的是锁𬌗牙的矫正需要间隙,当后段牙弓存在拥挤时,可能需要减数,如拔除第三磨牙。

2.下颌第二磨牙严重阻生

(1)当第三磨牙缺失或过小时,可行外科开窗暴露第二恒磨牙牙冠,然后用正畸方法使之直立。

(2)当第三磨牙发育正常时,可以拔除阻生的第二恒磨牙。若患者年龄较小(12～14岁),第三磨牙可自行萌出到第二恒磨牙的位置;若患者年龄较大,则往往需要正畸辅助治疗。

有关研究表明,下颌第三磨牙牙胚的近远中倾斜度对其最终位置并无影响,第二磨牙拔除之后,第三磨牙牙胚的倾斜度有减小的趋势;同样,舌倾的第三磨牙也不是拔除第二磨牙的禁忌证,在拔除第二磨牙后,许多舌倾的第三磨牙变得直立。在第三磨牙发育早期,牙胚与第二恒磨牙之间常存在间隙,此间隙将在发育中消失,因而此种情况也不是拔除第二恒磨牙的禁忌证。

在第三磨牙发育的任一阶段拔除下颌第二恒磨牙对第三磨牙萌出位置影响并不大。一般来说,第二磨牙越早拔除,等待第三磨牙萌出的时间越长,疗程也越长。但临床上为治疗牙列拥挤,常需要较早拔除。拔除下颌第二恒磨牙后,许多患者需要正畸辅助治疗,使第三恒磨牙达到正常位置,因此治疗要延至第三磨牙萌出后,对此医患双方应达成共识。

(三)直立下颌第三磨牙的方法

下颌第二磨牙阻生而在正畸治疗中被拔除的患者,或者拔除前磨牙后,下颌第三磨牙已萌出、但位置不正的患者,需要用正畸方法直立。

1.一步法

一步法适用于轻中度近中倾斜阻生的患者。在部分萌出的下颌第三磨牙颊侧粘颊面管,其余牙齿全部粘托槽,或者仅第一磨牙粘托槽,两侧第一磨牙之间的舌弓相连加强支抗。以螺旋弹簧远中移动并直立第三磨牙。

2.二步法

二步法适用于近中倾斜较明显,不可能在颊侧粘颊面管的患者。治疗可延至 18～19 岁,下颌第三磨牙无法自行调整位置时进行。先在𬌗面粘颊面管使以片断弓和螺旋弹簧对第三磨牙冠施加远中直立力,当第三磨牙位置改善之后,再在颊侧粘颊面管继续治疗。

四、下颌第三磨牙

(一)第三磨牙的发育与萌出

第三磨牙的发育、矿化与萌出在个体之间有很大的差异。开始发育可早至 5 岁或晚至 16 岁,一般多在 8～9 岁。有的儿童牙冠的矿化早至 7 岁,有的却晚至 16 岁,一般在 12～18 岁牙冠矿化完成,18～25 岁牙根发育完成。萌出时间也很不相同。Hellman 报道平均为 20.5 岁。Haralabakis 报道为 24 岁,Fanning 报道女性平均为 19.8 岁,男性平均为 20.4 岁。

发育较早的第三磨牙并不总是萌出较早。许多调查显示 70％以上的下第三磨牙变为阻生,也有报道 10％的第三磨牙不发育而先天缺失。

下颌第三磨牙矿化的早期,𬌗面稍向前并向舌侧倾斜,以后随着升支内侧骨的吸收、下颌长度的增加,牙胚变得较为直立。与此相反,上颌第三磨牙向下、向后并常常向外萌出,因此,有造成深覆盖或正锁𬌗的可能。由于舌肌和颊肌对上、下颌第三磨牙牙冠的作用,而将使其自行调整,但若间隙不足,则将发生锁𬌗。

(二)下颌第三磨牙阻生的发生率

由于样本不同,阻生的定义不同,下颌第三磨牙阻生率报道的结果差别很大。在许多人群中下颌第三磨牙的阻生率可能为 25％或更高。另外,在正畸临床"不拔牙矫治"的患者中,30％～70％者将可能发生下颌第三磨牙阻生。

(三)病因

由于人类进化中颌骨的退缩,使位于牙弓最后的第三磨牙常常因间隙不足而发生阻生。除了这一种族化的背景之外,以下局部因素可能与第三磨牙阻生有关。

(1)下颌骨较小,生长方向垂直。

(2)下颌宽度发育不足。

(3)第三磨牙发育延迟,将使阻生的可能性增加。

(4)第三磨牙萌出角度不利。

(四)下颌第三磨牙阻生的类型

根据 Richardson 研究,下颌第三磨牙阻生分为以下 5 种类型。

1.萌出角减小

第三磨牙𬌗面与下颌平面形成的夹角,即第三磨牙萌出角逐渐减小,第三磨牙逐渐直立,但仍不能完全萌出。此种类型占阻生下颌第三磨牙的 46％。

2.萌出角保持不变

此种类型占阻生下颌第三磨牙的 13％。

3.萌出角逐渐增大

牙齿生长时向近中更加倾斜,导致萌出角逐渐增大水平阻生。此种类型占阻生下第三磨牙的 41%,且无法预测。

4.萌出角发生有利改变

萌出角发生有利改变,但因间隙缺乏,仍不能萌出形成垂直阻生。

5.萌出角过度减小

萌出角过度减小致第三磨牙向远中倾斜阻生,此种情况不多见。

Richardson 认为下颌第三磨牙萌出行为的不同是因其牙根发育的差异。当近中根发育超过远中根时,萌出角减小,牙齿逐渐直立;而当远中根发育超过近中根时,萌出角增大,牙齿更向近中倾斜。

(五)正畸治疗对下颌第三磨牙萌出的影响

1.不拔牙矫治

不拔牙矫治增加了第三磨牙阻生的可能性,这是因为治疗中常需要将下颌第一磨牙和第二磨牙远中倾斜。同样的原因,口外弓推上颌磨牙向远中,减小了上第三磨牙的可利用间隙,使第三磨牙阻生的可能性增加。

2.第二磨牙拔除

拔除第二磨牙后,第三磨牙萌出空间明显增大,几乎所有患者的第三磨牙都可以萌出,但萌出的时间却相差很大,从 3~10 年不等,也很难预测。虽然上颌第三磨牙常可自然萌出到正常位置,但下颌第三磨牙位置常需正畸直立,将使治疗延长到 20 岁左右。

3.前磨牙拔除

一般认为,前磨牙的拔除能增加第三磨牙萌出的机会。Ricketts 发现前磨牙拔除能为下颌第三磨牙提供 25% 以上的间隙,有 80% 的第三磨牙能萌出,而不拔牙矫治的对照组中下第三磨牙萌出仅占 55%。Richardson 认为,从为下颌第三磨牙提供间隙的观点看,第二前磨牙拔除比第一前磨牙拔除更好。

大多数拔除前磨牙的患者磨牙前移 2~5 mm,然而增加的这一间隙并不总能使第三磨牙萌出。对前牙严重拥挤或明显前突的患者,拔牙间隙应尽可能用于前牙的矫正,第三磨牙增得的间隙更是有限。因此拔除 4 颗前磨牙的患者有时仍然需要拔除 4 颗阻生的第三磨牙,总共是 8 颗牙齿,应当将这种可能性事先向患者说明。

(六)第三磨牙拔除的适应证

(1)反复发作的冠周炎。

(2)第二磨牙远中龋坏或第三磨牙不用于修复。

(3)根内或根外吸收。

(4)含牙囊肿。

(5)因第三磨牙造成的牙周问题波及第二磨牙。

(6)正畸治疗。

正畸临床为解除拥挤而拔除第三磨牙的情况并不多见,但 MEAW 矫治技术常设计拔除第三磨牙,直立后牙,矫治开𬌗。对于正畸治疗后为预防下前牙拥挤复发而拔除无症状的第三磨牙的做法目前仍存在分歧。一项对正畸治疗完成后未萌第三磨牙的追踪研究发现,某些患者出现第二磨牙牙根吸收、第二磨牙远中牙槽嵴降低,因此,这样的患者宜每 2 年对第三磨牙进行一次 X 线检查,必要时再行拔除。

(于秀莉)

第四章

牙体缺损修复

第一节　前牙的部分冠美学修复

前牙美学部分冠是指使用全瓷材料,联合借助固位形固位和黏结固位 2 种固位形式,对前牙较大面积缺损进行美学修复的修复体形式。按照传统的定义,部分冠往往是由金属制作,主要是应用于牙齿唇颊面完整,而其他轴面或咬合面需要修复治疗的患者。但是,随着瓷材料的发展,尤其是瓷与牙体组织之间的黏结技术的不断成熟,越来越多的前牙大面积牙体缺损可以使用部分冠进行修复。部分冠可以看成是瓷贴面的变体,或者是不完整的全冠,是介乎两者之间的修复形式。多使用长石类、光线通透性好的瓷材料,使用铸造或计算机辅助设计/计算机辅助制造加工的手段制作。其特点是设计灵活,其宗旨是在最大限度地保护余留牙体组织与获得固位之间达到平衡,并满足美观的需求。

一、适应证

如果牙体的缺损通过瓷贴面修复无法获得足够的强度,而使用全冠修复又要磨除过多健康牙体组织时,可采用部分冠修复。例如,前牙的缺损涉及切缘和切角及大部分牙体,有较大的缺损间隙需要使用修复手段恢复与邻牙的接触关系时。

二、牙体预备

部分冠的使用是为了在进行牙体预备时使用合理的最小预备量,在获得修复体的固位和抗力的同时,尽量多地保留健康牙体组织,并留有充足的黏结面积。瓷贴面的固位力完全依靠黏结力,冠的固位力来自固位形。部分冠的固位力不仅要来自牙体预备产生的固位形,还要利用黏结剂所获得的黏结力,两者缺一不可。

在进行牙体预备时,应考虑 4 个方面。

(1)保护牙髓牙本质复合体,尽量少磨除健康的牙体组织。

(2)尽量增大黏结面积:黏结剂能与釉质形成稳定持久的黏结,而与牙本质的黏结受多方面因素限制,因此,应尽量多地保留釉质黏结面积。在牙齿上能利用的黏结面积越大,所获得的黏结力就越大。

（3）单纯依赖黏结尚不能提供部分冠足够的固位，需要用固位形辅助固位。因此，在不占用黏结面积的前提下设置辅助固位，如增加侧壁固位、固位沟槽等。

（4）需要保留足够的修复体的厚度，以满足修复体自身强度的要求：全瓷修复材料，尤其是长石类瓷，虽然有较为理想的透光性，但强度较低。瓷材料的断裂起始于材料表面的微裂纹，在外界应力的作用下发生扩展，最终导致材料整体的失效断裂。导致材料断裂的最小应力与材料本身的厚度呈反比。因此，在部分冠承受力的区域保留足够的瓷材料厚度才能使部分冠在咬合时不致发生断裂。

三、部分冠的美学处理

（一）部分冠设计时的美学考虑

修复体的边缘与牙体组织的结合区是美学处理的薄弱环节，因为修复体需要通过黏结剂与牙齿黏固，修复体和黏结剂的折光率和遮光率与天然牙齿有差异。因此，应尽量将修复体与牙齿的结合区放置在肉眼难以辨别的区域，如邻面和唇面的颈缘处。利用修复体的折光性，在设计修复体的外形和边缘线时，可适当制作成有一定厚度的斜面，既扩大了釉质的黏结面积，同时也使颜色过渡得更自然。

（二）部分冠黏结时的美学处理

当制作完成的部分冠修复体在口内试戴时，需要使用与黏结树脂颜色一致的试色糊剂，模拟黏固后的色彩学效果。如果发现最终的混色效果未达到整体美学要求，可从2个方面作出调整。

1.修复体本身的染色处理

部分冠的修复体一般是由长石类材料制作，有与之相配套的瓷外染色金属氧化物材料，以低于材料软化温度的烧结温度和程序，对修复体进行染色处理。

2.调节黏结树脂的颜色

部分冠的黏结类似于瓷贴面，因此可以使用瓷贴面的树脂黏结系统，使用不同颜色的黏结树脂混色调配出适合的颜色，也可以在黏结树脂中加入着色树脂调配混色效果。

（袁　玲）

第二节　残根及分根术后桩核冠修复

龋坏、牙折等导致的牙体缺损，最严重的程度无疑是缺损位置深达龈下，或到牙槽嵴顶水平或之下（图4-1），此时在桩核的颈部通常由于无全冠包绕，而很有可能根折。如果不采用特殊的方法，则很难达到满意的修复效果。有时为了美观而将冠的边缘放置在龈下，但如果超过一定限度则不仅会导致全冠边缘适合性不良，也会破坏牙周软组织附着的生物学宽度，导致修复后难以愈合的龈炎甚至牙周炎，需要拆除重新修复。要想重获牙本质肩领，同时建立合适的生物学宽度，目前常采用2种方法：一是牙周手术，即临床牙冠延长术；二是正畸牵引术，将牙根向牵引到理想的位置。后者通常需要结合牙周手术，才能达到满意的临床效果（图4-2）。有时，牙体缺损即使仅到上皮结合的位置，也可通过少量的延长为全冠的边缘线提供足够的牙本质肩领。

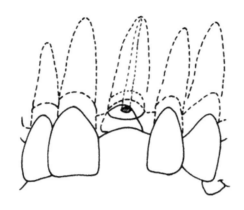

图 4-1 牙体缺损位置深达牙槽嵴顶水平或之下

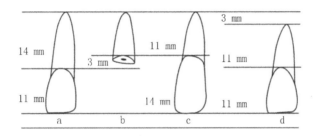

图 4-2 牵引和冠延长术的作用

a.中切牙正常解剖冠根比平均为 11：14；b.牙折断至釉牙骨质界以下
3 mm；c.单独使用冠延长术只能提供不稳定和不美观的冠根比 14：11；
d.冠延长术后配合牵引术可以提供更稳定的冠根比 11：11

一、残根的临床牙冠延长术

当牙冠折断达龈下时，常会影响修复体的制作，最终因此而导致拔牙，如此时能将临床牙冠延长，则会为制作良好的修复体创造条件从而避免拔牙。临床牙冠延长的方法包括手术法和正畸法，手术方法即为临床牙冠延长术。牙冠延长术是通过手术的方法，降低龈缘的位置或充分暴露残根边缘，使修复后的临床牙冠加长，并形成牙本质肩领，从而利于牙体的修复或解决美观问题。

正常情况下，从龈沟底到牙槽嵴顶的距离是恒定的，该距离称为生物学宽度，包括结合上皮和牙槽嵴顶冠方附着于根方的结缔组织，宽度一般为 2 mm 左右。牙冠延长术的基本方法是用翻瓣术结合骨切除术，降低牙槽嵴顶和龈缘的水平，从而延长临床牙冠，同时保持正常的生物学宽度。如果只作牙龈切除术，不去除部分牙槽骨，则往往会在术后修复体尚未完成后牙龈又重新生长至术前水平。或在修复体完成后出现牙龈增生、红肿等炎症表现及牙槽骨吸收，6 这种现象的出现主要是由于单纯切除牙龈不能满足生物学宽度的要求所致(图 4-3)。

(一)适应证

(1)牙折裂达龈下，影响牙体预备、取印模及修复。

(2)龋坏达龈下，影响治疗或修复。根管侧穿或牙根外吸收在颈 1/3 处，而该牙尚有保留价值者。

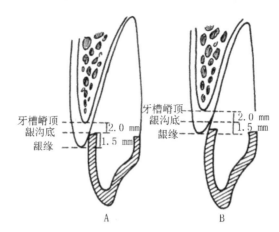

图 4-3　牙冠延长术前后修复体龈缘与牙槽骨顶的关系
A.全冠龈缘达龈沟底,刺激牙龈炎和骨吸收;B.冠延长术后,使全
冠龈缘位于龈沟中部

(3)破坏了生物学宽度的修复体,需暴露健康的牙齿结构,重新修复者。

适合上述 3 种情况的患牙应有足够的牙根长度,以便在手术切除部分牙槽骨后,仍能保持足够的牙周支持。如果患牙牙根过短或者过细,则不是牙冠延长手术的适应证。

(二)禁忌证

(1)牙根过短,去骨后将导致冠根比失调者。

(2)牙折断面达龈下过多,需暴露残根边缘,但牙冠延长术后,估计剩余的牙槽骨高度不足以支持患牙行使功能者。

(3)为暴露牙折断缘而需切除过多的牙槽骨,估计将导致颈缘位置与邻牙不协调或明显损害邻牙者。

(4)全身情况不宜手术者。

(三)手术方法

(1)术前应消除牙龈炎症,并能较好地控制菌斑。

(2)探明牙断端的位置及范围。估计术后的龈缘位置,据此设计切口。如为前牙美容的牙冠延长术,术前应考虑术后龈缘位置与邻牙相协调,切口位置应遵循牙龈的生理外形,注意中切牙、侧切牙及尖牙龈缘的相对位置关系。

(3)根据术后龈缘的新位置而确定内斜切口。若附着龈宽度不足,则需采用根向复位瓣术。

(4)翻瓣,并除去被切除的牙龈暴露根面或牙根断面。

(5)进行骨修整。切除部分支持骨,使骨嵴高度能满足术后生物学宽度的需要,骨嵴顶需降至牙断缘根方至少 3 mm 处。在骨修整时,还需注意使该处的骨嵴高度与其他部位及邻牙的骨嵴逐渐移行,不可有明显的悬殊,这样才能在术后获得良好的牙龈外形。若为改善露龈笑的美容手术,骨嵴应在釉牙骨质界下方 2 mm,使术后牙龈缘位于釉牙骨质界的冠方 1 mm。若是特殊情况需暴露更多的临床牙冠,也可进一步降低骨嵴位置,但必须考虑根长及临床牙冠与临床牙根的冠根比,避免术后牙松动。另外,还应注意中线两侧牙齿的龈缘位置应左右对称。

(6)彻底进行根面平整,去除根面残余的牙周膜纤维,防止术后形成再附着。

(7)修剪龈瓣的外形和保留适宜的厚度。龈瓣过厚会影响术后牙龈缘的外形,如过薄会出现牙龈退缩。然后,将龈瓣复位缝合于牙槽嵴顶处水平。一般采用间断缝合,必要时可配合水平或垂直褥式缝合。如为根向复位瓣术则需采用悬吊缝合。

(8)在冲洗、压迫止血后,观察龈缘的位置及牙齿暴露情况,然后放置牙周塞治剂。

(四)术后修复的时机

牙冠延长术后修复体的制作应待组织充分愈合、重建后再开始,不宜过早。一般术后4~6周组织愈合,龈缘位置基本稳定后再行修复。在术后6周到6个月时,仍可有<1 mm的变化。因此,最好能够在手术后1~2周时先戴临时冠,永久修复体最好在术后6周再开始,涉及美容的修复应至少在术后2个月后开始。如果过早修复,往往会干扰组织的正常愈合,并在组织充分愈合后导致修复体边缘的暴露。

二、残根牵引术

如果牙体缺损位于牙槽骨水平以下,行冠延长术会使冠根比增加而不美观,因此,如果通过正畸牵引后再做骨修整则可以很好地调整冠根比例。另一方面,还应考虑牙根的实际长度,以免去除根周骨后导致牙根松动。与普通正畸装置不同的是,用于牙根的正畸牵引术,要求牵引装置体积不要太大,以免显露金属而不美观;有足够的支抗,以免带来无法预测的基牙移动;另外因牙根断面位于牙槽骨水平以下,因而应该能放置到足够的深度;最好是固定矫治器而少用活动矫治器,后者会增加疗程,且需要患者的高度依从性。下面将要阐述由Oesterle和Wood提出的在邻牙上黏结支抗弓丝的牙根正畸牵引技术。

首先必须进行牙髓治疗,在牙根牵引的同时进行永久或暂时的桩核修复。另外,放置预成冠用以牙根的牵引。这样在治疗期间可以维持间隙,保证修复后牙冠外形的协调对称。如果在牵引之前制作永久桩核,则核至少应比常规短3 mm,以便留出牵引后的切端空间。在暂时冠颊侧近远中的中心嵌入牵引钉,使其尽可能地接近牙龈。将牵引钉轻微龈向弯曲,用以增加即将放入的弹性弓丝(图4-4)。在颊侧用0.16 mm×0.23 mm的不锈钢弓丝弯制一个圈曲,正对需牵引牙冠的中部(图4-5)。圈曲作为弹性附件,向牙弯曲以防止弹性装置的脱位。圈曲应紧贴牙面,以防止牙根在牵出过程中舌向移位。弓丝黏固在邻牙上并延伸2个邻牙牙面,在末端弯制成环形以增加固位。每侧黏固两个邻牙可以减少牙根牵出时邻牙的相对移动风险。

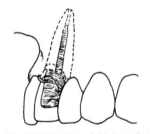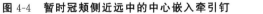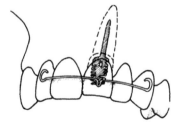

图4-4 暂时冠颊侧近远中的中心嵌入牵引钉　　图4-5 作为弹性附件的圈曲正对需牵引牙冠的中部

将弓丝结扎在牵引钉上,牙根因受力而移动直到所需的龈水平。牙齿被牵出的距离由下列3项相加来计算(图4-6):①残根最低边缘至牙槽嵴顶的距离(如果破坏延伸到牙槽嵴顶以下);②2 mm的生物学宽度;③至少1 mm的距离以防止冠的边缘过分延伸到龈下。如果破坏延伸到牙槽嵴水平,至少需要牵出3 mm。用光敏树脂将弓丝黏结固定在4个基牙上,使暂时冠与邻近牙齿之间产生1 mm的距离,用橡皮圈将暂时冠上的钉与弓丝结扎在一起(图4-6)。每周复诊行一次牵引,牙齿将以每周 1.0~1.5 mm 的速度延长,依此类推,重新调𬌗并更换橡皮圈。

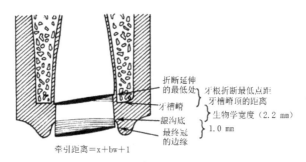

图 4-6 **牙根牵引量的计算方法**

牵引总量等于牙根折断最低点距牙槽嵴顶的距离(X)加 2 mm 生物学
宽度(bw)再加冠边缘到龈沟底的 1 mm 距离

当暂时冠颊侧的牵引钉到达弓丝水平,牵引就此结束,不再加力。保持器的制作为去除橡皮圈,用结扎丝将钉与弓丝结扎,尽力使暂时冠上的钉进入弓丝的圈曲中(图 4-7),以确保没有咬合干扰,否则创伤会影响牙龈的健康与稳定,保持 1 个月,再进行下一步治疗。如果在牵引开始前牙周组织健康,牙槽骨和牙龈附着会随着基牙的牵引而冠向移动(图 4-8),而显得临床牙冠过短,需要配合牙冠延长术将牙槽骨和龈缘恢复到邻牙的水平。即在基牙牵引到位后翻瓣,去除部分牙槽骨,使骨的水平与邻牙相当(图 4-9)。外科手术完成 4 周后,就可以开始进行最终的修复(图 4-10)。但如果在牵引前已有牙周组织缺损,这种现象将不明显。

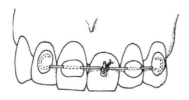

图 4-7 **牵引结束后保持 1 个月**

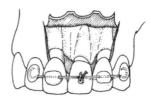

图 4-8 **牙槽骨和牙龈附着会随着基牙的牵引而冠向移动**

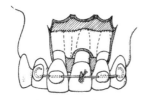

图 4-9 **配合牙冠延长术调整龈缘水平**

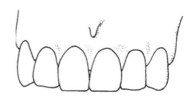

图 4-10 **龈缘调整后完成冠修复**

三、牙根切除术后的残冠残根修复

当多根牙的牙体缺损导致髓室底破坏,或伴有根分歧病变,或其中一个牙根因牙周或根尖疾病无法保留等情况下,有时需要采用牙根切除手术来保存患牙。牙根切除手术包括截根术和分根术。截根术又称为牙根部分切除术,不涉及牙冠,仅将牙根去除,余留部分可行冠或桩核冠修复;分根术是将患牙从根分歧到牙冠截成两瓣,形成大小基本相同的 2 个牙,再行单冠或联冠修复,有时需要桩核冠修复。

（一）截根术

1.适应证

（1）因严重垂直向骨吸收导致根分歧暴露,需要去除一个或多个牙根。截根术中去除磨牙的一个或多个牙根是为了根治出现病变的区域,以维持良好的口腔卫生环境、控制菌斑,减少病损扩散到余留牙根及邻牙的危险。

（2）用于保留在牙髓治疗中出现问题的患牙,包括底穿或侧穿、器械折断、器械无法进入的解剖畸形、根管堵塞和其他非特异性问题。当某一牙根折断,或者在根面有无法治疗的龋损,而其他牙根完好时,可以通过截根术保留该患牙。

（3）由于两邻牙牙根相距过近以致外展隙消失,需截除一个牙的一个牙根,以便能保留2个牙,实际上截除其中一个牙根主要是为了能改善邻牙和被截患牙的预后。

Bower发现在58％的上下颌第一磨牙中,根分歧入口比现有最小刮治器的宽度还要窄,器械很难进入,截根是唯一能开辟、充分清洁该区域的方法。另外,截根还可以通过改变根分歧的解剖形态使之更容易清洁,重建根分歧的菌斑控制。根分歧病变也不能机械地认为必须使用截根术。Hamp等在一项临床研究中报道了100例患者的175颗有不同程度根分歧病变的多根牙。大约一半进行截根术,另一半进行刮治、根面平整、根分歧手术或其他治疗方法。在5年的追踪调查中,两组患者的患牙都保留完好。医师不同的治疗理念,患者的接受程度和许多其他因素,使不同治疗方式所占的比例不同。

2.禁忌证

（1）融合根或同一患牙上距其他牙根很近的根,是截根术的禁忌证。

（2）如果根分歧距根尖很近,不能截根,因为剩余的骨量不足以支持余留牙根。在下颌磨牙,根分歧必须在颈1/3时才能行截根术,上颌第一前磨牙一般不行截根术。

（3）如果所有牙根周围的牙槽骨都大量均匀地吸收,截除一个根也于事无补。余留牙根的骨支持不会比截除前更好。

（4）被保留的牙根不能进行成功的牙髓治疗,也不宜采用截根术。

3.截根术后剩余牙根的牙周支持能力

通过截根术可以保留重要的功能牙,从而避免行可摘局部义齿修复。但是,应当注意这些牙承担力的能力由于牙周附着的减少而降低。当牙周疾病导致骨水平降低时,牙周附着也相应减少。比如,下颌第一磨牙根分歧以上的根柱、近中根、远中根分别提供31％、37％、32％的牙周附着面积,但如果根分歧暴露,由根柱提供的牙周附着将丧失。上颌第一磨牙根柱提供32％的牙周附着,近中、远中和腭根分别提供25％、19％、24％的表面附着区域。截除第二磨牙相应的牙根,将导致相似的支持结构丧失量。但是,第二磨牙根柱的长度变化很大,有时比第一磨牙要长。第一磨牙和第二磨牙牙根总的表面积相差只有0.5％～1.2％。截根术后的患牙可作为固定义齿、牙周夹板的基牙,或悬臂梁固定义齿的对牙。

4.截根技术

截根术的一般程序为先行截根手术,用暂时性充填物保护牙髓,同时尽可能快地进行牙髓治疗。

具体方法为用一细长的金刚砂钻从根分歧穹隆处开始截根,在手术中去除被截牙根的所有部分,不遗留根分歧穹隆的痕迹,以免形成悬突,影响菌斑的清除,增加组织感染的可能性(图4-11)。

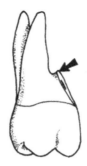

图4-11　截根后留下的尖锐棱角将会影响菌斑清除

5.截根后剩余牙体组织的修复

(1)全冠修复：在全冠预备时，如果发现锐边，应将之磨平。在73%的下颌第一磨牙可以发现中间分叉嵴，在上颌磨牙有一个与远中和腭根相连的嵴。预备全冠的边缘线应向根方延伸以封闭并盖过暴露的髓室(图4-12)。由于截根术后牙根外形已经改变，原则上不必将预备体边缘线过分延伸，即将来全冠边缘不必覆盖的所有截根区域。

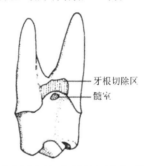

牙根切除区
髓室

图4-12　上颌磨牙远中颊根切除术后冠边缘位置

(2)桩核冠修复：如果由于牙周的原因截除上颌第一磨牙牙根，通常牙冠有足够的牙体组织，只需将髓腔内进行银汞充填即可。在这个区域内不需要进行桩修复，因为剩余牙根通常较细小，桩只可能削弱而不能加强余留牙根。但如果截根患牙的牙冠已有缺损则需要进行桩核修复，其中传统的铸造桩核比预成桩要好。当牙冠预备完成时，由于桩的周围牙周条件不够好，而且截根术后余留牙根直径较小，因此核的体积不能太大。

6.牙体预备和牙冠外形

截除一个牙根以后，由于牙体外形的改变而使牙体预备和牙冠的外形恢复与常规修复有所不同。

(1)上颌磨牙远中颊根截除术后：上颌磨牙的远中根是经常被截除的牙根之一(图4-13)，截根术后分开的远中颊根与第二磨牙相邻，患者不易清洁，因此经常会发生牙周问题。由于远中根是相对较小的一个，从面观察预备体的面常只呈现相对较小的改变。这种情况下，通常无法修复完整牙冠的整个面形态。结果是远中外展隙比正常要大，以便患者易于清洁。由于在正常牙列中，远中颊尖在近中颊尖之后且不能看到，因此减小远中颊尖通常不会产生美学问题。在修复完成后要恢复邻面接触点正常的颊舌向宽度，远中颊尖处的接触点下方应有一个明确的凹陷区(图4-14)。由于这个区域不易自洁，牙冠的外形必须与牙根外形相适应，以防食物嵌塞，牙龈损害。

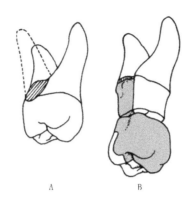

图 4-13　上颌第一磨牙远中根截除术后
A.截除面平整后的外形;B.核冠修复后

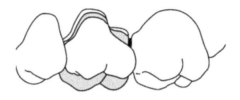

图 4-14　上颌磨牙远中颊根截除术后

　　(2)上颌近中颊根截除术后:近中颊根的缺失比远中颊根缺失会导致更严重的牙周支持组织丧失(图 4-15)。近中颊根占上颌第一磨牙牙根面积的 25%～36%,与根柱周围骨丧失的总量有关。如果截除近中颊根,牙根颊舌向的结构将有更多的丧失,剩余牙体外形的面观更接近三角形。在牙冠的近中面接触点的颊侧龈外展隙区会有一凹陷(图 4-16)。

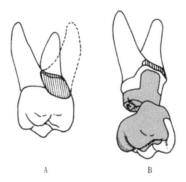

图 4-15　上颌磨牙近中颊根截除术后
A.断面;B.金属核烤瓷冠修复后

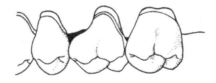

图 4-16　上颌磨牙近中颊根截除术后完成冠修复

（3）上颌磨牙腭根截除术后：在上颌磨牙腭根被截除的情况下，由于受截除后剩余牙根外形的影响，预备体腭侧面将较平坦（图4-17）。预备体颊舌径将缩小，中央沟与邻牙的面在一条直线上，颊尖在颊舌向上近乎正常的位置。舌尖较小，可能只比中央沟舌侧较窄的嵴大一点。通常在预备体和修复体的颊侧根分歧腭侧交界处有一明显的凹陷，全冠的最终形态应减小颊舌径，可不恢复舌尖（图4-18）。因为舌尖的存在不利于牙冠舌侧牙龈区的清洁。它也会在患牙上产生较严重的扭矩移动，使牙齿舌倾或冠下方预备体折断。

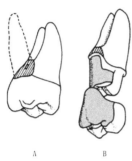

图 4-17　上颌磨牙腭根截除术后
A.断面；B.金属核烤瓷冠修复，预备体腭侧面将较平坦

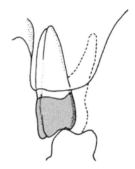

图 4-18　上颌磨牙腭根截除术后，全冠补面减径设计

（4）上颌磨牙两个颊根截除术后：去除上颌磨牙两个颊根，只保留腭根（图4-19）。牙体预备时根据牙根的形状预备成椭圆形，或者环绕牙根本身外形。最终修复的冠以反或对刃的方式与对牙咬合接触，从而使力不会指向颊侧方向（图4-20）。

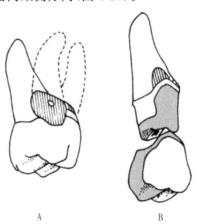

图 4-19　上颌磨牙两个颊根截除术后
A.断面；B.金属核及烤瓷冠修复后

（5）下颌磨牙半切术：下颌磨牙只有两个根，截根术后通常保留一个根。如果被截的牙根位于牙弓的末端，并且对颌牙邻接正常，则保留的近中根直接单冠修复即可，最终形态类似前磨牙（图4-21）。而如果近中根被截除，则远中根可作为小跨度固定桥基牙来修复，面形态可恢复原有磨牙外形，桥体为卫生桥设计（图4-22）。有时其中的一个根也可以作为跨度较大的固定桥远中基牙来修复磨牙（图4-23），但这种设计风险大，因为剩余牙根的牙槽骨支持要小于完整牙齿牙槽骨支持的1/3。

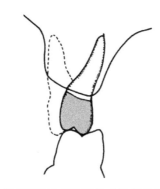

图 4-20　上颌磨牙两个颊根截除术冠修复后的补接触形态

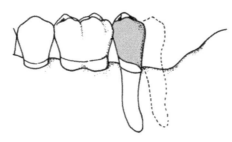

图 4-21　下颌第二磨牙远中根截除术后,近中根单冠修复

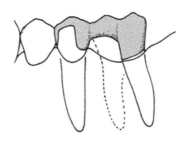

图 4-22　远中根作为固定桥基牙,其补面及桥体形态

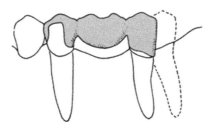

图 4-23　术后余留牙根仅能提供原有支持力的 1/3

(二)分根术

如果磨牙经过半切术后每个牙根都需要保留,称为分根术。

(1)适应证:当牙体缺损导致髓底穿孔,而 2 个牙根的牙周情况尚好者,可考虑通过分根术分离近远中根。

(2)分根术后的牙体修复:分根术后可设计单冠或联冠修复。修复中应注意的是,如何使 2 个牙根修复后形成正常的龈外展隙。没有龈外展隙,将会导致邻面接触点达到龈下,修复预后很差。有时两根从根分歧分出后明显自然分开,可直接修复;但如果没有自然分开,则需采取一些措施去创造分离条件。一是通过正畸的方法移动牙根使其分离(图4-24);二是在各自根面上预备根内肩台来实现(图4-25);三是采用架空根分歧设计。所谓架空根分歧,即是在牙根根长足够、骨支持良好、且2个牙根明显分开的情况下,直接全冠修复。特别是上颌牙根,做分根术而不是截根术。这些根被分离后可单独牙体预备或桩核修复用"全冠"重新组合(图4-26),实际上是以很短的根间夹板将各个根以凹形连接。夹板或"全冠"的面形态,与正常磨牙的牙冠形态大体相同,在分根时形成金属根分歧,并使根分歧方移动,形成架空状态(图4-27)。这样既改善了根分歧的形态,也避免了继发龋的发生。

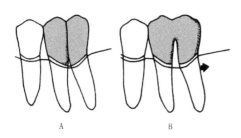

图4-24 下颌第一磨牙分根术后的龈外展隙
A.无龈外展隙;B.可通过正畸力将牙根向远中移动后重获龈外展隙

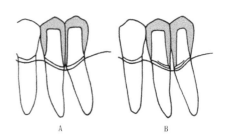

图4-25 分根术后两根间的龈外展隙
A.无龈外展隙;B.在根分歧处预备根内肩台以恢复外展隙

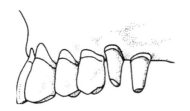

图4-26 磨牙分根术后各根单独进行牙体预备

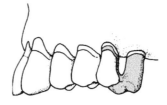

图4-27 分根术后两颊根联冠形成"架空根分歧"

(三)根切除术的临床评价

根分歧病变的手术治疗后到底成功率有多高,文献报道的数据各不相同。Ehrlich等报道根分歧病变通过截根术治疗后,10～18年的成功率为87%。而Ross和Thompson报道的对磨牙根分歧病变经过保守治疗而没有进行截根的患者观察5～24年,成功率与之相仿(88%)。Hamp等报道87颗经过截根的患牙5年内均保存完好,但在同样时间内,经过保守治疗的88颗根分歧病变的牙齿也保存完好。

Langer等发现,截根术后的患牙最终失败主要表现为根折,失败通常发生于治疗后5～10年,在5～7年时失败的发生率为55%。失败多由牙体牙髓病变或修复引起,比如不良的根管充填、不适当的桩修复等,而不是由于牙周本身。下颌牙比上颌牙截根术后失败发生率更高。可能是因为下颌牙截根术通常会造成单根支持,而上颌牙截根术后通常会使患牙保留2个牙根,为稳定性提供了更多的支持。牙周条件不好的牙齿,修复的成功有赖于尖牙保护的建立,较小的覆及较低的后牙牙尖斜度。

(袁　玲)

第三节 瓷 全 冠

经过多年的使用和临床观察,金瓷修复暴露出它的缺点,比如颈缘泛青,口腔软组织对金属过敏,修复体的色泽失真,无法满足一些对美观要求较高的患者的需求。全瓷材料的理化和生物学性能稳定,修复效果逼真,正日益受到临床医师和患者的青睐。随着全瓷材料机械强度的不断提高,全瓷修复体的应用,由过去单纯制作嵌体、贴面发展到全冠、固定桥,乃至种植义齿的上部结构。全瓷冠是以陶瓷材料制成的覆盖整个牙冠表面的修复体,它具有色泽稳定自然、导热低、不导电、耐磨损、且生物相容性好、无须金属结构、不透金属色等优点,是较为理想的修复体。但是,由于其脆性大,限制了它的应用。近年来,随着陶瓷材料性能的改进及义齿加工工艺的发展,增韧陶瓷被用于前后牙全瓷冠及少数牙缺失的全瓷固定桥的制作。

一、常用的全瓷系统

现在的全瓷修复系统种类繁多,根据材料的不同可以分为非氧化硅基的氧化铝陶瓷和氧化镁陶瓷(如 In-Ceram 系统)、氧化锆陶瓷(如 Cercon 系统)及氧化硅基的氧化硅陶瓷等,根据材料的加工工艺可分为渗透陶瓷、切削陶瓷、铸造陶瓷、电沉积陶瓷、堆塑致密烧结等。

(一)热压铸造陶瓷系统

IPS-Empress 全瓷是热压铸造陶瓷系统的代表,该系统首先由瑞士苏黎世大学和仪获嘉公司在 1990 年推出,主要成分为白榴石晶体,经热压铸造后瓷块的致密度和晶体的含量可以得到提高。制作修复体的基本原理是采用失蜡注塑法,先制作底冠蜡型,包埋,然后按临床比色选瓷块铸造,利用白榴石晶体来增强,在高温高压条件下将白榴石增强的玻璃陶瓷软化注入型腔,形成雏冠,最后按全瓷修复体方式堆塑面瓷,表面再上釉着色而成。IPS-Empress II 铸瓷以硅酸锂为增强剂,热压铸提高了密度和强度,着色和饰面瓷为陶瓷的表面强化,增加修复体的强度。具有美观、良好的半透明性,与牙釉质近似的折光性,良好的边缘密合性,抗折断性能及耐磨性能。

Empress II 铸瓷的内冠材料的主要组成为占 60% 的二硅酸锂晶体,外层涂层材料为单一的氟磷灰石晶体。玻璃基质中的二硅酸锂晶体长度为 0.5～4.0 μm,经过热压铸后,晶体的体积比可达到 75%±5%。二硅酸锂属正立方体结构,对网络结构进行修饰。玻璃基质中还有一部分为正磷酸锂,分布在二硅酸锂内,使其抗折性能及耐磨性能得以提高,其挠曲强度可以达到约 400 MPa。

Empress I 型主要用于制作单冠、嵌体、贴面;Empress II 型可用于三单位前牙桥的制作。在用于三单位桥方面,Empress II 铸瓷只适用于单个前牙及单个前磨牙缺失的双端固定桥修复,且要求前牙缺失区的宽度≤11 mm,后牙缺失区的宽度≤9 mm,有夜磨牙病史的患者禁用。临床使用时应有足够的牙体预备,这是取得修复体成败的关键因素,修复体瓷层的厚度不应低于0.8 mm。该系统制作的全冠透光性强、美观,操作时间较短,热稳定性好,强度较高。但是,由于该系统没有提供特殊的颜色瓷块,对选择四环素牙及氟斑牙颜色的患者修复不适合。另外,常用陶瓷材料的实际强度值较实验理想条件下的低,在临床应用过程中,有出现瓷裂的现象。由于Empress II 铸瓷制作的全瓷修复体密合性很高,试戴时如有高点,不能完全就位,应小心寻找高点,逐步磨除,避免强行就位,导致修复体折裂。

(二)玻璃渗透全瓷系统

1988年法国的 Sadoun 提出了一种名为粉浆涂塑的全瓷冠桥修复技术,后由德国 Vita 公司改进,以商品名 In-Ceram 推出。至今已推出 In-Ceram Alumina(ICA)、In-Ceram Zirconia(ICZ)、In-Ceram Spinell(ICS)系列。ICA 全瓷系统的瓷粉为含 99.56% Al_2O_3 的氧化铝微粒,平均大小为 2.25 μm,有 35%粒子直径不到 1 μm。ICZ 的陶瓷粉末为 67%的氧化铝和 33%的氧化锆,粒子直径在 1~5 μm,而 ICS 的粉末组成为直径在 1~5 μm 的尖晶石粉末。厂家报道 ICZ、ICA 和 ICS 3 种系统的抗弯强度,其中 ICZ 为 603 MPa,ICA 为 446 MPa,而 ICS 为 378 MPa。粉浆涂塑铝瓷冠是将纯氧化铝粉浆涂布在复制的专用的耐高温代型上形成核冠雏形,在熔点以下温度烧成多孔结构,再用玻璃熔融渗透后消除孔隙、致密化,形成玻璃渗透氧化铝的复合体,再涂塑饰面瓷,完成全冠。

这里以 ICA 为主,介绍 In-Ceram 系统。该渗透陶瓷系统是采用工业上相互渗透相复合体理论,即形成玻璃氧化铝的相互渗透相复合体。由于烧结温度为 1 200 ℃低于正常铝离子的反应温度,1 μm 以上的大粒子很少熔结,而 0.5 μm 以下的小粒子由于表面能增高,反应温度下降,大部分熔合,因此在预烧结后形成了以大粒子紧密相连而小粒子相互交融的三维多孔网状结构。该微结构在三维层次上互相缠绕但又密实,相互锁结的氧化铝本身连续连接,其周围的孔隙也可相互连通。由于孔隙的大量存在,ICA 核冠雏形的强度很差。为了弥补这一缺陷,还需在核冠表面涂上特殊的玻璃进行渗透,得到氧化铝核。玻璃料熔化后渗入氧化铝孔隙内,减少了孔隙,弥补了基底制备过程中产生的裂纹,并与氧化铝基体呈三维网络相互锁结的关系,同时由于玻璃的热膨胀系数略低于氧化铝基底的热膨胀系数,在玻璃中引入了有利的微观压应力,增强了材料的抗折强度。氧化铝核成形后,表面用 Vitadur-ALPHA 面瓷堆砌即可。面瓷早先为 Vitadur N,后来又推出了 Vitadur-ALPHA,目前采用 VM 7,与全瓷底层匹配。

ICZ 的核冠底层在 1 000 ℃时进行烧结,在 1 140 ℃时进行玻璃渗透。为了提高 In-Ceram 冠的美观特性,另一种核材料 ICS 近年被推出,它同铝核比较,增加了透明度,但抗弯强度下降约 46%。In-Ceram 制作的修复体的边缘密合性良好,厂家报道 In-Ceram 嵌体的边缘适合性为 35~50 μm,ICA 单冠边缘适合性在 18.6~45 μm,桥的适合性为 58 μm,远低于 100~120 μm 的临床要求。In-Ceram 在临床上可用于制作嵌体、贴面、全冠及固定桥。由于 ICS 具有较高的美观性能,但强度较弱,因此适用于制作嵌体和前牙冠;ICA 则适用于前后牙冠和前牙三单位的固定桥;ICZ 具有较高的机械强度,但透明度较差,因此可用于制作后牙三单位固定桥。另外,渗透陶瓷制作全冠具有烧结烧烤和渗透烧烤的时间较长,对操作技术有较高难度要求的缺点。

(三)切削陶瓷全瓷系统

切削陶瓷全瓷系统是由瓷块和计算机辅助切铣系统共同组成。目前,所用的瓷块多以氧化锆为多。有代表性的系统包括 Cercon 系统、Procera All Ceramic 系统、Cerec/In-Ceram Alumina 系统、Cerec/In-Ceram AL 系统、Cerec/In-Ceram ZR 系统等。因氧化锆底冠出色的强韧性,极大地扩展了以往全瓷冠修复的范围。Cercon 系统制作修复体的基本原理是先在石膏模型上制作蜡型,将其固定在专用蜡型支架上,在其上均匀涂撒光扫描粉,然后将蜡型安放在扫描切铣机上,并按程序安装预成氧化锆瓷块,机器自动扫描蜡型,切铣瓷块,最后将切铣完成的底胚在专用烤炉中焙烧制成底冠,按程序堆塑饰面瓷,烧烤完成修复体。氧化锆增韧陶瓷全冠抗折强度令人满意,并且制作工序较金瓷修复体简单省时。但昂贵的整套专用设备及专用瓷块,使制作成本很高,限制了其应用。

Cercon 全瓷系统的瓷块组成为氧化锆,属于氧化锆增韧陶瓷,还有少量氧化钇、氧化铪、氧化铝及氧化硅。瓷块经高温烧结后,形成含二氧化钇的部分稳定氧化锆。该氧化锆具有特有的应力诱导相变增韧效应,所以具有极佳的机械性能,是所有陶瓷材料中最高的,抗弯强度超过900 MPa;极限负载能力强,在三单位桥上的承受力大约为 2 000 N;抗断裂韧性值可达7 MPa·$m^{1/2}$。Cercon 瓷块结合计算机辅助设计/计算机辅助制造技术用于制备高强度氧化锆冠桥。制作时首先利用该系统的计算机辅助设计程序对修复体的底冠蜡型通过激光逐行依次扫描记忆。切铣系统先将预烧结的氧化锆瓷块粗加工形成雏形,然后细铣磨形成底胚形。切铣完成的底冠或支架放入专用烧结炉中烧结,该过程大约持续 6 小时,最终形成氧化锆底冠、支架。Cercon 瓷块具有优越的机械性能,临床上可用于制作嵌体、贴面、全冠及固定桥,可制作六单位前牙桥和四单位后牙桥。由于磨牙区的最大咬合力为216~847 N,氧化锆在三单位桥上的负载极限为2 000 N。Filser 等的实验显示当加载力为 500 N 时,氧化锆后牙三单位桥支架的失败率为 0,在加载力为 880 N 时,其失败率为 4%,远低于 IE 2 和 ICA。Reiss 等在 1987—2006 年间对1 101 例用 Cercon 瓷块制作的瓷嵌体进行了观察,报道其成功率为 84.4%±1.4%,临床显示修复效果良好。另外,氧化锆桥支架的连接面积仅需 6.9 mm^2 就可以满足后牙区的咬合负载,显著小于 IE2 连接体所需的面积,因此,Cercon 全瓷系统在制作后牙固定桥方面具有显著的优势。但是,由于 Cercon 全瓷系统的器械设备价格十分昂贵,因此在临床上的使用受到了限制。

Procera All Ceram 全瓷系统是经计算机辅助设计与制作系统加工形成的纯氧化铝高强度冠核基底,经干法高温加压烧结后在氧化铝底层上塑饰面瓷,完成修复体。具体程序是首先技师将代型接触扫描后,数据传输至中心工作站进行计算机辅助设计/计算机辅助制造,计算机先切削形成相应放大的代型以补偿烧结收缩,然后在放大代型上采用纯度高达 99.9% 以上的氧化铝粉末,以极高的压力将氧化铝粉末压结,然后按设计切削形成冠核基底,再在>1 550 ℃的温度下烧结,烧结收缩后即形成尺寸合适的冠核基底,其相当于烤瓷熔附金属冠的金属内冠,最后在氧化铝冠核基底上烧结热膨胀系数匹配的专用饰面瓷即可形成最终修复体。该系统的挠曲强度为 472~687 MPa。计算机辅助设计/计算机辅助制造机加工陶瓷为预成瓷块,可在椅旁直接加工完成修复体。

Cerec/In-Ceram 系统是德国 Sinora 公司与 Vita 公司将 Cerec 计算机辅助设计/计算机辅助制造技术与 In-Ceram 技术结合起来的新型修复系统。Cerec/In-Ceram Alumina 系统是机加工玻璃渗透氧化铝;Cerec/In-Ceram AL 和 Cerec/In-Ceram ZR 系统分别为致密氧化铝、氧化锆全瓷。在计算机辅助设计/计算机辅助制造全瓷系统中,该系统较为先进,自动化程度高,临床应用数量较多。其基本原理是先获取数据,通过计算机辅助设计,利用计算机辅助制作制作全冠。瓷块具有很强的毛细管作用,玻璃渗透只需30~40 分钟,但是 CerecⅠ型和 CerecⅡ型只能制作单冠和嵌体,最新的 CerecⅢ型技术可以进行三单位固定桥修复。由于计算机辅助设计/计算机辅助制造设备昂贵,普及有困难。

Celay/In-Ceram 系统是苏黎世大学与 Vita 公司将 Celay 机械加工技术与 In-Ceram 技术结合起来的新技术,是用 Celay 技术加工渗透前的多孔陶瓷块。制作方法是先在代型上做暂时修复体,然后以暂时修复体为母板,在 Celay 切削机器上切削出瓷修复体。由于瓷块是用工业方法制成的成品,不需烧结烧烤,临床上可在 1 天内做出修复体。

二、全瓷冠的特点

目前,金瓷冠的应用很广泛,但它仍存在许多缺点,针对其缺点,全瓷冠应运而生。与金瓷冠相比,全瓷冠在以下几方面有其优缺点。

（一）美观

全瓷冠由于无金属结构,不透金属色,具有以下优点:①光泽自然、层次感强、透明效果理想,可重现与天然牙更接近的颜色效果;②无金属离子释放所引起的牙龈变色,减少"灰线"形成的可能性;③在霓虹灯下自然而无金瓷冠显出的底层颜色。

（二）生物学性能

全瓷冠具有生物陶瓷良好的生物相容性,在口腔环境中具有良好的耐腐蚀性能。另外,全瓷冠没有金属离子释放渗入牙龈而引起的牙龈慢性炎症及变色或过敏的缺点。

（三）机械性能

关于全瓷修复材料的研究,多集中在提高材料的强度和韧性上。某些氧化铝陶瓷系统的3点弯曲强度可达到 400～700 MPa,可用于单冠或三单位桥的制作,但其断裂强度和韧性不够理想,不能用于长桥的制作。氧化锆增韧陶瓷有更高的断裂强度和韧性,弯曲强度可达到 900～1 200 MPa,断裂韧性是氧化铝陶瓷的 2 倍。

金瓷冠的瓷裂问题一直是临床上出现较多的并发症,其原因是金-瓷界面的结合仍不够理想。全瓷冠底层与饰面层均为陶瓷,其瓷-瓷界面的结合强度较金-瓷界面者高,因此其瓷裂一般不发生在瓷-瓷界面。但是,由于全瓷冠材料有一定的脆性,在某些部位会出现饰面瓷或底层瓷的折裂。例如,在前牙舌侧由于牙体预备的空间不够,底层就较薄,底层会出现折裂。再如,由于切缘的底层不够厚或需要恢复的切缘长度过大,在切缘堆塑的饰面瓷过厚,会造成饰面瓷的折裂（图 4-28）。因此,在制作过程中,既要保证底层瓷足够的厚度,又要设计好不同层材料所占的空间。

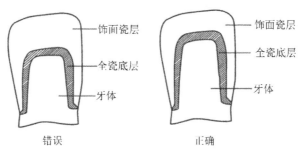

图 4-28 切缘饰面瓷与底瓷的厚度

（四）牙体磨除量

由于陶瓷的脆性,全瓷冠的各面厚度较金瓷冠大,磨除的牙体组织也就多。全瓷冠的牙体磨除厚度一般是 0.8～2 mm,切缘(面)为 1.5～2 mm,唇面(颊面)为 1.2～1.5 mm,邻面为 1.0～1.2 mm,舌面为 1.2～1.5 mm,颈部肩台处磨除 0.8～1 mm。

（五）制作技术要求

全瓷冠的种类较多,其制作技术也不同。渗透玻璃陶瓷全瓷冠制作是采用多层堆塑成形技术,其设备、条件较简单,但制作技术要求高。热压铸瓷全瓷冠的底层是采用热压铸瓷的方法获得,需要专用铸瓷炉。计算机辅助设计/计算机辅助制造全瓷冠的设备价高昂,操作技术相对简单。

（六）费用

由于目前全瓷冠的设备条件要求高,成本高,又未形成大规模量的加工,其修复、制作的价格高于金瓷冠。

（七）X线透射性

陶瓷全冠对 X 线部分阻射,在 X 线片上既清楚地观察到冠的边缘,又可以观察到冠内牙体影像,将树脂、汞合金等影像区别开来。另外,陶瓷全冠可避免因金瓷修复体给磁共振检查带来的不必要麻烦。

三、全瓷冠的适应证和禁忌证

（一）适应证

原则上所有需要金瓷冠修复的患者,只要在经济条件允许的情况下,都可考虑全瓷冠修复,尤其更适合下列情况。

(1)前牙切角、切缘缺损,不宜充填治疗或不宜选用金属烤瓷冠修复者。

(2)死髓牙、氟斑牙、四环素牙等变色牙,患者对美观要求较高者。

(3)牙冠缺损需要修复而对金属过敏者。

(4)牙缺损要求修复,同时不希望口内有金属材料存在者。

由于全瓷冠材料种类较多,性能上相互差异较大,因而选择全瓷冠修复时,还要根据牙位、咬合力的大小,适当选择强度、美观性满足要求的全瓷修复类型,而不能千篇一律。

（二）禁忌证

由于瓷材料本身的特性,目前全瓷冠仍然存在着一定的缺点,并有一些禁忌证。

(1)牙体组织的切割量大,年轻恒牙髓角高、易露髓者。

(2)临床冠过短,无法获得足够的固位形和抗力形者。

(3)对刃未矫正或夜磨牙症者。

(4)牙周疾病需要用全冠进行夹板固定者。

(5)心理、生理、精神因素不能接受或不愿意磨切牙组织者。

（三）全瓷冠选用时注意事项

(1)由于陶瓷材料的脆性,全瓷冠一般用于前牙,或承受咬合力不大的前磨牙或磨牙。当用于后牙时,要保证全瓷冠的厚度,采取减少咬合力的措施,避免瓷裂。由于磨牙临床牙冠较短,面磨出量较金瓷冠多,影响到固位,在应用之前应估计到牙体预备后的牙冠龈向高度,同时将轴面锥度控制为 0°～8°,将修复体边缘设计为龈下边缘形式。

(2)由于全瓷冠的牙冠磨出量大于金瓷冠,而且国人的牙冠小于白种人,用全瓷冠修复下切牙区的活髓牙,容易伤及牙髓,或不易获得良好的边缘密合性。

(3)由于全瓷冠边缘的厚度较大,特别是牙体舌侧颈部的磨除量大于金瓷冠,它不适用于颈部缩窄细小或临床牙冠过长的牙位,如下切牙或牙龈退缩严重的前牙或前磨牙。

(4)用全瓷冠修复错位牙、扭转牙和间隙牙时,最好预先做根管治疗术,以保证磨除量,满足审美要求,同时达到良好的颈缘密合效果。如果畸形严重,建议采用其他修复方法或矫正措施。

四、全瓷冠的牙体预备特点

不同类型的修复体对聚合度、轴面预备形式、边缘线的位置及形式和宽度等都有特定的要求。全瓷修复的基牙预备应兼顾牙齿健康、功能、美观3方面的要求。维护牙齿的健康是指去净腐质、防治感染、防止修复折裂等;满足修复功能的要求是去除倒凹,做出共同就位道,设计好边缘的位置形态,做出良好的抗力形与固位形,恢复过低的垂直距离等;增进美观是指改善牙齿的排列、颜色、形状和质感等。全瓷冠的牙体预备应按照全冠的牙体预备的一般要求进行,如龋坏组织需去尽,预备的各轴面无倒凹,有一定锥度,冠的最大周径降至颈缘,在各面磨出足够的间隙等(表4-1)。除此之外,全瓷冠的牙体预备还有其特殊之处。

表 4-1 全瓷冠的各面磨除量(mm)

	热压铸造陶瓷	玻璃渗透氧化铝	高强度纯氧化铝	氧化锆
唇颊面	1~1.5	≥1.0	0.8~1.5	≥1.5
舌面	1~1.5	≥1.0	0.8~1.5	1.0~1.5
切𬌗	2.0	1.5~2.0	1.5~2	1.5~2
邻面	≥1.0	≥1.0	≥0.8	≥1.0
颈缘	≥1.0(无角肩台)	1.0	0.8~1.0	≥1.0

(一)唇颊面预备

在唇颊面预备出 1.0~1.5 mm 的间隙。用一粒度较粗的金刚砂柱形针,先在唇颊面切2/3处磨出深1.2 mm的纵行引导沟,再逐渐向近远中扩展,然后在唇颊面龈1/3处以同样方法磨除1.0 mm的厚度,颈缘处先终止于龈上。

(二)舌面预备

前牙舌面分为舌窝与隆突下轴壁2个面预备。在舌窝处,用火焰状金刚砂针均匀磨除的间隙,外形基本与舌窝的外形一致。在舌隆突下,需要做出与唇面颈1/3平行的轴壁,以磨除舌隆突至龈缘的倒凹。后牙舌面预备与颊面预备相似。

(三)切端预备(𬌗面预备)

以轮形针或柱状粗粒度金刚砂针在切缘磨出 1.5 mm 深的沟,2~3 个,然后向近远中向扩展。上前牙切缘预备时,形成向舌侧倾斜45°角的斜面,下前牙的切缘预备则相反。后牙的预备与金瓷冠相似。预备过程中和预备后,应检查对刃位的磨除量,或侧方时功能尖与对颌牙的间隙。检查的方法包括以引导沟估计、直观法、咬蜡片测量法和咬合纸测量法。咬合纸测法是将咬合纸折叠成与牙齿近远中径宽度相同的厚度,放在患牙面,嘱患者咬紧,若可将咬合纸拉出,说明间隙足够。

(四)邻面预备

用金刚砂针从已预备好的磨面紧贴唇邻轴面角向邻面切磨,将邻面的倒凹磨除,并控制两邻面轴壁向聚合度约为6°角,保证邻面肩台为 1.0 mm,最后将邻面预备扩展至舌邻轴面角处。活髓牙时注意观察髓角位置,要避免活髓牙穿髓。

(五)颈缘预备

颈缘处是全瓷冠与牙体对接的部位,易致龋,要求越密合越好,对全瓷冠的强度至关重要,因此颈缘预备是牙体预备最关键的内容。肩台的颈缘位置根据轴面而不同,唇面一般在龈缘下,其他的与龈缘平齐或在龈缘以上。预备出的肩台在轴面角处应与各轴面相连续,厚度均匀,表面平整(图4-29)。全瓷冠基牙肩台的基本形态为直角圆肩台或深凹形,这类肩台能够增加瓷冠在边缘部位的厚度并与应力的方向垂直,可增进瓷冠的抗折裂性和表面固位。

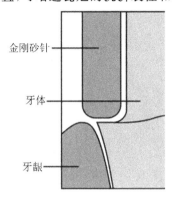

图4-29　颈部肩台预备

（六）精修完成

全瓷冠牙体预备的精修要求较金瓷冠高。精修时用颗粒较小、直径较粗的金刚砂车针,预备完成的牙体表面应无任何倒凹和棱角,牙体外形光滑流畅,以防止瓷冠因应力集中而折裂。牙体预备应使瓷冠的厚度尽可能均匀一致。

（七）注意事项

(1)由于全瓷冠的牙体预备切割牙体组织多,活髓牙预备应在局麻下,采取间歇切磨、随时冷水喷雾降温的方法保护牙髓,特别是在髓角高的部位,应仔细操作。

(2)牙体预备完成终印模后,应在牙体表面涂布牙髓保护剂,并及时制作暂时冠,黏固保护牙髓。

(3)为得到最大的表面积和牙体支持,预备体的聚合度越小越好,但会对就位有影响。建议唇(颊)舌面的聚合度为6°～8°,邻面的聚合度<6°。

(4)预备牙应达到一定轴向高度,其中磨牙的预备高度至少为4 mm,其他牙齿不低于3 mm。如果高度不足,可考虑在轴壁上预备固位沟或箱体结构以加强固位。

五、全瓷冠的制作

按照材料和加工工艺的不同,全瓷冠的制作可分为多层制全瓷冠的制作、热压铸全瓷冠的制作、机加工全瓷冠的制作,现分述如下。

（一）多层制全瓷冠的制作

多层制全瓷冠是在代型上多层堆塑和烧结底层,然后进行饰面陶瓷堆塑烧结完成的,该方法制作的全瓷冠主要包括铝瓷全瓷冠和渗透玻璃陶瓷全瓷冠2类。由于铝瓷全瓷冠制作时需用一层铂金箔,不易推广,而且其烧结收缩性能差和抗折强度不理想,现已基本不用。目前用于临床的ICA和IGS渗透玻璃陶瓷全瓷系统分别是以氧化铝和镁铝类晶石为主晶相的渗透陶瓷,其抗弯强度高,达370～600 MPa,烧结收缩仅为0.21%～0.24%,与饰面瓷结合强度高。下面以渗透玻璃陶瓷全瓷冠为例介绍多层制全瓷冠的修复制作原理和技术(图4-30)。

1.牙体预备

其方法和程序如前述,所不同的是因在舌面不需堆塑饰面瓷,仅需预备 0.7～1.0 mm 的间隙。

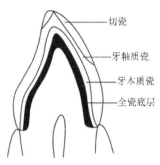

图 4-30　全瓷冠多层制烧结

2.印模、代型的制作

取印模预备工作模及代型与金属烤瓷全冠相同。

3.底层瓷冠的制作

按制作金瓷冠代型修整的原则修整代型后,用专用耐火材料复制专用耐火代型,涂布 45 μm 的隙料。然而用超声振荡器将铝瓷粉和调和液混成均匀粉浆,堆塑完成瓷冠底层坯体,送入专用烤瓷炉内,从常温升温 6 小时至 120 ℃,再用 2 小时升温至 1 120 ℃,并保持 2 小时。

4.底层瓷冠的玻璃渗透

瓷冠底层烧制完成后,进行玻璃渗透程序。在其底表面涂一层以专用玻璃料和蒸馏水混合的糊剂,先在 600 ℃条件下预热数分钟,再以 30 分钟将温度升至 1 100 ℃保温 4 小时,冷却后,将多余玻璃磨除和修形。如果磨不干净的底层冠要喷砂、再烧结后再喷砂,去除表面多余的玻璃。

5.饰面瓷的堆塑

按常规在底层冠表面堆塑烧结饰面瓷层,烧结完成后,修形,在代型上试戴,上釉。

(二)热压铸全瓷冠的制作

热压铸全瓷冠是用石蜡-熔瓷铸造-烤瓷技术完成的全瓷冠。该技术是 1986 年由 Wohlwend 提出,采用增强的白石榴石陶瓷为材料制作的全瓷冠,比可铸玻璃陶瓷的各方面性能有了较大改进,如收缩率大大降低,韧性、耐冲击强度提高。用于底层瓷冠的制作,有不同色别的预成瓷块供选色,因而色泽逼真自然。热压铸全瓷冠修复、制作过程如下。

1.牙体预备

其方法和程序如前述。

2.取印模、代型制作

同金属烤瓷全冠。

3.蜡型、熔模腔预备

在可卸代型上涂布隙料,以补偿瓷层烧结的体积收缩,用铸造蜡按牙冠应有外形的 1.1 倍完成蜡型。然后分别在面用直径为 4～5 mm 的蜡条安插铸道,直接竖在专用的铸造底座上,以配套的包埋料和型圈包埋蜡型(图 4-31)。包埋型圈放置 1 小时后,置于除蜡烤箱内,升温至 850 ℃并保持 30 分钟完成除蜡。

4.铸造

根据患者的比色结果选择合适的瓷块,放于专用铸瓷炉内,固定压磁棒,启动铸瓷程序,瓷块和铸圈在 1 180 ℃时自动完成瓷块熔化,在 0.5 MPa 压力下铸造成形。然后取出铸圈,自然冷却,以笔式压力喷砂机用 50～100 μm 粒度的玻璃珠去除包埋料,金刚砂片切割铸道棒,修整面后,在以牙本质色树脂复制的代型上试戴,检查冠边缘密合度。

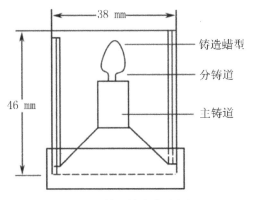

图 4-31 热压铸全瓷冠包埋

5.堆塑饰面瓷

为了色泽更加美观自然,可采取加饰面瓷完成全瓷冠。先将已完成的瓷冠切端的透明瓷磨出瓷层间隙及数条纵行指状沟,研磨外形后喷砂、清洁干燥,表面涂布专用结合瓷粉,然后选用合适的常用金属烤瓷粉中的切瓷、透明瓷等调成瓷浆,常规堆塑瓷,必要时采用内插法染色,形成特征色,置于烤瓷炉内,在 920 ℃温度下完成饰面瓷烧结。

6.上釉

如在完成全瓷冠铸造后,其色泽、透明度及外形能够满足美观要求,可直接上釉。铸造全瓷冠或经过筑饰面的瓷冠在患者口内试戴,进一步调整咬合、外形,如有必要,用表面染色法提高色泽和透明度。常规上釉,完成热压铸全瓷冠制作。

(三)机加工全瓷冠的制作

机加工全瓷冠的制作由计算机辅助设计与计算机辅助制作共同完成。该技术是将诸多工序简化为数据获取、修复体的计算机设计、数控加工 3 个主要工序,其三部分组成分别为三维测量装置部分、计算机辅助设计部分和修复数控加工部分。1985 年法国学者 Duret 推出了第一台牙科计算机辅助设计/计算机辅助制造系统样机,目前已有 10 余种牙科计算机辅助设计/计算机辅助制造系统问世,相继出现了 Duret 系统(法国)、Cerec 系统(德国)、Denticad 系统(德国)、Rekow 系统(美国)、Caudill 系统(美国)、Celay 系统(瑞士)、Procera 系统(瑞典)、DCS Precident 系统(瑞典)、Digident 系统(德国)、Cercon 系统(美国)、Lava 系统(美国)等。

计算机辅助设计/计算机辅助制造全瓷修复技术主要包括 2 个不同的方面:用于全瓷材料修复加工的计算机辅助设计/计算机辅助制造系统和适用于计算机辅助设计/计算机辅助制造系统的陶瓷材料。用于全瓷材料修复加工的计算机辅助设计/计算机辅助制造系统中包括扫描仪、修复体设计软件、高精度数控加工设备等。通过扫描仪将所修复牙齿的预备体及相关组织的形态形成数字模型,通过修复体设计软件设计出最终修复体或全瓷修复体的冠核基底形态,最后通过高精度数控加工设备加工成形。牙科计算机辅助设计/计算机辅助制造系统可以在较短时间内为患者制作全瓷修复体,加工过程标准、规范,人为误差小,减少了繁杂的技工加工步骤,省时省力,制作修复体精度高。目前,其在牙科中的应用越来越广泛,特别是高强度的氧化锆冠核基底的制作大多采用计算机辅助设计/计算机辅助制造技术。

现以 CerecⅡ系统为例,介绍机加工全瓷冠的制作技术及步骤。

1.牙体预备

牙体预备步骤与要求基本同其他全瓷冠修复常规。但需注意:在患牙的龈端应有明显的90°角圆肩台,宽度>1 mm,以便计算机识别和保证全瓷冠有一定的强度。

2.摄像

在牙体隔湿、喷反光增强粉后,用口内摄像头对预备好的牙冠做口内摄像,获取牙冠三维形态数据,同时由计算机自动进行三维重建。上述摄像反复进行,直到取得满意影像为止。为操作方便,也可按临床常规取印模、翻制石膏模型后,在口外进行牙冠摄像。

3.自动设计和人工修改

Cerec 系统带有自己的修复体智能设计专家系统,操作者只需用轨迹球描出牙体上全瓷冠的边缘线和邻接线,就能根据牙冠和邻牙外形,参照正常牙的外形数据和全瓷冠设计原则,给出所要制作的修复体的设计图像,并在显示器上呈现出来。操作者还可根据实际情况,通过人机对话形式,对全瓷冠的设计进行修改,直到满意为止。

4.全自动数控加工

当全瓷冠的设计图像确定后,系统会根据其大小提示操作者放入全瓷冠尺寸的瓷块,然后自动进行刀具校对,切铣出所需全瓷冠。

5.全瓷冠的上色

为达到颜色逼真的美观效果,应对全瓷冠进行个别上色。用专用着色剂涂布全瓷冠表面,在烤瓷炉内 780 ℃条件下保温 2 分钟,缓慢降温即完成上色。

六、全瓷冠的试戴和黏固

(一)试戴

(1)在模型上试戴全瓷冠,检查其颈缘密合和邻面接触情况,精细调磨其形态,达到与邻面及同名牙的高度协调。在架上调咬合,使各个咬合状态下无早接触。

(2)在口内试戴时,除进行常规的试戴检查和调磨外,要特别注意消除全瓷冠邻面边缘与牙冠邻面肩台之间的支点。调磨时,应用冷水喷雾降温,并选用合适的磨切工具,尽量减少磨改时的产热和振动。

(二)黏固

1.黏固材料的选择

由于各类全瓷修复体的成分不同,对其黏固的方法也不同。以白榴石、二硅酸锂等晶体为增强相的陶瓷,如 IPS-Empress 等,其基质中存在大量的长石玻璃相,属于硅酸盐类陶瓷。该类陶瓷的强度一般不高,因此需要采用树脂黏结来增加强度。对于高强度的氧化铝和氧化锆陶瓷,也可使用普通的磷酸锌类黏结剂黏结。

2.内表面处理

以白榴石、二硅酸锂等晶体为增强相的陶瓷,由于经氢氟酸酸蚀后,晶体结构暴露而获得粗糙表面,增大黏结面积,有利于形成机械锁结,因此酸蚀是该类陶瓷黏结的基础。由于硅酸盐类陶瓷的强度不高,喷砂很可能破坏其表面的黏结层,反而降低黏结强度,因此喷砂并不是该类陶瓷黏结的必要步骤,而将黏结表面硅烷化,则是此类陶瓷黏结的重要步骤。硅烷偶联剂易与二氧化硅等以硅为主要成分的玻璃相结合,形成稳定的硅氧烷,其另一端的有机功能团则与树脂中的有机物结合,从而提高黏结能力。一般认为,酸蚀与偶联剂同时处理可显著提高瓷与树脂的黏结强度,并且减少微渗漏。

以氧化铝、氧化锆为主要成分的非硅酸盐类陶瓷材料,不但不易被氢氟酸酸蚀,而且其瓷黏结面也不易与单纯涂布的硅烷偶联剂形成化学结合。由于这类陶瓷的强度较高,喷砂处理一般不会破坏其表面的黏结层,因此喷砂有利于形成粗糙的黏结面。高纯度氧化铝全瓷在内冠烧结过程中,其内表面可形成类似酸蚀的粗糙表面,可利于黏结。

(于秀莉)

第四节 桩 核 冠

一、概论

(一)牙体缺损的修复原则

牙体缺损修复包括直接充填和间接修复,经根管治疗术后的缺损牙通常都需要间接修复。而桩核冠常用于经根管治疗术后的缺损牙修复。因此临床上根管治疗术后的缺损牙修复往往需要明确 3 个问题:①需不需要冠;②需不需要桩;③何种桩。而修复体的选择通常是根据牙冠破坏的程度以及牙位来决定。

传统概念中牙体缺损经根管治疗术后需要冠保护,同时需要桩来增加强度。近年来的一些回顾性研究认为根管治疗术后的前牙有时不一定都需要冠修复,而经根管治疗术后的磨牙和前磨牙,以及大面积缺损的前牙则通常需要全冠或桩核冠修复。修复前应对剩余牙体结构的力学性能作充分评估,以便确定修复体的设计。缺损牙经全冠预备后轴壁的量会明显减少,再加上原有开髓孔预备,剩余的牙本质变得薄弱,难以单独支持冠,通常需要核成形甚至桩的支持和固位。因此在牙冠大面积缺损时需要冠修复,同时也可能需要桩核修复。

应该明确,桩、核、冠为 3 个不同层次的修复体(图 4-32),其中桩的作用是为核提供固位,同时将应力传导到牙根部而不至集中在牙颈部,对于颈部牙体组织薄弱的缺损牙可以减少牙颈部横折的风险;核的作用是为冠提供足够的固位,同时加强冠部牙体组织的抗力,为全冠提供支持;而冠的作用则是保护冠部牙体结构,同时恢复牙冠外形和功能。目前所采用的修复体包括:①桩、核、冠三体结构,如成品桩-核-冠。②核、冠二体结构,如银汞核-冠。③冠、桩核二体结构,如铸造金属桩核-冠、陶瓷桩核-冠。④核冠一体结构,如髓腔固位冠。⑤桩核冠一体结构等。同时桩、核、冠材料的选择也多种多样。因此究竟采用何种桩、核、冠设计和材料,需要对剩余牙体组织的固位形和抗力形进行充分评估,以便制订适合患者、适合患牙的治疗计划并成功实施。

(二)牙体缺损范围评估

由于牙体本身的形态复杂,牙体缺损范围和形态具有多样性,因此目前未见统一标准加以描述。有人将牙体缺损按缺损程度大体分为轻度、中度和重度缺损,或按缺损范围分为缺损 1/3、

1/2、2/3,等等。但这样的描述未体现缺损部位,各型之间也难以严格的分界。临床上常规认为缺损 1 个轴壁以内为轻度缺损,2～3 个轴壁算中度缺损,3 个以上轴壁缺损属于重度缺损。由于根管治疗术水平的提高,各种类型的缺损牙均得以保存,如何描述缺损范围并用于桩核冠修复设计的参考,同时便于交流,尚需要进一步规范和统一。

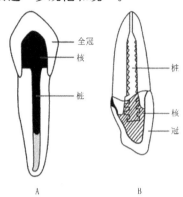

图 4-32　桩、核、冠为 3 个不同层次的修复体
A.铸造桩核-冠;B.成品桩-树脂核-冠

(三)修复体种类

1.按修复体设计分

(1)桩、核、冠三体结构:桩、核、冠为不同材料的分体结构,如成品纤维桩-树脂核-全瓷冠、成品螺纹金属桩-银汞核-金属烤瓷冠等。

(2)核、冠二体结构:核和冠为不同材料,如树脂核-全瓷冠、银汞合金核-金属冠等。

(3)桩核、冠二体结构:桩核为同种材料的整体结构,但与冠分体,如铸造金属桩核-金属烤瓷冠、陶瓷桩核-全瓷冠、整体纤维桩核-全瓷冠等。

(4)核冠一体结构:核冠为同种材料的整体结构,如陶瓷髓腔固位冠、金属嵌体冠。

(5)桩核冠一体结构:桩核冠为一整体结构,如金属桩核冠、金属桩核烤瓷冠。

2.按修复材料分

(1)桩:金属桩的铸造金属桩和成品金属桩;非金属桩的纤维桩和陶瓷桩。

(2)核:金属核的铸造金属核和银汞合金核;非金属核的复合树脂核和陶瓷核。

(3)冠:包括铸造金属冠、陶瓷冠、金属烤瓷冠和金属树脂冠。

二、前牙桩核冠的修复

(一)全瓷髓腔固位冠

髓腔固位冠是利用髓腔固位,属于核冠一体结构。全瓷髓腔固位冠常用热压铸瓷(如 IPS-Empress Ⅱ、E.max),固位原理为髓腔和根管口下 2～3 mm 行机械固位和树脂黏结固位。适用于前牙轻度或轻中度缺损,临床牙冠短者(图 4-33)。

1.优点

(1)核冠一体结构,避免修复体与牙体间的多个界面。

(2)所需修复间隙小,适合咬合紧、修复间隙不足的情况。

(3)采用黏结修复,无金属基色,可尽显全瓷修复的美学效果。

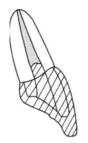

图 4-33　前牙全瓷髓腔固位冠

(4)不置桩,减少桩道预备过程及桩所致的根折风险。

2.缺点

(1)在冠部牙体组织过少的情况下无法获得足够的黏结面积,固位效果不良。

(2)修复体进入根管较浅应力不能传导至根部牙槽骨,在过大应力作用下易发生冠方 1/3 根折。

(二)前牙纤维桩-树脂核

1.纤维桩的组成

纤维桩由各种连续的、无定向的纤维包埋于树脂基质之中,即环氧树脂聚合基质,加无机或有机纤维,经高压拉挤成形而制成。纤维沿着桩的长轴呈单一方向紧密排列,直径为 6~8 μm,约占桩体积的 60%。其中环氧树脂聚合基质具有高度的转化性和高度交联的结构,通过其赋予纤维相同的张力,使纤维桩具有高强度。

2.纤维桩的分类

(1)按纤维类型分类:分为碳纤维桩、玻璃纤维桩、石英纤维桩和硅纤维桩等。①碳纤维桩:最早用于临床。由沿同一方向排列的碳纤维黏附于环氧树脂基质中而成;外观呈现黑色,具有不透光性,美观性欠佳,因此最先被玻璃纤维桩取代。②玻璃纤维桩最常用的是 E-glass 纤维,即电绝缘玻璃纤维,是由 SiO_2、Al_2O_3 及其他的碱金属氧化物组成的非晶相混合物。具有热膨胀低、软化温度高、强耐腐蚀和高电阻等特性。玻璃纤维含量的增加会使弹性模量随之升高。③石英纤维桩:石英纤维主要成分是 SiO_2,以晶体状态存在。石英是一种具有较低热膨胀系数的惰性材料,具有优良的机械性能、化学稳定性。弹性模量在 15~17 GPa,与玻璃纤维桩相似。透光性好,美观性好,有利于光固化。④聚乙烯纤维树脂桩在树脂聚合基质中加入聚乙烯纤维。在根管内注入流动性好的光固化树脂,然后将预先浸渍好的聚乙烯纤维放入根管内,光固化。其弹性模量与牙本质接近,弯曲强度较其他种类纤维桩差;因是在口内固化,密合性较好。

相比较而言,玻璃、石英纤维桩与自然牙颜色相近,更适用于前牙和全瓷修复(图 4-34)。这两类纤维桩有不透明和透明 2 种,不透明的可以阻射 X 射线,便于临床检查;透明的具有光传导的功能,可以促进光固化及双固化型树脂水门汀在深部桩道内的充分聚合并提高黏结性能。

(2)按制作方式分类:分为预成形纤维桩和口内成形半成品纤维桩 2 类。预成形纤维桩在修复因严重龋损及各种牙髓病导致根管空大的牙齿或者根管是椭圆形的尖牙、下颌前磨牙时,需去除大量的根管内牙本质以获得桩与根管内壁间较好的适合性。此时水门汀的厚度会增加,如果水门汀的机械强度不高,则可能在受力时成为整个修复体的薄弱点而导致修复失败。一些学者推荐修复这种类型的无髓牙时,可以根据根管的大小和形态,选择不同型号的纤维桩结合高强度流动复合树脂制备成与根管形态匹配的解剖型纤维桩,这种纤维桩具有良好的塑形性和根管适合性,在桩道预备过程中无须过多修整根管内壁的形态,可以保存更多正常的根管壁牙体组织;同时因为降低了树脂水门汀的厚度,可以消除材料聚合收缩可能造成的不利影响。

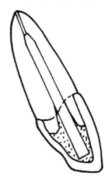

图 4-34　上前牙纤维桩-树脂核-瓷全冠

(3)按形状分类:根据纤维桩的形状可分为锥形、柱形及双锥度 3 种。柱形桩的固位效果较好且患牙牙根所受的应力分布比较均匀,但是预备桩道时在根深部需去除较多的牙体组织,会使根管壁变薄。锥形桩去除的牙体组织少,但是固位力较差且易于在根尖处形成应力集中点导致根折。目前使用最多的是解剖型平行锥状或者尖端为锥形的柱形纤维桩,既可以满足固位要求又可以避免去除较多的牙本质。有学者研制了一种带弯曲角度的纤维桩,形状更符合前牙的解剖形态,使得修复后的前牙行使咀嚼功能时沿纤维桩传向患牙的应力分散更为均匀。

3.纤维桩的生物机械性能

(1)弯曲强度:指材料在弯曲负荷作用下破裂或达到规定挠度时能承受的最大应力值。成品纤维桩的弯曲强度达 400 MPa 以上。Drummond 的研究表明,纤维桩弯曲强度显著高于氧化锆瓷桩。在动态负荷下纤维桩强度会显著下降。热循环应力会造成纤维桩的弯曲强度明显下降(7～63 ℃,6 000 次循环,纤维桩弯曲强度下降 11％～24％,而氧化锆瓷桩下降 2％)。Lassila 研究发现热循环应力使纤维桩的弯曲强度下降了大约 18％,弹性模量下降了 10％。在一定范围内,纤维桩直径越大,弯曲强度越大。Mannocci 比较了纤维桩在水中存放与室温下干放后的弯曲强度,发现 2 种情况下纤维桩的弯曲强度有显著差异。提示在操作时应避免纤维桩与唾液接触,注意隔湿。

(2)弹性模量:与金属桩比较,纤维桩最大的优点是其弹性模量与根部牙本质接近(图 4-35),从而使桩与牙根形成同质性的结构,能有效传递和分散应力,防止桩与根管牙本质界面间应力集中造成根折。玻璃纤维桩弹性模量为 28.7 GPa,介于牙釉质和牙本质的弹性模量(分别为 83 GPa 和 18.6 GPa)之间。Akkayan B 比较了玻璃纤维桩、石英纤维桩、氧化锆瓷桩、玻璃纤维桩联合氧化锆 4 种桩核系统的抗折性能,结果发现石英纤维桩的抗折性能最好。石英纤维的弹性模量最接近牙本质,其抗折载荷最高,同时又防止了根内牙本质的应力集中。而金属桩核的弹性模量(145～203 GPa)较牙本质过高,容易产生应力集中,导致金属桩核与牙体组织界面的微裂纹,进而裂纹扩展导致根折。Newman 对 3 种纤维桩和不锈钢桩修复的牙齿进行了抗折性和折裂模式的比较,发现 3 种纤维桩之间抗折性无差别,但都低于不锈钢桩;纤维桩修复患牙后的折裂模式多为可修复性,有利于剩余牙体的保存。

Fokkinga 发现,纤维桩修复后牙齿的抗折负荷值低于传统金属桩,但高于瓷桩,能满足临床要求。纤维桩修复后牙根发生的根折多可重新修复,而金属桩根折则多需拔除。但 Hu、Raygo、

Mitsui 等多人研究显示,碳纤维桩、玻璃纤维桩修复患牙的抗折性与传统金属铸造桩相比并无统计学差异。Otil 采用了弹性模量为 16 400 MPa 的树脂人工牙,显示碳纤维桩核修复系统比金属桩系统显示更高的抗折性能。他们认为可能是在单一持续压力下,弹性模量高的金属桩不能与人工牙发生同等程度的形变,桩与根管壁的接触面由面变为点接触,在根管壁局部形成压力高峰,导致失败,而碳纤维桩一直与根管壁保持面接触。Akkayan 在比较了成品钛桩、石英纤维桩、玻璃纤维桩和氧化锆瓷桩修复根充牙的抗折性和折裂模式后发现,石英纤维桩的抗折性显著高于其他 3 种;玻璃纤维与氧化锆瓷桩无差别;石英和玻璃纤维桩修复牙的折裂模式多为可再修复性根折,而不可修复性根折则见于钛桩和氧化锆瓷桩。

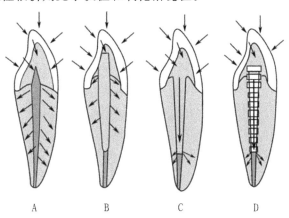

图 4-35 不同弹性模量桩的受力情况

A.天然牙应力均匀分布;B.低弹性模量桩(纤维桩);C.高弹性模量桩,
铸造金属桩;D.成品金属桩

(3)抗折性:主要用单一持续应力下桩核系统所能承受的最大应力值来表示。与牙长轴成 130°角加载。Heydecke 和 Peter 发现金属桩的牙折大多位于牙根中部或根尖 1/3,而与牙本质弹性模量相近的碳纤维桩多为牙根颈 1/3 的可修复性牙折,并且桩折断后容易取出。

4.纤维桩的黏结

纤维桩的化学构成使其可以和黏结性的水门汀材料形成微机械和化学的结合,这在很大程度上可以提高桩在根管内的固位能力,因而,对桩钉直径和长度的要求也有所降低,可以保存更多的剩余牙体组织。树脂黏结剂除了黏结作用,还能封闭纤维桩与牙本质间的缝隙,减少微渗漏的发生。Usume 用液体渗透法测试了不锈钢桩、玻璃纤维桩、氧化锆瓷桩和聚乙烯纤维桩的冠向微渗漏情况。结果表明,在 6 个月内的任何时间段,聚乙烯和玻璃纤维桩的渗漏量显著低于其余 2 种桩。Balbosh 对玻璃纤维桩进行了 4 种表面处理:乙醇清洗、乙醇清洗加底涂剂处理、喷砂、喷砂加底涂剂处理。结果表明,底涂剂处理对增强固位并无效果,而喷砂可显著增强纤维桩的固位力。他们的研究还发现,对 2 种纤维桩进行热循环加载 5～55 ℃ 3 000 次,其固位力与对照组相比并无显著差异。因此,对树脂黏结的纤维桩的热应力不必要过于担心。但 Purto 却认为,热应力会造成纤维桩的固位显著下降。

(三)陶瓷桩核

随着全瓷修复的广泛开展,陶瓷桩核越来越多地应用于临床(图 4-36)。根据陶瓷材料与制作工艺的不同,目前常用的陶瓷桩核包括:①铸造陶瓷桩核,如二硅酸锂陶瓷。②切削陶瓷桩核,如氧化锆陶瓷。③复合陶瓷桩核,如成品陶瓷桩＋铸造陶瓷核。陶瓷桩核所共有的优点为颜色美观性好,可配合透光性良好的全瓷冠修复;桩核一体化,避免多个弱界面的产生。

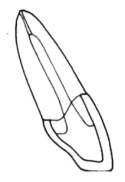

图 4-36　前牙陶瓷桩核-冠

1.铸造陶瓷桩核

铸造陶瓷桩核采用失蜡铸造的方法完成。即桩核蜡型制作、包埋、失蜡,再热压铸完成陶瓷桩核。

(1)优点:①透光性好,美观性佳;②具有黏结性能,与根管壁形成牢固结合;③X线透射,不影响日后磁共振等影像检查。

(2)缺点:强度偏低,需要足够的桩道预备量,X线透射,对根管壁病变诊断不利,还有折断不易取出。

2.切削陶瓷桩核

切削陶瓷桩核采用计算机辅助制作完成。但由于桩道很深,不能直接通过桩道扫描获得数字化模型,通常预先制作桩核蜡型,进行蜡型扫描形成桩核的数字化模型,最后经过切削加工完成陶瓷桩核。但由于患牙根管直径有限,临床桩道预备要求高,切削过程中细长形态的桩成形较困难,因此加工过程尚需逐步完善,目前尚未广泛应用。

3.成品陶瓷桩＋铸造陶瓷核

成品陶瓷桩＋铸造陶瓷核采用预成氧化锆陶瓷棒,作为核桩蜡型的核心,包埋、铸瓷。氧化锆桩有较高的抗弯强度,与特制的铸造陶瓷能相互匹配结合成为陶瓷桩核。

优点:①既具有铸瓷核的透光性,又具有氧化锆的高强度。②操作性好,由于成品瓷桩有配套根管预备钻,桩道形态容易控制,精度可靠。因此这类桩核临床应用较多。

(四)金属桩核

1.铸造金属桩核

铸造金属桩核的材料包括金合金、镍铬合金、钛合金等。其具有良好的机械性能,但美观性较差。前牙铸造金属桩核多配合金属烤瓷冠及透光性低的全陶瓷冠,如氧化铝渗透陶瓷冠和氧化锆全瓷冠。但制作过程中需注意尽量保证冠的修复空间足够,以保证足够的瓷层厚度,以便达到良好半透明性(图 4-37)。

2.预成金属桩树脂核

由于核为树脂,因此美观性能较铸造金属桩核佳,但由于其存在多个修复界面,即金属桩与根管壁、金属桩与树脂核、树脂核与牙本质、核与冠等,且金属与树脂难以形成良好的黏结界面,因此,对于前牙修复来说,此类修复体有逐渐被纤维桩树脂核取代的趋势(图 4-38)。

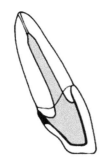

图 4-37 前牙铸造金属桩核-金属烤瓷冠

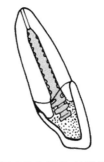

图 4-38 前牙成品金属桩-树脂核-金属烤瓷冠

(五)各种前牙桩核冠的适应证甄别

前牙修复首先强调美学性,其次是恢复功能。而对于已行牙髓治疗的前牙来说,如何能在保存牙体抗折性能的基础上尽量兼顾美观和功能,是修复医师面临的挑战。根据牙体缺损范围、美学效果及抗折性综合考虑,前牙区各类桩核冠的选择顺序为全瓷髓腔固位冠、纤维桩-树脂核冠、陶瓷桩核冠、金属桩核冠。

1.全瓷髓腔固位冠

全瓷髓腔固位冠适用于年轻恒牙、根尖发育未完成的患牙、修复间隙不足的患牙等,同时冠部牙体组织缺损轻度或轻中度、黏结面积足够、牙体变色不明显者,经良好根管治疗术后,可首选全瓷髓腔固位冠。

2.纤维桩-树脂核冠

纤维桩-树脂核冠适用于单个牙的修复,如错位、扭转牙而非正畸适应证者;畸形牙直接预备固位形不良者;或邻面龋范围局限于龈上者。冠方剩余牙体组织可形成足够的牙本质肩领,特别是需作全瓷冠修复的患牙。

3.陶瓷桩核冠

陶瓷桩核冠适用于全瓷冠桥修复,或邻牙需行瓷贴面或全瓷冠修复的患者,选择陶瓷桩核冠可达到良好的美学效果。其中铸瓷桩核适用于单个牙修复;氧化锆桩核可用于桥基牙。如冠方剩余牙体组织不能形成完整的牙本质肩领,需要加强牙颈部抗力形,则最好选择氧化锆桩核。

4.金属桩核冠

金属桩核冠适用于临床冠大面积缺损,或断面达龈下,但牙根有足够长度经临床牙冠延长术或牵引术后可暴露出断面以下最少 1.5 mm 的根面高度等情况。一般选择铸造金属桩核,配合金属烤瓷全冠设计,也可选择氧化锆全瓷冠。

(六)前牙残冠和残根保存修复的特点

1.前牙桩核冠的设计

牙体缺损修复体类型的选择主要取决于牙体缺损量的多少。当冠部牙体组织大部缺损时,只能采用桩核冠修复。前牙残冠和残根修复设计应注意:①剩余的牙体组织难以为全冠提供良好的固位;②根管治疗术后的剩余牙体硬组织的减少导致牙齿强度的显著下降,修复后容易发生冠折根折。因此提高固位力和抗力的设计是桩核冠修复成功的关键,剩余牙体硬组织的设计要点如下。

(1)尽量保存剩余牙体组织:患牙的强度主要取决剩余牙体组织的量,尽量保存剩余牙体硬组织是桩核冠修复中的基本原则。根据所选择的最终全冠修复体的要求对剩余牙体组织进行预备,然后去除龋坏、薄壁等,其余的则为要求保存的部分。这部分剩余牙体将与核一起形成全冠预备体。

(2)牙本质肩领:牙本质肩领是大面积牙体缺损桩核冠修复中的一个非常重要的概念,要求最终全冠修复体的边缘要包绕剩余牙体组织断面 1.5～2.0 mm(图 4-39)。影响桩核冠修复后远期效果的因素中,剩余健康牙体组织的量和牙本质肩领的意义远远大于桩、核或全冠材料的选择。牙本质肩领可以提高牙齿完整性,增强患牙的抗折强度,防止冠根折裂。

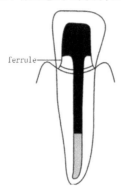

ferrule

图 4-39　前牙修复中的牙本质肩领

(3)生物学宽度:当冠部牙体组织全部缺损或者缺损位于龈下时,剩余的牙体不能达到理想的牙本质肩领要求。为了获得牙本质肩领可以采用 2 种方法:一是牙冠延长术,去除一定的牙龈或牙槽骨,暴露根方牙体组织;二是牙根牵引术,通过正畸力将牙根向方牵引。牙冠延长术和牙根牵引术一定要遵从生物学宽度的要求。生物学宽度是指牙周组织的龈沟底至牙槽嵴顶之间至少保留 2 mm 的距离。这 2 mm 的生物学宽度包含 0.97 mm 左右的结合上皮和 1.07 mm 左右的牙周纤维结缔组织。生物学宽度是与修复学密切相关。

生物学宽度的临床意义:2 mm 的生物学宽度是保证牙周组织健康的基本条件。修复体龈缘位置不能过于向龈方伸展而造成结合上皮的损伤,从而破坏生物学宽度。在修复前的牙周治疗,如冠延长术、龈修整术等中,生物学宽度是决定其适应证选择及手术方案设计的重要依据。为了达到牙本质肩领和生物学宽度的要求,牙槽嵴顶以上至少要保留 4 mm 的牙体组织。包括 2 mm 的生物学宽度,1.5～2 mm 的牙本质肩领和 0.5 mm 的全冠边缘与龈沟底之间的距离。

2.桩的设计

(1)桩的功能:桩的主要功能是为核提供固位,当剩余的牙体不足以为核提供足够的固位时,则需要在根管内插入桩。因此并非所有的缺损牙都需要在根管内置桩。桩的另一个功能是可以改变牙根的应力分布,弹性模量是影响桩材料在牙根中应力分布的重要参数之一。理想的桩应具有和牙本质相同的弹性模量,使作用力可以沿整个桩长均匀分布,并有利于应力向牙根表面传导,减小应力集中。铸造金属桩弹性模量高,应力往往直接传导到桩与牙本质的界面而无吸收,使该处及桩根部应力集中,常导致不可修复性的牙折。纤维桩与常规铸造桩相比,除具有美观等优点外,更值得关注的特性就是具有与天然牙本质接近的弹性模量,有利于应力向牙根表面传导从而减少根内应力集中,降低根折发生风险。因此,医师应根据患牙修复后牙体抗折强度的预后来判断是否使用桩和使用什么材料的桩。

（2）桩的长度：桩的长度与固位和所修复的残根残冠的抗力都密切相关。适当增加桩的长度可以提高固位力和均匀分布应力。但过分增加桩的长度会导致过多地磨除根管壁牙本质，降低牙根的强度，破坏根尖的封闭。桩的长度取决于牙根的长度、牙根的锥度、牙根的弯曲度和牙根的横截面形态。对桩的长度有以下要求（图 4-40）：①桩的长度至少应与冠长相等；②桩的长度应达到根长的 2/3～3/4；③位于牙槽骨内的桩长度应大于牙槽骨内根长度的 1/2，达不到这一要求会导致根管壁在牙槽嵴顶区应力过度集中，易发生根折；④桩的末端与根尖孔之间应保留 3～5 mm 的根尖封闭区。由于根尖区侧枝根管多，因此根管充填难以完全封闭，而桩进入根尖封闭区容易引起根尖周病变。

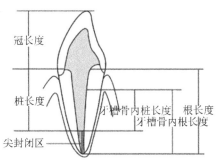

图 4-40　桩的长度要求

（3）桩的直径：桩的直径与桩的固位和牙根的抗力有关。增加桩的直径可以增加桩的固位和桩自身的强度，但是过分增加桩的直径必然要磨出过多的根管壁组织，造成根管壁薄弱，容易发生根折。桩周围的根管壁要求至少有 1 mm 的厚度。所以桩的直径取决于根横径的大小，理想的桩直径为根横径的 1/3。

（4）桩的形态：桩的形态主要有柱形和锥形。根据桩的表面形态又可分为光滑柱形、槽柱形、锥形、螺纹形等。柱形桩的固位优于锥形桩，但由于牙根形态一般为锥形，所以理想的桩形态应与根的形态一致。桩的末端不应为平行柱状，以避免磨除过多的根管壁，导致根管侧穿或根折。螺纹形桩可以旋转嵌入根管内壁产生主动固位，在几种形态的桩中固位最好。但由于在桩的旋入过程中会在根管壁产生应力，增加了根折的风险，因此在根管壁较薄弱时应避免使用。

（5）桩核材料的选择：桩材料选择一是根据最终全冠的美观要求，二是要考虑桩对牙根抗折力的影响。全瓷冠有一定半透明性，金属桩核容易透出金属色，影响全瓷冠的美学效果。而核材料选择则需要考虑与牙本质颜色尽量相似者，如全瓷桩核、玻璃纤维桩-树脂核、石英纤维桩-树脂核等。不同材料的桩其机械性能差异很大，镍铬合金桩和全瓷桩的弹性模量远远大于牙本质，而纤维增强树脂桩的弹性模量与牙本质近似。为了防止根折，可选用弹性模量与牙本质近似的纤维桩。但这类桩在受力时变形较大，当牙冠剩余牙体组织不足时容易引起全冠边缘封闭的破坏。

三、后牙残冠残根的修复

（一）髓腔固位冠

修复体嵌入髓腔，𬌗面全覆盖，轴面部分覆盖或全覆盖，属于核冠一体结构。优点：核冠为一个整体结构，简化了修复步骤，减少了修复体之间的界面；由于不置桩，避免了根折风险；修复体所需龈距离小，适用于临床牙冠短，不宜行常规核桩冠修复的患牙（图 4-41）。

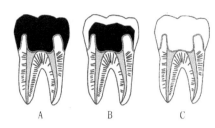

图 4-41 磨牙髓腔固位冠

A.金属嵌体冠;B.金属烤瓷嵌体冠;C.全瓷 Endocrown

1.金属嵌体冠

金属嵌体冠的固位力主要来自髓室壁的固位形,要求髓腔壁有足够的固位形。可以尽量保存剩余牙体组织。

缺点:因金属颜色显露而不美观;金属用量大,如为贵金属则成本高;去除倒凹过程会去除正常牙体组织;边缘线长,易患继发龋。

2.金属烤瓷嵌体冠

金属烤瓷嵌体冠与金属嵌体冠不同的是修复体口腔面上瓷,遮盖金属颜色,改善了美观。

3.全瓷 endocrown

全瓷 endocrown 修复体用全瓷材料制成,与常规嵌体冠不同的是,全瓷 endocrown 固位力除来自髓腔壁的固位形外,还增加了树脂黏结固位,因此髓腔固位形要求不如嵌体冠高。修复体覆盖面及轴面,边缘可置于龈缘或龈上,对接型肩台;美观性佳。

(二)髓腔固位核冠

1.髓腔固位树脂充填核冠

目前复合树脂核越来越多地用于牙体修复。优点是操作很容易,在数分钟内就可以聚合,可以马上进行核的牙体预备,减少患者就诊次数;另外树脂与牙体组织间有黏结作用;固位形要求不高,可最大限度地保存剩余牙体组织;树脂的弹性模量接近牙本质;可用于牙根条件不良的患牙做姑息修复(图 4-42)。

2.髓腔固位银汞充填核冠

银汞的抗折强度优于复合树脂。Kovarik 等在一项微观的研究中发现,在 100 万 r 34 kg(75 磅)的载荷条件下,67%的银汞核仍保存完好,而复合树脂核只有 17%保存完好。在同一研究中,玻璃离子核在最初 22 万 r 的载荷下就无法承受了。因此银汞合金是良好的成核材料。髓腔固位银汞充填核与复合树脂核不同的是,患者需要多一次就诊次数。另外,固位形要求更高,有时可配合使用辅助固位装置,如牙本质钉(图 4-43)。

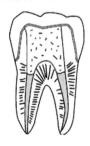

图 4-42 髓腔固位树脂充填核冠

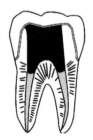

图 4-43 髓腔固位银汞充填核冠

（三）铸造金属桩核冠

由于根管治疗术水平的提高和成熟，大量缺损后牙得以保存，当牙体缺损后剩余牙体组织难以维持充填体固位时，就必须使用桩来固位。而铸造金属桩核在后牙的残根残冠修复中应用最为广泛。有人研究，置桩后能使冠抗侧向力的能力从15％增加到48％。桩可由含镍、铬、铜、钛、金或铂等金属合金制成。在流电及腐蚀性方面，含钛、铂较高的合金和钴铬钼合金的性能较佳，而铜、镍铬合金较差。与前牙单根管不同的是，后牙根管形态多样，方向各异，多个桩如何取得共同就位道是后牙桩核冠修复中的难题。根据铸造桩核是否分体可分为整体铸造桩核和分体铸造桩核（图4-44）。

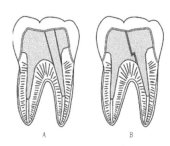

图4-44　分体铸造金属桩核冠
A.插销式；B.分瓣式分体铸造金属桩核

1.整体铸造金属桩核

整体铸造金属桩核用于单桩桩核或双桩桩核能取得共同就位道者，桩核为整体铸造，戴入时整体就位。适用于单根或双根平行的前磨牙及中度缺损的磨牙。

2.分体铸造金属桩核

分体铸造金属桩核用于双根管或三根管后牙，各桩道不能取得共同就位道者。桩核分段铸造，戴入时分别就位。由于不同方向的就位道形成制锁结构，分体桩核具有优良的固位和抗力特性，适用于重度缺损的后牙。在后牙残根残冠的保存修复中，占据日趋重要的地位。但需要注意的是，分体桩一旦黏固，通常难以取出，不利于根管再处理，因此应保证完善的根管治疗术后再行修复，否则不宜设计此类桩核。分体铸造金属桩核按桩分体设计形式的不同，可分为插销式分体铸造桩核和分瓣式铸造桩核。

（1）插销式分体铸造金属桩核：由主桩核和插销两部分组成，核与其中一个或两个相互平行的桩为整体铸造，其他与之不能取得共同就位道的桩以插销的形式与之连接，两部分分别制作铸型，分开铸造。就位时先将整体铸造的核桩就位，再将插销通过核桩上的孔道插入与核桩成一定角度的另一个或两个根管内，试戴、黏固完成，常规牙体预备，全冠修复。

（2）分瓣式分体铸造金属桩核：将与髓腔内壁方向较为一致的根管作主根管，将与髓腔内壁方向不一致的根管作次根管，各根管分别形成桩核，可按一定就位道进行拼接，成为完整的核预备体外形。与插销式分体桩核相比较，分瓣式桩核制作更难控制就位道，因此目前临床上应用渐少。

3.改良分体桩核冠

（1）插销固位一体式金属桩核烤瓷冠：为插销式分体铸造金属桩核-冠的改良，不同的是核上直接烤瓷。用于临床牙冠短，间修复间隙不足的患者（图4-45）。

(2)纤维桩插销-金属铸造桩核-冠:将铸造金属插销换为成品纤维桩,由于插销为统一规格,临床桩道预备时放插销的根管采用统一根管钻预备,技工室仅需铸造其他部分的桩核即可,制作过程可以简化。但不适用于根管过细,无法放置特定直径纤维桩的磨牙(图 4-46)。

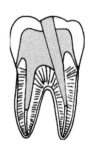
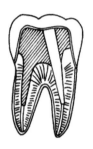

图 4-45 插销固位一体式金属桩核烤瓷冠　　　　　**图 4-46 纤维桩插销-金属铸造桩核-冠**

(四)成品金属桩固位核冠

厂家一般都会制作出不同直径大小的一套预成桩供医师选择,其外形有平行桩,有平行加末端锥形桩(根尖 1/2 或者 1/3 为锥形);最初均采用金属材质,有镍铬合金的,有钛合金的;表面有螺纹、十字纹等为增加固位力或水门汀排溢而设计的构造。桩核系统可按机械固位方式分为被动桩(黏固)或主动桩(螺纹)。螺纹桩比黏固桩固位好,但对牙齿产生较大的应力。除了各系统根管预备的配套钻针不同,这些系统的技术很类似。此类桩核冠为三体结构,即成品桩+树脂/银汞核+全冠,适用于根管治疗术后的中度缺损后牙修复(图 4-47)。

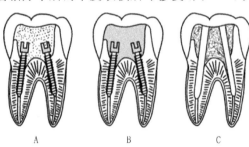

图 4-47 成品桩核冠

A.金属螺纹桩-树脂核-全冠;B.金属螺纹桩-银汞核-全冠;C.纤维桩-树脂核-全冠

(五)后牙桩核冠的适应证甄别

对于根管治疗术后的后牙,修复原则是在保证牙体抗折能力的基础上尽量恢复功能,其次兼顾美观。修复体的设计和材料选择主要根据牙体缺损范围而定。

1.轻度缺损的磨牙

如 1～4 个轴壁缺损,但局限在 1/3 内,或一个轴壁缺损,未超过龈 1/3 者,剩余牙体组织足以提供核材料的固位,因此可选择全瓷髓腔固位冠、金属/PFM 嵌体冠、髓腔固位银汞核冠或髓腔固位树脂核冠。

2.中度缺损的磨牙

如缺损虽仅涉及 1 个壁,但深达龈下者,或涉及 2～3 个轴壁,垂直高度未超过中 1/3 者,剩余牙体组织不能单独为充填核材料提供固位,但牙体预备后尚有完整的牙本质肩领,因此可选用成品桩-树脂/银汞核-冠修复,或整体铸造的单桩核-冠修复。如果余留髓腔壁深度超过 2 mm,临床牙冠短者,也可以选择一体结构的髓腔固位冠。

3.重度缺损的磨牙

牙体大面积缺损,剩余牙体组织少,但尚有完整的牙本质肩领存在,如缺损范围达 2~4 个轴壁,垂直高度达颈 1/3;或缺损虽然仅涉及 2 个轴壁但已达龈下,牙本质肩领至少有牙冠直径的 1/2 以上,则常规选择铸造金属分体桩核-冠修复。

4.超重度缺损磨牙

如缺损范围达 3~4 个轴壁,且均达龈下,几乎没有牙本质肩领,一般不应考虑保留,应予以拔除,选择种植义齿修复。另外,死髓牙作为义齿基牙风险大大高于单个牙的修复。在没有 1.0 mm 的牙本质肩领存在的条件下,前磨牙不应作为桥基牙,甚至独立修复都有风险,应考虑拔除。研究表明,经牙髓治疗后的牙如果选择作为游离缺失可摘局部义齿基牙,它们失败的可能性是不作为基牙的 4 倍。而作为固定义齿基牙,其失败的可能性是单个牙修复的 2 倍。即使有牙本质肩领结构,在跨度超过一个缺牙单位的固定义齿中,使用死髓牙仍表示怀疑。如果负荷过大,牙体结构将有可能发生折断。牙髓治疗中牙的修复涉及的牙数越多,修复所需的时间就越长,技术要求就越精细。如果必须行固定义齿修复,则建议改用种植体支持式固定义齿。

(杨宪珍)

第五章

牙列缺损修复

第一节 固定义齿的设计要领

一、适应证的选择与把握

固定桥修复能够最大限度地恢复患者的咀嚼功能、语音功能及缺失牙的解剖形态,基本上不改变口腔原有的环境,戴用舒适、容易适应、美观,是受患者欢迎的修复方式。与可摘局部义齿相比较,固定桥基牙的牙体磨除量较大,少数患者难以接受;固定桥制作的难度较大;固定桥修复有更为严格的适应范围,并非所有牙列缺损患者都适合固定桥修复。因此,修复前必须对牙列缺损患者的口腔局部环境进行周密的检查,并结合患者的个体特点和全身情况进行综合分析,确认能否达到固定桥修复的预期效果。为此,应该严格控制其适应证,可以从以下几方面考虑。

（一）缺牙的数目

固定桥的力主要由缺牙区两侧或一侧的基牙承担,必要时将相邻牙共同选作基牙,所有基牙共同分担桥体的力。固定桥较适合于少数牙缺失的修复,或者少数牙的间隔缺失,即 1 个牙或 2 个牙缺失,由 2 个基牙支持。如为间隔的少数牙缺失,可增加中间基牙作支持。对多数牙的间隔缺失,应持谨慎态度,在有条件设计中间种植基牙时,也可以设计固定桥。若前牙的咬合力不大,中切牙和侧切牙累加达到 3～4 个时,只要尖牙的条件好,也可以设计前牙固定桥。总之,考虑缺牙的数目是防止基牙超过负荷能力造成牙周损害,导致固定桥修复失败。口内缺失牙太多而余留牙很少的情况下,在没有其他辅助固位、支持措施时,不能采用固定桥修复。

（二）缺牙的部位

牙弓内任何缺牙的部位,只要符合少数牙缺失,或者少数牙的间隔缺失,而基牙的数目和条件均能满足支持、固位者,都可以考虑固定桥修复。对缺牙的部位要求较为特殊的是末端游离缺失的患者。如第二、第三磨牙游离缺失的患者,要求单端固定桥修复,其桥体受力会对基牙产生杠杆作用,可以用第二前磨牙和第一磨牙同时作基牙,基牙支持力量足够,桥体选择减轻力设计形式,设计单端固定桥修复第二磨牙。如果只用第一磨牙作基牙,则要求基牙条件好,对颌牙为可摘局部义齿的患者,且桥体的颊舌径和面近远中径均应减小;对颌牙为天然牙或固定桥时,通常不应设计单基牙的单端固定桥。对于多个磨牙游离缺失的患者,牙槽骨条件允许种植者,可以借助种植基牙,设计种植基牙固定桥或种植基牙-天然牙联合固定桥,以解决末端游离患者固定修复的问题。

（三）基牙的条件

固定桥基牙和桥体承受的力几乎全部由基牙来承担,故基牙的条件是患者能否接受固定桥修复治疗的关键性因素,也是适应证选择中最重要的条件。

1.牙冠

理想的基牙的牙冠龈高度应适当,形态正常,牙体组织健康。临床实践中,常常遇到牙冠硬组织缺损或牙冠发育畸形者,只要不影响固位体固位形的预备,能满足固位的要求,可以作为固定桥的基牙;如果牙冠缺损面积过大、牙冠形态不良、临床牙冠过短等,均必须采取增强固位力的措施。例如牙体形态调整预备为有利于固位的形态;增加牙体的龈向垂直高度;预备辅助固位形;使用根管内桩核固位等,必要时增加基牙数目以满足固定桥的固位要求。达到上述条件的牙冠,可选作为基牙。

2.牙根

基牙牙根应该粗壮并有足够的长度。多根牙的牙根有一定的分叉度最好,支持力最强。随着患者年龄的增长和牙周疾病等原因,牙根周围可能出现牙槽骨吸收,要求最多不超过根长的1/3。必须选用牙槽骨吸收较多的牙作基牙时,应该增加基牙数。对于牙根短、小、细的患者,除使用根桩固位的措施外,也应该增加基牙数。

3.牙髓

基牙最好是健康的活髓牙。如是牙髓有病变的牙,应进行完善的牙髓治疗,并经过一定时间的观察,证实病变已治愈,不影响固定桥的效果者,可以选作基牙。经牙髓治疗后,考虑到牙体组织脆性增加,应采取桩核等措施增加牙体强度。牙髓治疗不彻底或治疗导致余留牙体组织大量减少时,不宜选作基牙。

4.牙周组织

基牙要承担自身的和桥体的力,必须要求基牙牙周组织健康。最为理想的情况是牙周无进行性炎症,根尖周无病变,牙槽骨及颌骨结构正常,牙槽骨几乎无吸收。但是在临床上很难遇到理想的状况,较为常见的是牙周无不可治愈的炎症,无病理性动度,牙槽骨虽有不同程度的吸收,其吸收最多不超过根长的1/3。牙周病患者经过综合治疗后,要求用固定桥修复少数缺失牙,条件可适当放宽,增加基牙的数目,设计类似牙周夹板的多基牙固定桥。

5.基牙位置

通常要求基牙的位置基本正常,无过度的牙体扭转或倾斜移位,以便牙体预备时,易于获得基牙间的共同就位道和少磨除牙体组织。个别严重错位的牙,征得患者同意后,可以将牙髓失活后用核冠改变牙冠轴向并用作基牙,取得基牙之间的共同就位道。

（四）咬合关系

缺牙区的咬合关系要求基本正常,缺牙间隙有适当的龈高度,对颌牙无伸长,有良好的间锁结关系,缺隙侧邻牙无倾斜移位。如果邻牙倾斜、对颌牙伸长等,只要能采取措施,调磨短伸长牙,或调磨基牙倾斜面,或者改变固位体的设计,均可以制作固定桥。对于牙缺失导致咬合紊乱者,或伴有余留牙磨耗严重,垂直距离降低不能单独使用调𬌗的方法,应该在经过调𬌗、咬合板治疗后做咬合重建。对于缺牙间隙的龈高度过小的患者,一般不宜设计固定桥。患者牙列的覆关系对适应证有一定的影响,通常不适宜为重度深覆的患者设计固定桥,原因是前伸运动时,下前牙容易撞击上前牙造成创伤。对其他的深覆的患者,应结合口内情况分析,只要牙体预备能够为固位体提供足够的间隙,患者无咬合和颞下颌关节症状,就可以考虑做固定桥修复,并注意避免正中与前伸的早接触。

(五)缺牙区的牙槽嵴

缺牙区的牙槽嵴在拔牙或手术后3个月完全愈合,牙槽嵴的吸收趋于稳定,可以制作固定桥。缺牙区的牙槽嵴的愈合情况与拔牙时间、手术创伤范围、患者的愈合能力等有关。对缺牙区剩余牙槽嵴的要求是愈合良好,形态基本正常,无骨尖、残根、增生物及黏膜疾病。临床上常有患者要求立即修复或拔牙后短期内修复,早期修复有助于患者恢复功能和美观,功能性刺激可能减缓牙槽嵴的吸收,可行暂时桥修复。随着牙槽嵴的吸收,桥体龈端与牙槽嵴黏膜之间会形成间隙,影响美观和自洁,待牙槽骨吸收稳定后,可做永久性固定桥。

不同患者牙槽嵴的吸收程度不同,不同的部位牙槽嵴的吸收程度亦不同,对适应证和设计有影响。前牙缺失牙槽嵴吸收较多时,桥体牙龈端至牙槽嵴顶通常留有间隙,或者勉强关闭间隙,但桥体牙过长,都会影响美观(图5-1)。可用可摘式基托关闭此间隙,但是必须注意保持口腔清洁卫生;也可将过长的桥体牙颈部上牙龈色瓷,使之与邻牙的颈缘协调。后牙牙槽嵴的吸收较多时,由于对美观影响小,可以设计非接触式桥体,或者设计接触面积较小的桥体。

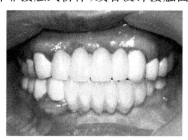

图5-1　牙槽嵴吸收较严重,不美观的固定义齿修复

(六)患者年龄

患者的年龄对固定桥适应证的选择有一定的影响,随着临床诊疗水平的提高,年龄对适应证的影响正在逐步减小,一般说来,青年和壮年阶段是最佳年龄段,即为20～55岁范围内。年龄过小的恒牙特点是临床牙冠短、髓腔大、髓角高,有时根尖尚未发育完全,牙的患龋率较高,在做牙体预备时容易发生意外穿髓。而老年患者经常有牙周组织退缩的情况发生,若年龄过大,牙周组织退缩明显,牙根暴露,牙周支持力下降,还可因牙的倾斜或移位较难取得共同就位道;老年患者常常伴有牙松动、颈部龋齿、重度不均匀磨耗、食物嵌塞和口腔卫生不良的不利因素,给固定桥修复带来困难和不良后果。对于老年患者个别牙缺失,牙槽骨虽有一定程度的吸收,但余留牙无或仅有轻微的动度,牙体组织健康,口腔卫生良好,也可以考虑设计固定桥。如果想要减少牙体磨除量,固位体可以设计龈上边缘形式。

(七)口腔卫生情况

固定桥是患者不能自行摘戴的修复体,虽然设计时要求固定桥能够自洁和易于清洁,但由于固定桥结构的特殊性,桥体龈端和邻间隙难于清洁。患者的口腔卫生差,牙垢沉积,菌斑集聚,容易形成龋病和牙周病,导致固定桥修复失败。为患者制作固定桥前,必须进行完善的牙体、牙周治疗。让患者认识到保持口腔清洁卫生的重要性并密切配合,形成良好的口腔卫生习惯,仍然可以进行固定桥修复。

（八）余留牙情况

在决定选择固定桥设计时,不仅要考虑基牙的健康情况,而且要考虑口内余留牙的情况,特别是在同一牙弓内。要求余留牙牙冠无伸长、下沉及过度倾斜,无重度松动,无不良修复体;牙冠无龋坏或龋坏已经治疗;无根尖周病或牙周病。对于无法保留的患牙,拔牙应纳入患者的治疗计划内并在固定桥修复前进行;一旦在固定桥修复时出现患牙去留问题,应该全盘考虑,是否继续制作固定桥或改变设计为可摘的局部义齿。

（九）患者的要求和口腔条件的一致性

在适应证的选择中,应该充分考虑患者的要求,患者在较充分知晓固定桥的优缺点后,有制作固定桥的主观愿望,并能接受牙体预备的全过程,能够合作,有良好的依从性,应充分考虑这类患者的要求。患者的主观愿望常和患者的口腔医学常识有关,也和良好的医患沟通有关。口腔医师应认真负责地如实介绍固定桥的相关知识,进行口腔医学的科普宣传。

二、主观愿望与客观条件的协调

口腔的局部条件是选择固定桥的决定因素,医师必须考虑患者的要求和口腔条件的一致性,是最佳适应证还是可选择的适应证,是非适应证还是绝对的禁忌证,应该明确界定。当口腔的客观条件符合患者的主观要求时,固定修复通常能够取得较好的效果;当两者发生冲突时,医师应对患者做耐心细致的解释和引导,取得患者的理解和配合,选择适宜的修复方法,而不能无条件地满足患者的任何要求,否则可能造成事与愿违的结果。固定桥修复虽然有着显著的优点,但也不能滥用,如果选择应用不当,反而会给患者带来不必要的损害。下面一些情况不宜采用固定桥修复:①患者年龄小,临床牙冠短,髓腔较大,髓角高,根尖部未完全形成时。②缺牙较多,余留牙无法承受固定义齿力时。③缺牙区毗邻牙(基牙)牙髓、牙周已有病变未经治疗时。④缺牙区的龈距离过小者。⑤末端游离缺失的缺牙数2个或超过2个时。⑥基牙松动度超过Ⅰ°时或牙槽骨吸收超过根长1/3者。⑦拔牙创未愈合,牙槽嵴吸收未稳定者。

非适应证或者禁忌证并非绝对不变,经过彻底治疗的牙髓病、牙周病患牙,依然可以作基牙;经调磨伸长牙,可能解除牙间锁结;增加基牙或采用种植基牙等手段,可达到固定桥的固位的要求;牙槽嵴吸收未稳定者经过一段时间,吸收稳定后可作固定桥修复。

在临床实践中,适应证的把握是十分重要的。然而,因患者存在个体差异,口内条件各不相同,医师对适应证的掌握尺度经常有差异,通常没有一个绝对的界限,可以有最佳适应证,可接受的适应证,有一定保留条件的适应证,非适应证或者禁忌证。尽管如此,医师应站在患者的立场上,从长远考虑,掌握好适应证的尺度,而这个尺度衡量着医师的医疗技术知识和水平,甚至衡量着医师的职业道德水准。应该注意的是医师如过分放宽适应证,可能给患者带来不必要的损害与痛苦。

三、基牙的合理选择与保护

作为牙支持式的修复体,固定桥修复成功与否,在很大程度上取决于基牙的选择是否正确。基牙是固定桥的基础,基牙的健康是固定桥存在及行使功能的重要前提,不合理的固定桥设计往往首先导致基牙及其牙周组织的损伤而使修复失败。因此,保护桥基牙并维持其长期健康是固定桥设计必须遵循的原则。

保护桥基牙应从基牙的牙髓、牙体和牙周组织3个方面来考虑。在基牙上设计固位体时,要根据基牙的形态及修复体所要求的固位力和支持力选择固位体的种类,尽可能少磨除牙体组织。固位体的设计应该尽可能地减少继发龋的发生,以保持其牙体组织的健康。同样,固位体的设计也应尽可能保持正常的牙髓活力,尤其是年轻患者,牙齿的髓腔较大,更应注意对牙髓的保护。桥基牙的牙周组织健康对保证修复体长期存在并行使功能是非常重要的,应该按照生物力学的原则进行设计,以保证桥基牙在功能活动中不受损害。近年来,随着理工科学的迅猛发展,各学科之间的交叉融合也日益增多,各种先进的技术和方法被引入口腔科学,不少学者进行了口腔生物力学方面的研究,并取得了大量的科学的实验结果。应用这些研究成果指导修复临床,就有可能使固定桥的设计建立在更符合生物力学原理的基础上,这对维护基牙的健康,预防疾病发生,延长固定桥的使用寿命都是十分重要的。此外,修复体的外形应该有利于自洁,对牙龈组织有功能性按摩作用,以促进基牙的牙龈和牙周健康。

基牙的主要功能是支持固定桥,负担着基牙自身和桥体额外的力,故要求基牙要有足够的支持负重能力。同时,固定桥是靠固位体固定在基牙的冠或根上才能行使功能,因此要求基牙预备体应该满足固位体的固位形要求,牙冠部或根部提供良好的固位形,所以基牙应有良好的固位作用。由于固定桥将各基牙联结成为一个整体,故要求各基牙间能够取得共同就位道。选择基牙时,应考虑以下因素。

(一)基牙的支持作用

固定桥所承受的力,几乎全部由基牙的牙周组织承担,基牙及牙周组织的健康对于固定桥的支持作用非常重要。基牙支持能力的大小与基牙的牙周潜力有关,即与基牙牙根的数目、大小、长短、形态、牙周膜面积的大小及牙槽骨的健康密切相关。就牙根的数目而论,多根牙比单根牙支持力的能力大;牙根粗壮比牙根细小的支持作用强;牙根长比牙根短的支持作用强;从牙根形态来看,分叉的多根牙比单根牙或融合牙根负重能力强,牙根横截面呈椭圆、扁圆或哑铃形时支持作用好。在具体选择时,应该考虑临床牙冠和牙根的比例,临床冠根比例若能达到 1：2 或 2：3 较为理想。冠根比为 1：1 时,是选择基牙的最低限度,否则需要增加基牙。

通常认为,健康的牙周组织均具有一定的牙周潜力,而牙周潜力与牙周膜面积呈正比关系,故牙周膜是固定桥支持的基础,可用牙周膜面积来衡量基牙的质量及是否能选为基牙。牙周膜的面积与牙根的数目、大小、长短、形态有关。长而粗壮的多根分叉牙,牙周膜面积大,支持能力强。临床上,要求各桥基牙牙周膜的面积总和等于或大于缺失牙牙周膜面积的总和。在应用这一原则时,还应该注意下述 3 个问题。

(1)牙周膜面积是不断变化的,当牙周退缩,或牙周袋形成时,牙周膜面积相应减小。必须正确判断不同程度牙槽骨吸收后的剩余牙周膜面积,以便做出符合实际情况的设计。特别应该注意牙周组织有一定程度退缩或者伴有牙周损害时,牙周膜面积的变化大,牙周膜受损的程度和部位与牙周膜减少的程度密切相关。牙周膜的附着面积在牙根的各部位是不相同的,单根牙以牙颈部最大,故牙颈部牙周膜的丧失会导致该牙较多支持力的丧失。而多根牙以根分叉处附着的牙周膜面积最大,因此,牙槽骨吸收达根分叉时,牙周膜面积和支持力才会有较多的损失。当牙周膜的面积减小,牙周支持组织的耐力也随之下降,牙周储备力也相应减小。

(2)牙周膜的正常厚度为 0.19～0.25 mm,此时的支持能力最大。随着咀嚼功能和牙周的病理变化牙周膜厚度会发生变化,无功能的失用牙牙周膜变窄;有咬合创伤或松动牙的牙周膜变宽,虽然不影响牙周膜面积,但是均减小了支持能力。

(3)牙周膜面积的大小并不是决定固定桥设计的唯一因素。根据牙周膜面积来决定桥基牙

的数量,在临床上具有一定的参考价值,但并不能适用于所有情况。例如,3|3 的牙周膜面积之和<21|12 之和,当 21|12 缺失,仅以 3|3 为桥基牙作为固定桥修复,按照牙周膜面积的计算,这种修复是不恰当的,必须增加桥基牙。但临床实践证明,如果前牙牙弓较平直,扭力不大,患者的咬合力不大时,而 3|3 冠根正常,牙周组织健康,咬合关系正常时,可以用两尖牙作基牙支持 321|123 固定桥。在单端固定桥的修复中,也不能单纯根据牙周膜面积的公式计算来确定基牙。例如,|6 的牙周膜面积>|7,如果以|6 为桥基牙作单端固定桥修复|7,虽然按照牙周膜面积的计算是可行的,但因为单端固定桥所受的较大的杠杆力作用,必然导致修复的失败。因此在设计时,要考虑尽量减小或避免对基牙牙周健康不利的杠杆力、侧向力。

固定桥的力通过牙周膜传导给牙周组织和牙槽骨,故牙槽骨及支持组织的健康直接影响固定桥的支持作用。基牙周围骨质致密,骨小梁排列整齐,其支持力大。相反,对于日久失用或牙槽骨吸收多或牙周存在炎症的牙,均因支持力减弱不宜选作为基牙;如果必须作为基牙,应经过相应的治疗后,再慎重选用,并在该侧增加基牙。固定桥设计一般有 3 个基本类型:双端固定桥、单端固定桥和半固定桥。在条件许可时,应尽可能采用双端固定桥。一般来说,2 个健康基牙可以恢复一个缺失牙的生理功能。但若缺失牙较多,或基牙的条件不够理想,或各基牙条件悬殊,要决定基牙的数目就比较困难。单端固定桥由于其缺乏平衡的支持,基牙受到较大的旋转力,容易造成基牙牙周的损害,故应慎用。后牙游离端缺失的单端固定桥修复,桥体长度不应超过一个牙单位,否则再多的基牙也不能获得良好的远期效果(图 5-2)。

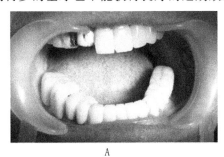 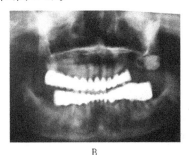

图 5-2 失败的后牙单端固定桥修复

当固定桥基牙支持力不足时,可以增加桥基牙的数目,以分散力减轻某个较弱桥基牙的负担。原则上,增加的桥基牙应放在较弱的桥基侧,才能起到保护弱桥基牙的作用。如|6 缺失,用|57作桥基牙的双端固定桥,若|5 牙周情况稍差,为了减轻基|5 的负担,而增加|4 为桥基牙,形成三基牙固定桥。也有采用力比值的方法来判断基牙的支持力,并据此选择基牙和确定基牙数目。但无论以何种方式确定基牙的支持力,必须遵循的原则是桥基牙负重的大小应以牙周支持组织能够承担的限度为依据,维持在生理限度以内,即牙周储备力的范围内,这样才有维持牙周组织健康的作用。若其负担超过了生理限度,将会损害牙周组织健康,进而导致固定桥的失败。这是固定桥设计中的一条重要生理原则。

造成固定桥失败的原因很多,最常见者是桥基牙负担过重而逐渐松动,或固定桥的固位不良,固位体松动脱落。因此,在临床上对桥基牙的选择,桥基牙数量的决定和固位体的设计十分重要。在设计中既不能盲目增加桥基牙,也不能让桥基牙超负荷工作,还必须注意少磨除牙体组织,保护牙髓及牙体组织的健康。设计中还要考虑使各基牙受力平衡,力分布均匀,使固定桥的设计符合生物力学的原则。总之,应结合患者的实际情况,全面考虑桥基牙的健康、缺失牙的部位、咬合关系、桥的形式、患者的咀嚼习惯等有关情况,综合分析,以判断桥基牙的支持能力,做出合理的修复设计。

(二)基牙的固位作用

基牙良好的固位作用不仅可以对抗固定桥功能运动中的脱位力,而且对基牙的健康也是至关重要的。固位作用与基牙的牙冠形态有密切关系,使用根内固位方式时,与牙根有一定的关系。基牙牙冠必须有足够的牙体组织、适当的形态和良好的牙体结构,为固位体提供固位形。基牙牙冠的形态和结构与固位体的固位形和抗力形有密切关系。通常,牙冠长、体积大可增大基牙预备面和固位体的接触面积,并能获得辅助固位形以增加固位力。牙冠短小或畸形,例如锥形牙冠,固位效果不好。牙体组织结构正常,固位体固定在坚实的牙体组织上,不仅固位作用好,抗力作用也好,不易引起牙体组织折裂。相反,钙化不良或釉质发育不全的牙,其组织结构松软或残缺,容易磨损导致牙冠高度降低,对固位体的固位形和抗力形都有影响。此外,容易发生继发龋,导致固位体的松动,进而造成牙髓病变,最终可能导致固定桥的失败。

对于龋病引起的牙冠大面积缺损牙,应在去净龋坏组织后,根据牙冠剩余牙体组织的情况来判断能否用作基牙。有时需要先治疗和填充后,才能满足固位体的固位形要求。如果龋坏已损及牙髓,必须经过彻底的牙髓或根管治疗术,用桩核恢复缺损的牙体组织形态。如果是其他原因所致缺损牙,填充后不影响固位体的固位形者,可直接选作基牙;否则将在治疗后用桩核固位和恢复冠部外形。对于严重磨耗、磨损牙,牙尖高度降低,咬合接触紧,牙本质暴露或已接近牙髓的牙,在牙体预备时,磨出固位体面的间隙相当困难,而且牙冠轴面高度不足,固位体的固位力和抗力均不足,是否能作基牙要慎重考虑。既保证足够的固位力又能保持牙髓的活力最好,否则作牙髓失活,以便取得辅助固位形,才能选作基牙。基牙最好是活髓牙,有正常的代谢能力和反应能力,以维持牙体组织的健康。如果患牙已经过完善的牙髓治疗或根管治疗术,牙体组织因失活而逐渐变脆,容易出现牙尖折裂。对无髓基牙的固位形设计,除采用充填材料填充恢复牙冠外形外,必要时应采取固位钉或桩核增强固位,保护基牙受力时不会折裂。对基牙牙冠几乎完全缺损的根内固位者,要求牙根粗大,有足够的长度,能提供良好的根桩固位形,且要经过完善的根管治疗术。

在有条件时,可根据患者的具体情况考虑用种植体作桥基进行固定义齿修复,但对于能否联合使用天然牙与种植体进行固定桥修复,存在不同的观点。在开展种植体修复较早的北美部分国家,目前主张不采用联合应用的固定桥修复,其理由是种植体与牙槽骨为骨性结合,没有动度;而天然牙是由牙周膜将其与牙槽骨联结在一起的,有一定的动度,天然牙与种植体联合应用时受力不均衡,无论对天然牙还是种植体都是有害的,而最终导致修复的失败。而目前国内仍有采用天然牙与种植体联合应用的固定桥修复,认为种植体能起到良好的辅助固位和支持作用,使固定桥修复的适应证范围扩大,且有较长期的成功患者作为支持。固位体足够的固位力是固定桥成败的关键因素,而不同结构的固定桥对固位力的要求不一定相同。为基牙设计固位力时,除考虑基牙自身的条件外,还应考虑固定桥本身对固位力的要求。这些要求包括固定桥的类型、力的大小、桥体的跨度、桥体的弧度、固定桥的材质等。当患者的力越大,桥体跨度越大,桥体弧度越大时,对基牙的固位力要求越高。

(三)基牙的共同就位道

因固定桥的各固位体与桥体联结成为一个整体,固定桥在桥基牙上就位时只能循一个方向戴入,所以各桥基牙间必须形成共同就位道。在选择基牙时,应注意牙的排列位置和方向,这与牙体预备时能否获得各桥基牙的共同就位道有密切关系。在一般情况下,只要牙排列位置正常,顺着各桥基牙的长轴方向作牙体预备,即可获得共同就位道。对有轻度倾斜移位的牙,可适当消除倒凹,或稍微改变就位道方向,便可获得共同就位道。对于严重倾斜移位的牙,为了求得共同就位道,必须磨除较多的牙体组织,这样容易造成牙髓损伤,而且严重倾斜的牙,力不易沿着牙长轴传导,牙周组织易受创伤。但近年来,经光弹性实验证明,桥基牙倾斜在30°角以内者,在固定桥修复后,尚可改善倾斜桥基牙的应力状况。可见基牙倾斜度在一定范围内仍然可以选作基牙。

对于倾斜移位的牙,如果患者年轻,在有条件时最好先经正畸治疗改正牙位后,再选作桥基牙;或者选择适当的固位体设计,使牙体预备时既能取得共同就位道,又不至于损伤牙髓,并在另一端增加桥基牙以分散力仍可选作桥基牙。如向舌侧倾斜的下颌磨牙,固位体可设计为暴露舌面或部分暴露舌面的部分冠,既可求得共同就位道,又可尽量少磨牙体组织。对于错位严重的牙,如果已影响牙体预备,则不宜选作桥基牙。当缺失牙的情况复杂时,如缺牙较多或有间隔缺牙需要选用多个桥基牙时,应先取研究模型,在导线观测仪上设计就位道。在考虑共同就位道的同时,既要注意尽量少切磨牙体组织,又要考虑排牙的美观效果,调整缺隙的大小。总而言之,在求得桥基牙的共同就位道时,不能为此而损伤基牙的牙髓和牙周组织,并以此作为取舍桥基牙的重要参考因素。

目前,随着修复技术的提高,固定义齿修复的适应证范围有所扩大,临床上有很多固定桥的设计是前面提到的3种基本类型的组合,可称为复合固定桥。有时固定桥的跨度可达全牙弓,这种分布对基牙的支持、固位及共同就位道都有所影响。

四、固位体的设计

固位体是固定桥中将桥体连接于桥基牙上的部分,它借黏结剂固定在桥基牙上。固位体能抵御各种外力,并将外力传递到桥基牙及其支持组织上,同时保持本身的固定,不至于因外力而松动脱落,这样才能很好地发挥固定桥的功能。因此,它是固定桥能否成功的重要因素之一。

(一)固位体设计的一般原则

(1)有良好的固位形和抗力形,能够抵抗各种外力而不至于松动、脱落或破损。

(2)能够恢复桥基牙的解剖形态与生理功能。

(3)能够保护牙体、牙髓和牙周组织的健康,预防口腔病变的发生。

(4)能够取得固定桥所需的共同就位道。

(5)固位体的美观要求以烤瓷固定桥修复前牙缺失,多采用全冠固位体,固位效果好,美观,坚固耐用,不仅可以较好地修复缺失牙,对桥基牙的颜色、外形、排列等都加以改善。

(6)固位体材料的加工性能、机械强度、化学性能及生物相容性良好;经久耐用,不易腐蚀和变色,不刺激口腔组织,无毒性。

(二)固体位的分类

固位体一般分为3种类型,即冠外固位体、冠内固位体与根内固位体。

1.冠内固位体

冠内固位体即嵌体固位体,因其固位力差,外形线长,容易产生继发龋。对活髓牙来说,嵌体洞形的预备因需要一定的深度易伤及基牙的牙髓;对死髓牙而言,嵌体起不到应有的保护作用,因此目前临床上已很少采用嵌体作固位体。但如果桥基牙已有龋坏,在去净龋坏后,只需将洞形稍加修整,且缺牙间隙小、咬合力小或对固位体的固位力要求不太高,也可考虑选用嵌体作固位体。此外,嵌体还可以向面和轴面扩展,形成"嵌体冠",利用冠内及冠外联合固位形以满足固位力的要求。

2.冠外固位体

冠外固位体包括部分冠外固位体冠与全冠,这是固定桥最多采用,也较理想的一种固位体。其固位力强,牙体切割浅,能够满足美观的需要,能较好地保护桥基牙牙体组织,适应范围广。传统的部分冠包括金属铸造3/4冠及锤造开面冠,不过,随着口腔修复技术的发展,目前已不再采用锤造开面冠。部分冠磨切牙体组织较全冠少,其固位力较嵌体强。前牙3/4冠暴露唇面,可选作前牙固位体,但因其达不到理想的美观效果,目前已应用较少。3/4冠也可在金属修复中作后牙固位体,特别是前磨牙。对于某些倾斜基牙,部分冠更易取得共同就位道。

全冠固位体包括铸造金属全冠、金属塑料全冠、金属烤瓷全冠、全瓷冠。全冠固位体因为覆盖桥基牙的各个牙面,其固位力最强,对桥基牙短小、缺失牙多、桥体跨度长、承受力大者,全冠是最适合选用的固位体。全冠固位体对于无牙髓活力的桥基牙还有保护作用,并能同时修复基牙的缺损。铸造金属全冠因其金属的颜色对美观会有影响,所以主要用作后牙固位体,一般不用于前牙与前磨牙。目前,前牙与前磨牙应用较多的是金属烤瓷全冠固位体和金属塑料全冠固位体,不仅固位力强,而且美观效果好,既可作为前牙桥的固位体,也可一并修复桥基牙的变色、釉质发育不全、畸形和缺损等。全瓷冠固位体由于其强度已有较大改善,目前应用已逐渐增多,但因其需要磨除的牙体组织相对较多,适应证还需严格把握。

3.根内固位体

根内固位体即桩冠固位体。其固位作用良好,能够恢复牙冠外形,符合美观要求。根内固位体主要用于经过完善根管治疗术的死髓牙。对于某些牙位异常,且没有条件作正畸治疗的患者,可通过根内固位体改变牙的轴向,以此增进美观。目前,因为烤瓷修复技术的发展,根内固位体一般与全冠固位体联合使用,即将根内固位体做成桩核,再在桩核上制作全冠固位体,这样可更容易地获得共同就位道。

(三)影响固位力的因素

固位体与单个牙修复体不同,它要承担比单个牙修复体更大的力,且受力的反应也与单个牙不同,故要求更大的固位力。固位体固位力的大小,取决于桥基牙的条件、固位体的类型及牙体预备和固位体制作的质量。

1.基牙形态对固位力的影响

由于通常采用冠外固位体,只要基牙的牙冠长大、牙体组织健康、咬合关系正常者,能够获得较大的固位力;反之,牙冠短小、畸形、牙体组织不健康或牙体组织缺损,都可以影响其固位力。在此情况下,应选择固位力较大的固位体,如全冠固位体。对于根内固位体,牙根粗长、牙体组织质地坚实的基牙,能够获得较大的固位力。

2.固位体的类型对固位力的影响

固位体的类型对固位力的影响很大,一般情况下,全冠的固位力大于部分冠,部分冠的固位力大于嵌体。在选用部分冠作固位体时常需要加辅助固位形,以增强固位力,如切沟、邻轴沟、针道等。嵌体的固位效果最差,在需要时也应考虑增加辅助固位形或采用嵌体冠,以满足固位和抗力的需要。根内固位体由于桩核的种类较多,其固位力的大小也不同,通常铸造金属桩核的固位力较成品桩核的固位力更大。

3.固位体的制备对固位力的影响

全冠固位体的固位力与基牙轴面的向聚合度有关,基牙牙体预备时,如果向聚合度过大,固定桥容易发生向脱位。为保证固位体有足够的固位力,又有利于固定桥的戴入,在所有基牙的轴壁彼此平行的前提下,要求向聚合角度≤5°角。尖牙呈菱形,邻面短小时,邻轴沟的长度受限,可将远中切面适当向唇面延伸,或者在尖牙的舌隆突上加一针道,以增强固位力。嵌体固位体的固位力较差,要求洞形有一定的深度,点角和线角清晰,洞轴壁的龈向聚合度宜小,必要时增加辅助固位形,或采用高嵌体固位体的形式。

4.双端固定桥两端固位力的平衡

双端固定桥两端桥基固位体的固位力应基本相等,若两端固位力相差悬殊,则固位力弱的一端固位体易松动,而固位力强的一端固位体又暂时没有脱落,患者不易察觉,其后果往往是松动端桥基牙产生继发龋,甚至损及牙髓,而固定端的基牙的牙周组织往往也受到损害。因此,固定桥两端的固位力应基本相等,若一端固位体的固位力不足时,首先应设法提高固位力,必要时增加桥基牙,以达到与另一端固位体的固位力相均衡。单端固定桥由于杠杆力的作用,且固定端承担了全部力,故对固位体的固位力要求高,应特别重视。

5.固定桥的结构和位置等对固位力的影响

固定桥的形态结构不同对固位力的要求也有所不同,固位体固位力大小设计应与力的大小、桥体的跨度及桥体的弧度相适应,桥体跨度越长、弧度越大、力越大者,要求固位体的固位力越大,必要时可增加基牙数来增加固位力。此外,固定桥的刚度越小,变形性越大,对固位体的固位力要求越高。固定桥在牙弓中所处的位置不同,其承受的咬合力的大小和方向是不同的,对固位力的影响也不同。总之固位体的固位力大小应适合固定桥的需要。

6.固位体的就位道

固位体的就位道影响固位力的大小,因此在设计时可以利用制锁作用来提高固位力。固定义齿的共同就位道不仅取决于基牙的形态、位置和排列,还取决于固位体的设计。在选择固位体时,必须考虑各固位体之间应有共同就位道。一般而言,获得共同就位道的难度以全冠固位体最大,部分冠次之,嵌体最小。在使用根内固位体时,如果直接用桩冠作固位体,因其易受根管方向的限制,很难通过预备的方式与其他基牙求得共同就位道,此时可先做核桩,当其固定在根管内以后,再于核上设计制作全冠固位体。此法的优点是,在桥基牙的核形上预备全冠固位体比在根管内预备桩道固位体更容易取得共同就位道。当一端基牙颊舌向倾斜,全冠固位体不易求得共同就位道时,可将倾斜端的固位体设计为部分冠,将倒凹大的一面做适当的暴露。

(四)固位体的边缘设计

对于全冠固位体而言,边缘即颈缘,其伸展的范围视桥基牙的条件和修复体对固位力要求的大小而定。对于牙冠短小的基牙,固位体的边缘应尽可能向根方延伸,因为固位体边缘越向根方伸展,其固位力越大。当然,这种延伸是以不损伤牙周组织为前提的。对于牙颈部明显缩小的牙,或牙周有一定退缩的基牙,固位体边缘的延伸意味着要磨除较多的牙体组织,如果牙冠比较长大,则不必把固位体的边缘延伸至龈缘处。对于前牙来说,固位体的唇面一定要延伸至龈缘下,这样才能保证美观的效果。部分冠的边缘线在前牙不能伸展到唇面,以免影响美观。冠内固位体的边缘应延伸到自洁区。

（五）固位体对基牙的修复和保护

1.一并修复桥基牙的缺损

若桥基牙有缺损和畸形,在设计固位体时应予以一并修复,若牙冠已有充填物,固位体应尽量将其覆盖,这样可防止充填物的脱落。

2.防止桥基牙牙折

固位体的设计应防止桥基牙产生牙尖折裂,冠外固位体因牙面完全被覆盖,不易发生牙尖折裂,而冠内固位体则应该注意在面的扩展,适当降低牙尖高度,并将其覆盖,从而避免发生牙尖折裂。另一方面,全冠固位体虽能有效地保护基牙的牙体组织,但在某些情况下,需要与根内固位体联合应用。例如没有牙髓的前牙及前磨牙,在全冠修复的牙体预备后,其颈部牙体组织很脆弱,尤其是有楔状缺损的牙,修复体及基牙易从牙颈部发生折断。因此,全冠固位体修复前在髓腔用桩加强是很重要的。应用断面较低的残根作基牙时,固位体在颈部应对残根有一个箍的保护作用,以防止残根的纵折。

（六）特殊桥基牙的固位体设计

1.牙冠严重缺损牙的固位体设计

此类牙多为死髓牙或残根,只要缺损未深达龈下,牙齿稳固,应尽量保留。先进行彻底的根管治疗术,在根管内插入并黏固桩,用银汞合金或复合树脂充填形成核形,再在其上制作全冠固位体。前牙可先做金属铸造核桩,再做全冠固位体。

2.牙冠严重磨耗牙的固位体设计

在临床上常见患者的磨牙因磨耗变短,如果作常规的全冠牙体预备,面磨除后则会使牙冠变得更短,固位力下降。对于这类牙的处理有两种方法,如果是活髓牙,可只预备各轴面,设计制作不覆盖面的开面冠,但这类固位体要求有性能良好、不易溶解的黏结剂。如果基牙是死髓牙,经过根管治疗术后,可从面利用髓腔预备箱状洞形,设计成嵌体冠固位体,利用箱状洞形增加固位力。

3.倾斜牙的固位体设计

对于无条件先用正畸治疗复位的基牙,可以改变固位体的设计,以少磨除牙体组织为原则来寻求共同就位道。如临床上常见下颌第一磨牙缺失后久未修复,造成第二磨牙近中倾斜移位。当倾斜不严重时,在牙体预备前仔细检查设计,使倾斜牙与其他桥基牙一道按最适合的共同就位道进行预备,其原则是不损伤牙髓,尽可能少磨除牙体组织。如做全冠固位体牙体预备时,因为牙的倾斜,其近、远中的垂直轴面都较短,即使在远中面向龈方延伸,固位作用仍有限,而且易在龈端形成台阶。此时可做成不覆盖远中面的改良 3/4 冠固位体,在颊、舌侧轴面预备出平行轴沟,以增强固位。如果磨牙倾斜比较严重,还可设计为套筒冠固位体。其方法是,先按倾斜牙自身的长轴方向进行牙体预备,制作内层冠,将内层冠的外表面做成与其他桥基牙有共同就位道的形态,最后按常规完成固定桥。先黏固内层冠,再黏固固定桥。固位体（即外层冠）的边缘不必伸至龈缘,因内层冠已将牙齿完全覆盖。当然,有时出于美观需要,也要求外层冠覆盖到龈缘。

近年来,由于黏结技术的迅速发展,对于严重倾斜的桥基牙已有采用少磨牙体组织的黏结固定桥予以修复,即采用金属翼板固位体,由颊舌方向分别就位,并与桥体面部分组合而成。但这类黏结桥需拓宽足够的邻间隙,才有利于自洁作用。

五、常规及特殊条件下的固定义齿设计

牙列缺损患者口腔局部条件的差异较大,根据固定桥的适应证范围,结合患者的具体情况,如基牙条件、缺牙数目、缺牙的部位、余留牙情况、缺牙区牙槽嵴的情况等,进行综合分析,在此基础上制定修复治疗方案。对于已经确定做固定桥修复的患者,必须确定最适当的固定桥设计。在固定桥类型中,双端固定桥支持的力大,两端基牙承受力较均匀,对牙周健康有利,如果无特殊情况,应尽量采用双端固定桥。由于固定桥共同就位道的获得存在不同的难度,能够采用短固定桥时,尽量不设计复杂的长固定桥。单端固定桥桥体受力时基牙接受扭力,故应严格掌握适应证,慎重选用该设计。中间种植基牙的应用,将长固定桥变为复合固定桥,减轻了基牙的负担。种植基牙的应用,使游离缺失也可以设计天然牙-种植体联合固定桥。随着附着体在临床的应用增多,对某些牙列缺损患者,固定-可摘联合桥为另一种可采用的设计。

在不同的固定修复设计中,尽管有些方案更加完善,但是受限于患者的各种条件,不一定能够成为最终选择的设计,修复医师需要在掌握原则的前提下,结合患者口内的具体情况综合考虑而定。

（一）固定义齿修复类型的设计

1.单个牙缺失

一般有较好的条件选择双端固定桥的修复,如果基牙条件理想,在单个牙游离缺失的患者中,还可以考虑单端固定桥修复。考虑到对基牙和余留牙的保护,在具备条件时,种植修复应该是首选的方法。

2.两个牙的连续缺失

两个牙的连续缺失对基牙的支持和固位力要求相对更高,有时需要通过增加基牙的方法来保证支持力和固位力。发生在前牙或前磨牙的连续缺失,通常可以用2个基牙修复2个缺失牙,但如果是磨牙缺失,通常需要增加基牙。磨牙的游离缺失达2个牙,则不能采用常规的固定桥修复,只有在配合种植的前提下,才能以固定义齿修复。

3.两个牙的间隔缺失

对于间隔缺失的牙,既可以是双端固定桥,也可设计为复合固定桥,如果间隔的余留牙在2个牙以上,尽可能设计为2个双端固定桥,应尽量避免长桥的设计。跨度过长的固定修复体在制作、受力、维护、后期治疗等方面都有一定困难。

4.3个牙或多个牙缺失

发生在牙弓后段的3个牙连续缺失,一般不考虑设计固定桥修复。多个切牙连续缺失,如果咬合关系正常,缺隙不大,尖牙存留,且牙周条件良好时,可设计以尖牙为基牙的双端固定桥;如果咬合紧力大,尖牙支持和固位均不足,应增加前磨牙为基牙设计双端固定桥。

（二）固定义齿修复材料的选择

1.金属固定桥

修复体用金属整体铸造而成,机械强度高,桥基牙磨除的牙体组织相对较少,经高度抛光后表面光洁,感觉舒适。其缺点是不美观,故只能适用于比较隐蔽的后牙固定桥,特别适宜于后牙区失牙间隙缩小或龈距离小的情况,也适宜于基牙牙冠较短的患者。虽然其适用范围小,但在某些情况下仍不失为一种有效的设计。

2.非金属固定桥

主要包括全塑料和全瓷固定桥。塑料固定桥因材料硬度低,易磨损,化学性能不稳定,易变

色,易老化,对黏膜刺激较大,故一般只用作暂时性固定桥,其优点是制作方便。目前虽有一些新型树脂材料投入临床应用,但一般也限于制作短期的固定桥修复体。全瓷固定桥硬度大,化学性能稳定,组织相容性良好美观,舒适。随着口腔材料研究的进展,陶瓷材料的强度特别是韧性得到很大程度的提高,全瓷固定桥已较广泛地用于临床,特别是用于前牙的修复。

3.金属烤瓷固定桥

金属烤瓷固定桥是目前临床应用最广的一种固定修复体。金属部分可增加修复体的机械强度,并加强桥体与固位体之间的连接。陶瓷材料能恢复与天然牙相协调的形态和色泽,满足美观的要求。由于这种修复体兼有金属与非金属的优点,故在临床上广为采用,对前、后牙都适用。

(三)固定义齿修复的补设计

固定修复体恢复的力与咀嚼功能主要取决于修复体的面设计。修复体的面是其咬合功能面,即上前牙的切嵴和舌面,以及下前牙的切嵴和后牙的面。面形态恢复是否合理,直接关系到固定桥的咀嚼功能。面的恢复应从以下几方面考虑。

1.补面的形态

面的形态应根据缺失牙的解剖形态及与对颌牙的咬合关系来恢复。面的尖、窝、沟、嵴都应与对颌牙相适应,在恢复咬合关系时,咬合接触点应均匀分布,并使接触点的位置在功能尖部位,尽量靠近桥基牙面中心点连线。适当降低非功能尖的高度,以减小固定桥的扭力。切忌前伸或侧向的早接触。有研究表明,正常牙齿牙周膜对垂直力与侧向耐力的比值为 3.49：1。

2.补面的大小

咬合面的大小与咀嚼效能有关,也与基牙承担的力大小有关。为了减轻基牙的负担,保持基牙健康,常需要减小力,要求桥体的面面积小于原缺失牙的面面积,可通过适当缩小桥体面的颊舌径宽度和扩大舌侧外展隙来达到此目的。桥体面颊舌径宽度一般为缺失牙的 2/3;基牙条件差时,可减至缺失牙宽度的 1/2。一般来说,若 2 个基牙条件良好,桥体仅修复一个缺失牙,可恢复该牙原面面积的 90% 左右;修复 2 个缺失牙时,可恢复原缺失牙面面积的 75%,修复 3 个相连的缺失牙时,可恢复此三牙原面面积的 50% 左右。在临床设计时,这些数值仅作参考,还需结合患者的年龄、缺牙部位、咬合关系等具体情况灵活应用。减少力、减轻基牙负担的措施除了减小桥体的颊舌径外,还可以加大桥体与固位体之间的舌外展隙,增加食物的溢出道,减小面的牙尖斜度等。对于单端固定桥,由于其杠杆力的作用,面减径以减小力更是必要的措施,可在近远中向和颊舌向各减径 1/3～1/2。

3.固定义齿修复的补重建

无论是何种牙的修复都会涉及重建的问题。固定桥修复,特别是多个牙单位的长桥修复,重建是十分重要的,通过面整体的位置和形态的设计完成。对于前牙而言,可以通过固定桥修复,建立新的关系,以增进和改善美观等功能。对于后牙而言,可以通过固定桥修复,建立新的曲线和有利的咬合关系。

六、固定修复设计中的美学要点

固定桥修复的设计中,美观设计是十分重要的,尤其是前牙固定桥修复。修复体的美观效果主要与修复体的形态、色泽及其与口腔组织的协调性有关。前牙的非对称性修复对修复的协调性要求更高。

（一）美学修复材料的选择和应用

选用美学修复材料是获得理想美学效果的基本条件。随着人们审美要求的提高和美学修复材料的发展,口腔修复体正向着自然、逼真、美观、舒适的方向发展。口腔固定修复经历了从金属全冠到开面冠、3/4 冠,从开面冠、3/4 冠到塑料全冠,从塑料全冠到金属烤塑、烤瓷冠、全瓷冠的变化过程。在这些修复材料中,陶瓷材料由于具有良好的生物学性能和美观的修复效果,成为主流材料。非贵金属烤瓷修复是目前临床应用最广泛的修复方式,具备陶瓷美观、生物相容性好及强度高的优点,但易出现颈缘层次不清楚、颈缘灰线、金属底层影响瓷层颜色再现的问题。近年来,贵金属烤瓷和全瓷材料发展很快,可明显改善固定修复的美学效果。全瓷冠桥的制作技术有粉浆涂塑和渗透玻璃陶瓷技术、热压铸陶瓷技术、计算机辅助设计/计算机辅助制造机加工技术、计算机辅助设计/计算机辅助制造机加工和渗透复合技术。为了模仿天然牙的层次感,全瓷冠桥一般为多层次的制作方法,即用上述各种方法完成高强度全瓷基底冠或者桥架后,再分层涂塑饰面瓷,易于成形,同时减小修复体表面硬度,避免过多地对颌牙的磨耗。

（二）固定修复与牙龈美学

牙龈美学是固定修复美学的重要组成部分,健康的牙龈是获得理想牙龈美学的前提和基础,特别是在前牙,牙龈的美观性显得尤为重要。

1.修复材料对牙龈的影响

临床上使用的非贵金属烤瓷修复体多采用镍基合金,除易引发牙龈炎症外,牙龈变色的情况也常有发生。色差仪分析显示,变色牙龈的明度值和饱和度降低,颜色变得紫红,尤其是边缘龈和龈乳头的改变更为显著。

金属烤瓷冠修复后牙龈变色的原因一直存在争议,一部分学者认为是基底冠中的镍、铬和铝瓷竞争形成氧化物经光线折射所致;而部分学者认为是底层冠中的镍、铬在电化学的作用下析出、聚集并进入牙龈,导致牙龈变色;还有人推测可能是修复体颈部悬突刺激或损伤引发炎症所致。有研究发现牙龈变色时牙龈组织结构发生了改变,牙龈组织存在明显炎症反应,且与时间存在明显正相关,变色牙龈的吞噬细胞发生凋亡,机体的免疫防御系统受到破坏,并促进了自由基的产生,最终在自由基代谢失衡下引发牙龈变色。还有一种牙龈染色现象是可逆的,即金瓷冠粘戴后,游离龈发生变色,冠取下后,牙龈色泽又恢复正常状态。常用的非贵金属不透光,若唇侧龈缘处的牙体预备不足或不规范,基牙游离龈就会呈现出暗色,这是由于游离龈的光透性及金属底层冠对牙根的阻光作用造成的。可采用瓷边缘技术或选择耐腐蚀的材料覆盖金属边缘,抑制金属氧化物的溶解、析出,同时遮盖金属黑线。非贵金属的腐蚀防护包括在冠内壁涂饰金粉,在颈缘烧制金泥,沉积镀金等。

贵金属合金用于烤瓷修复可减少因金属离子析出而造成的牙龈毒性和变色。贵金属含量增多有利于耐腐蚀性的提高,金铂合金、金钯合金最常用于金瓷冠的制作。

2.修复技术对牙龈的影响

修复治疗与牙周健康密切相关,在修复前应获得最佳的牙龈状态,同时在修复中应以最小的创伤来维持修复牙齿周围正常健康的牙龈外貌。

（1）修复前的牙龈预备:修复前首先要对基牙及失牙区的牙龈健康状态进行评估,对患有龈炎或牙周疾病的应先予治疗以恢复健康。其次应对牙龈作修复美学的评估,对于影响修复美感的牙龈作相应的修整和处理。如牙龈增生者可行龈成形术,以恢复牙龈的波浪状曲线美;轻度牙龈退缩者,可适当调整邻牙的牙龈曲线,也可将修复体颈缘设计成龈色或根色,以达到视觉上的和谐;一些不愿做正畸治疗患者的错位牙和扭转牙,可通过牙龈成形术,以改善牙龈缘曲线或调整牙面长宽比例使之协调;失牙区牙槽骨缺失较大的患者可考虑在修复前行牙槽骨重建术或在桥体部分设计义龈,重建和谐自然的龈齿关系。

(2)龈边缘线的设计:修复体龈边缘的位置关系到牙龈的健康与美观。有学者对不同边缘位置的金瓷冠的分析表明,冠边缘位于龈下时,龈沟内酶活性均提高,龈下边缘会使牙周组织发生炎症反应,出现细胞营养障碍,细胞渐进性坏死等变化,唾液成分的改变也会进一步加强底层金属的电化学腐蚀。

有调查显示,在微笑时大约有 67% 的人会显露牙龈,在大笑时这一比例将提高到 84%。尽管修复体龈下边缘线对牙周健康不利,但临床上在进行前牙的瓷修复时常常倾向采用龈下边缘线,以期获得美观效果,而龈上边缘线仅仅适用于牙龈退缩、牙冠轴面突度过大的后牙修复。

采用龈下边缘线时操作中应注意以下几点。①牙体预备:要求冠边缘和附着上皮间保持 1 mm 或更大的距离,应避免损伤牙龈及上皮附着,因为龈沟内面上皮的损伤可能改变游离龈的高度,使冠边缘外露或出现颈缘“黑线”影响美观。同时,为提供瓷料的美观厚度及避免颈缘悬突对牙龈的刺激,唇颊侧颈缘须磨除 1 mm 的肩台宽度。②在牙体预备过程中,机械刺激会导致牙龈组织中成纤维细胞和内皮细胞明显增生,并出现一过性的血管扩张。Ito H 认为牙体预备有时会伤及牙龈,金属核上的金属残渣有可能移植入牙龈引起着色。Sakai T 等发现金属离子可影响黑色素细胞的新陈代谢,并诱导黑色素细胞渗入牙龈组织结构表面,从而发生病理性色素沉着。③排龈线的应用:牙体预备前就应将排龈线放于龈沟内,使牙龈暂时向侧方或根方移位,减少操作时对龈组织的损伤。另外,取模时应再次使用排龈线,这有助于控制龈沟液渗出及出血,暴露龈下边缘线,且有利于印模材料的充盈。④暂时修复体:暂时修复体是在完成永久修复前维持牙龈位置形态并保护牙髓、保持预备空间的措施,同时,作为最终修复体的导板,其外形、大小、形态和边缘放置都将为最终修复体提供参考,暂时修复体质量的好坏直接影响最终修复体的牙龈反应程度。0.2 μm 的粗糙度是塑料表面有无细菌黏附的界限,常规的抛光处理很难达到如此的光洁度,所以塑料表面通常都有细菌黏附。暂时修复体必须与牙体边缘密合,表面光滑,应避免其边缘压迫牙龈,以致牙龈退缩,使用时间不宜超过 3 周。

(3)固位体龈边缘的制作要求:为维护牙龈的健康美,瓷修复体必须具备良好的适合性,要求其龈边缘与患牙衔接处形成连续光滑一致的面,避免形成任何微小的肩台。修复体还应恢复生理性外展隙,便于牙龈的自洁和生理性按摩;同时也应恢复好邻接触点,以避免食物嵌塞引起牙龈炎症;桥体尽量采用轻接触的改良盖嵴式设计;修复体应光滑,防止菌斑附着,对牙龈产生刺激。

(三)固定义齿的外观

(1)设计固定义齿外观时,应根据患者的年龄、性别、职业、生活习惯及性格特点等来决定修复体的形态、排列、颜色和关系等,并适应个体口颌系统生理美、功能美的特点。修复体的轴面应具有流畅光滑的表面、正常牙冠的生理突度,以利修复体的自洁、食物排溢及对龈组织的生理按摩作用。良好的邻面接触关系不仅符合美观要求,也有利于防止食物嵌塞,维持牙位、牙弓形态的稳定。面形态的恢复不能单纯地追求解剖外形美,而应与患牙的固位形、抗力形及与邻牙、对颌牙的面形态相协调。面尖嵴的斜度及面大小应有利于控制力,使之沿牙体长轴方向传递。在固定修复时,对高位微笑和中位微笑的患者,还必须注意处理好烤瓷冠边缘与牙龈缘的关系,不能因颈缘区金属边缘外露,患者为掩盖不美观的金属色而影响自然微笑。

(2)固定义齿桥体的美学设计也十分重要。桥体的唇颊面以美观为主,颜色应与邻牙协调,大小和形态应该与美观和功能适应。桥体的大小指近远中横径和切龈向的长度,缺隙正常时较易解决,缺隙过大或过小时则应利用视觉误差加以弥补,使过大过小的桥体看起来比较正常。如较大的缺隙,桥体唇面应增大外展隙,加深纵向发育沟;缺隙过大时,可在唇面制成1个正常宽度的牙和1个小窄牙,或2个基本等宽的牙。如遇较小缺隙,在基牙预备时应多磨除基牙缺隙侧邻面的倒凹加大间隙,或加深桥体唇侧的横向发育沟。唇颊面还应注意唇面的突度和颈嵴的形态,都应参照对侧同名牙。桥体唇颊面的颈缘线应与邻牙协调,若桥体区牙槽嵴吸收过多,可采用龈色瓷恢复或将颈部区染成根色。桥体的邻间隙处不能压迫牙龈,以免引起炎症。桥体龈面的唇颊侧与牙槽嵴黏膜应恰当接触,在舌侧则尽量扩大其外展隙,减少与牙槽嵴顶舌侧的接触,有利于食物残渣的溢出,且美观舒适,自洁作用好。当固定桥修复需要适当减小桥体力时,可通过缩减桥体舌侧部分的近中、远中径,加大固位体与桥体之间的舌外展隙,减小桥体面的接触面积、减轻力,同时可以维持颊侧的美观。

(3)连接体是连接固位体和桥体的部分,既要有足够大小,保证固定桥的抗变形能力,又不能影响美观效果。连接体应位于基牙近中或远中面的接触区,在前牙区可适当偏向舌侧,面积≥4 mm²,连接体四周外形应圆钝和高度抛光,注意恢复桥体与固位体之间的楔状隙及颊舌外展隙,利于自洁作用及食物流溢。

(四)医患审美统一

医师在决定治疗之前,尤其是在使用新技术、新材料之前,必须仔细检查患者的口腔局部及全身健康情况,根据具体情况向患者推荐合适的治疗方法,并解释说明原因及费用等情况,征得患者同意后方可进行治疗。同时,必须加强与患者的沟通,正确对待患者的要求,严格掌握适应证,维护良好的医患关系。作为口腔修复医师除了要熟练掌握口腔医学知识和技能外,还必须具备美容学、心理学的知识,具有较高的审美能力及审美品位。对于不同的患者,能够根据其各自的特点,如性别、年龄、职业、肤色、面部特征等选择合适的修复方法、适当的修复体形态及颜色,达到"以假乱真"的效果。同时,口腔医师有责任和义务向患者提供口腔健康教育和指导,使患者掌握正确的修复体维护方法,建立良好的口腔卫生习惯,维护口腔健康和美观效果。

(五)固定修复美学误区

1.美学修复就是做烤瓷冠

有些患者认为牙齿不整齐或是颜色不好看,就找到医师要求做烤瓷冠,把前边露出来的牙齿全部做上烤瓷冠,看上去就能更美观。美学修复要考虑牙齿的排列、牙齿与口唇的关系、牙齿与牙龈的关系等,这些都不是简单的仅通过做烤瓷冠可以解决的,可能还需要借助于正畸或者牙龈手术。美学修复的方法有很多种,贴面、全瓷冠等也是较理想的修复方法。医师需要充分与患者沟通,了解患者的需求和个性特征,仔细检查制订方案,才能达到个性化的自然美观效果。

2.为了效果好,尽量多做瓷冠

一般情况下,多做瓷冠能减小修复难度,提高修复效果,但是做瓷冠的过程对牙齿来讲是种不可逆的损伤。因此修复医师应在修复范围、修复方式与修复效果中找到最佳的平衡点,通过漂白、充填、贴面与瓷冠相结合的综合治疗方式,达到牙体损伤最小、魅力提升最大的效果。

(邢晓华)

第二节　全瓷固定桥

一、全瓷固定桥的特点和适用范围

随着高强度陶瓷研究的不断开展,全瓷修复技术的临床应用日趋广泛。目前国内外的临床应用已从前、后牙单冠发展到了前牙固定桥,乃至后牙的固定桥修复,展示出全瓷固定桥修复在口腔修复领域广泛的应用前景。

全瓷固定桥没有金属基底,无须遮色,具有独特的通透质感,其形态、色调和透光率等都与天然牙相似。长期以来一直因陶瓷的脆性限制了其临床应用。随着材料学的发展,现已研制出多种机械性能、生物相容性、美观性都非常好的材料,推动了全瓷固定桥的应用。目前在临床上常用的有 In-Ceram Alumina、IPS-Empress Ⅱ、氧化锆等多种材料可用于制作全瓷固定桥。

全瓷固定桥为无金属修复,具有良好的生物相容性,美观逼真,不同的全瓷修复系统具有不同的强度。目前全瓷固定桥不仅可以用于前牙,一些高强度的全瓷材料还可用于后牙四单位的固定桥修复。但由于全瓷修复需要磨除较多的牙体组织,因此更适用于无髓牙的修复,而髓腔较大的年轻恒牙作基牙时,为了不损伤牙髓,建议不采用全瓷固定桥修复。此外,咬合紧的深覆患者,特别是内倾性深覆,不易预备出修复体舌侧的空间,也不宜采用全瓷固定桥修复。

二、临床技术要点

全瓷固定桥的临床技术与全瓷冠修复相同,主要包括比配色、牙体预备、排龈、制取印模、暂时修复、黏结修复体等步骤。

（一）牙体预备

牙体预备应遵从以下原则。

1.保护牙体组织

牙体预备应在局麻下进行,牙体预备应避免 2 种倾向,不能一味强调修复体的美学和强度而过量磨除牙体导致牙体的抗力降低;也不能够过于强调少磨牙而导致修复体外形、美观和强度不足。

2.获得足够的抗力和固位形

满足一定的轴面聚合度和高度,必要时预备辅助固位形以保证固位;后牙咬合面应均匀磨除,避免磨成平面,应保留咬合面的轮廓外形。同时功能尖的功能斜面应适当磨除,保证在正中和侧方咬合时均有足够的修复体间隙。

3.边缘的完整性

颈缘应该清晰、连续光滑、并预备成相应的形态。目前包括烤瓷修复体均主张 360°角肩台预备,主要是保证预备体边缘的清晰度使制作时边缘精度得以保证,舌腭侧的边缘可采用较窄的肩台或凹形等预备方式。

4.保护牙周的健康

保护牙周的健康主要涉及颈缘位置的确定,包括龈上、平龈和龈下边缘。以前认为边缘不同位置与基牙继发龋及牙龈刺激的严重程度有关,但目前的共识是,边缘的适合性相比于边缘的位置而言才是最主要的因素。因此,不论采用何种位置,保证最终修复体边缘的适合性才是问题的关键。对于美学可见区,如前牙和前磨牙唇面、部分第一磨牙的近中颊侧等,为保证美观,一般采用龈下0.5 mm的边缘为止;而对于美学不可见区,如前牙邻面片舌腭侧1/2及所有牙的舌腭面,则可以采用平龈或龈上边缘设计。龈上边缘的优点包括牙体预备量少、预备及检查维护容易、容易显露(甚至印模前可以不进行排龈处理)、刺激性小、容易抛光等。因此,对于后牙和前牙舌侧、邻面偏舌侧1/2的边缘,推荐龈上边缘设计。对于牙冠过短,需延长预备以增加固位者,可采用龈下边缘,但须排龈保证精度。

(二)比色

全瓷固定桥多用于前牙修复,比色、配色是十分重要的工作。比色有视觉比色和仪器比色2种方法,视觉比色简单易行,是目前临床最常采用的技术,但影响因素较多,准确性受到一定的影响;仪器比色法不受主观及环境因素的影响,准确度高,重复性好,但操作复杂,相应临床成本较高,普及性不高。

视觉比色法采用比色板进行。经典的16色比色板因本身设计存在的不足,临床颜色匹配率据研究还不到30%。新型的Vita 3D Master和Shofu Halo比色板等基于牙色空间及颜色理论设计,比色的准确度较经典比色板大幅提高,临床颜色匹配度可以达到70%~80%。在有条件的情况下,最好采用新型比色板及配套的瓷粉,以提高临床颜色及美学效果。比色时可采用“三区比色”及“九区记录法”,配合使用特殊比色板进行切端、颈部、牙龈、不同层次分别比色,最大限度地将颜色及个性化信息传递给技师。最好连同比色片一起进行口内数码摄像,将数码照片通过网络传递给技师作仿真化再现参考。因为比色片只能传递颜色信息,其他更重要的信息如个性化特征、半透明度、表面特征等可以通过照片的方式得以传递。比色最好在牙体预备之前进行,以避免牙体预备后牙齿失水及操作者视觉疲劳影响比色的准确性。

(邢晓华)

第三节　覆盖义齿

覆盖义齿是指基托覆盖在天然牙或经过完善治疗的保留牙根上的全口或局部可摘义齿。被基托覆盖的牙或牙根被称为覆盖基牙。

一、覆盖义齿的优、缺点

(一)覆盖义齿的优点

(1)可以保留一些采用普通义齿难以利用、需要拔除的牙及牙根,免除了患者拔牙的痛苦和缩短了等待义齿修复的时间。

(2)由于牙或牙根的保留,可防止或减少牙槽骨的吸收,增强对义齿的支持、固位和稳定。覆盖义齿在恢复功能和保持口腔组织方面,均具有优越性。

(3)由于牙根的保留,保存了牙周膜的本体感受和神经传导途径,可以反馈性地调节𬌗力。因此,覆盖义齿具有较好的分辨能力,能获得较高的咀嚼效能,同时可防止或缓解牙槽骨吸收。

（4）截冠改变了冠根比例关系，能有效地降低𬌗力，减少或消除基牙所受的侧向力和扭力，有利于牙周病的治疗和维持牙周组织的健康。

（5）保留远端牙用作覆盖基牙，可以减少游离端义齿鞍基的下沉，降低牙槽嵴所承受的𬌗力和近中基牙承受的扭力，对牙槽嵴黏膜和近中基牙产生良好的保护作用。

（6）腭裂、先天性缺牙、釉质发育不全、重度磨损等先天或后天缺损畸形的患者，用覆盖义齿修复，方法简单，不需拔牙就可解决功能和美观的需要，诊疗时间较短且经济，易为患者所接受。

（7）覆盖基牙如因某种原因必须拔除时，只需在拔牙区施行衬垫，即可改制成一般的义齿。

（二）覆盖义齿的缺点

（1）覆盖基牙如未经良好的根面处理和保护，易发生龋坏。因此，要重视覆盖基牙的防龋处理和口腔卫生。

（2）覆盖基牙周围龈组织易患牙龈炎，主要由于覆盖义齿基托压迫，或基牙根面修复体边缘刺激及口腔卫生不良等因素引起，若不及时处理，可导致牙周炎。

（3）被保留牙的唇侧和颊侧，常有明显的隆起和倒凹，影响基托的位置、厚薄和外形，有时甚至影响到美观。避开倒凹，不做基托则不利于固位，一旦进入倒凹区，义齿就位会出现困难。

（4）基牙的牙髓、牙周治疗，加之采用钉盖、冠帽或附着体等措施，往往需要花费较多的时间和费用。

二、覆盖义齿的适应证和禁忌证

（一）覆盖义齿的适应证

（1）有先天或后天缺损畸形或错𬌗畸形的患者，如腭裂、部分无牙、小牙畸形，以及颅骨锁骨发育不全症等患者，常表现为颌面部硬软组织缺损，牙稀少，牙冠、牙根形态异常（锥形牙、棒形牙、短根牙）和咬合异常。此外，又如前牙拥挤、开𬌗、反𬌗、低𬌗等不能用外科手术或正畸方法矫治者，都可采用覆盖义齿。

（2）口腔内有因龋病、外伤、严重磨损等所致牙冠大部分缺损或过短，又不适宜作为普通义齿基牙的患者。

（3）牙周病患者的牙已有一定的松动或牙槽骨吸收，但尚有一定支持能力者。

（4）单颌缺牙患者，对颌为天然牙，为减轻牙槽骨负担，应尽量保留在主要𬌗力区的牙及残根用作覆盖基牙，防止出现游离缺失而有义齿的下沉。

（5）因系统性疾病如高血压、心脏病等不宜拔牙的患者，可采用覆盖义齿修复。

（6）覆盖义齿主要适用于成年人，因其颌骨、牙根都已发育完成，在青少年中可作为缺隙保持器或过渡性修复体。

（二）覆盖义齿的禁忌证

（1）覆盖基牙若患有牙体、牙髓或牙周等疾病而未治愈者。凡覆盖在未经治疗的牙或残冠、残根上的义齿，只能视为不良修复物。

（2）丧失维持口腔卫生能力者，或患有全身性疾病，如糖尿病者。

（3）修复牙列缺损或缺失的禁忌证，也适用于覆盖义齿修复。

三、覆盖义齿初戴及戴入后的注意事项

（一）覆盖义齿的初戴

初戴覆盖义齿的方法与常规义齿相同。应保证义齿完全就位,继之调改咬合,使其在正中𬌗及非正中𬌗时均有平衡𬌗接触。在戴牙时与常规义齿不同点在于:要在覆盖基牙根面作缓冲,要求义齿咬合时所承受的𬌗力,应由黏膜与基牙共同承担。尽量避免基牙早接触,以免造成基牙创伤或义齿翘动。若在基牙区存在早接触,可用脱色笔在基牙上染上颜色,戴入义齿后可在基托相应组织面印有印迹,此印迹即为早接触点。如此仔细调磨直到消除早接触点。若难以调改合适,可磨除基牙处的塑料,使之与牙根完全无接触,然后在牙根表面覆盖两层锡箔纸,再用自凝塑料衬垫。衬垫时嘱患者作正中颌位咬合。待塑料凝固后,去除锡箔纸。这样处理的结果是在非咬合时,基托不与牙根接触,咬合时,基牙与黏膜共同承担𬌗力。

（二）覆盖义齿戴入后的注意事项

覆盖义齿戴入后,应嘱患者保持口腔清洁,仔细洗刷义齿和覆盖基牙。同时按摩牙龈,保持牙龈的健康。此外还需做到以下几点。

(1)防龋:覆盖基牙被义齿覆盖,失去自洁作用,唾液流速减缓,食物残渣及唾液易于滞留,成为细菌繁殖和菌斑积聚的场所,因此很容易发生龋坏,特别是在根面无保护装置时更是如此。为此,应采取下述措施:①根管口的充填物应保持高度光洁。②暴露的根面涂擦防龋药物。如用33%氟化钠糊剂,每周2～3次,或用1%氟化钠中性溶液漱口,每天1次或每周2～3次。若口腔组织有刺激或有烧灼感时,减少次数可消除这种影响,氟化物禁吞服。③后牙可采用硝酸银防龋。

(2)预防牙龈炎及牙周炎:产生牙龈炎的原因常常是患者不重视口腔卫生,根上充填料或修复体的边缘悬突或基托压迫龈缘过紧,或基托缓冲过多而形成清洁死角所致。如不及时治疗,可形成牙龈炎、牙周袋变深甚至牙周溢脓,发展成牙周炎,导致基牙丧失。因此,应注意预防牙龈炎。具体措施如下:①合理调整基托与龈缘之间的接触关系,如压迫过紧,或存在清洁死角,应及时处理。②嘱患者夜间停戴义齿。③每天用0.2%氯己定溶液含漱,能有效防止牙龈炎。

(3)防止牙槽骨吸收:有资料证明,在某些情况下覆盖基牙周围可出现快速骨吸收,其产生原因如下。①没有密切监督患者对口腔的自我护理,局部卫生状况欠佳,也未使用有关药物,致使龈沟内菌斑积聚。②义齿没有良好的咬合关系,特别是戴义齿后的4～6个月期间。义齿下沉,导致咬合力不协调。

(4)定期复查:患者每隔3～6个月复诊1次应作为常规,密切监测基牙的健康状况,了解义齿的使用情况,并随时进行处理。定期复查的另一目的是加强对患者的口腔卫生指导,督促患者清洗口腔,特别是覆盖基牙,若采用药物防龋及牙周炎的患者,应了解药效情况及是否继续用药等。

（邢晓华）

第四节　暂时固定修复体

对于固定修复(包括冠、桥等)来说,使用暂时性修复体是十分必要的。

一、暂时修复体的功能

(1)恢复功能:修复体可以恢复缺损、缺失牙和基牙的美观、发音和一定的咀嚼功能。

(2)评估牙体预备质量:可以评估牙体预备的量是否足够,必要的时候作为牙体预备引导,再行预备。

(3)保护牙髓:暂时修复体可以保护活髓牙的牙髓不受刺激,牙体预备过程的冷热及机械刺激可能对牙髓造成激惹,暂时黏固剂中的丁香油或氢氧化钙成分可以对牙髓起到安抚作用。

(4)维持牙位及牙周组织形态:维持邻牙、对颌牙、牙龈牙周软组织的稳定性。对于牙周软组织手术,如切龈的患者,暂时修复体可以引导软组织的恢复,形成预期的良好形态。而对于边缘线位于龈缘线下较深的患者,修复体可以阻挡牙龈的增生覆盖预备体边缘。

(5)医患交流的工具:暂时修复体还可以作为医患沟通交流的媒介,患者可以从暂时修复体的形态及颜色提出最终修复体的改进意见。

(6)暂时修复体可以帮助患者完成从牙体缺损到最终修复的心理及生理过渡。

正因为暂时修复体的功能不仅仅是保护牙髓和维持牙位稳定,因此部分医师只为活髓牙作暂时修复的观念是不正确的,暂时修复体应该是牙体缺损修复,特别是冠修复的常规和必要的步骤。良好的暂时修复因为在最终修复体制作期间为患者提供功能和舒适,可以增强患者对治疗的信心和治疗措施的接受程度,对最终修复体的治疗效果也有明显的影响。

二、暂时修复体的要求

作为暂时修复体,应该满足以下的基本要求。

(一)能有效保护牙髓

要求修复体具备良好的边缘封闭性,以避免微漏,形成微生物的附着,隔绝唾液及口腔内各种液体的化学及微生物刺激。因为要隔绝对牙髓的机械物理刺激,制作修复体的材料应具备良好的绝热性,所以导热性较低的树脂类材料最常采用。

(二)足够的强度

暂时修复体要能够承受一定的咬合力而不发生破损,对于需要长时间戴用的暂时修复体,最好采用强度较高的材料制作。一般复合树脂类材料制作的修复体耐磨性好,但脆性较大,在取出的时候较易破损;丙烯酸树脂类材料则具有较好的韧性,但耐磨性较差;金属类材料强度较好,但因为颜色的问题只能用于后牙。暂时修复体在取出的时候最好能够完整无损,因为最终修复体经常会出现形态和颜色不满意需要重新制作的情况,修复体还可以继续使用,无须花费时间和精力重新制作一个新修复体。

(三)足够的固位力

足够的固位力要求能同时在功能状况下不脱位。临床上一旦暂时修复体脱出没有再行黏固,在最终修复体试戴的时候会出现明显的过敏现象,影响试戴操作。严重的情况下还会导致牙髓的不可复性炎症,影响修复治疗的进度。

（四）边缘的密合性

临床上不能够因为暂时修复体戴用时间短而降低对边缘适合性的要求,相反,暂时修复体边缘对修复效果的影响是极为明显的。临床上也经常发现,如果暂时修复体戴用期间牙龈能保持健康和良好的反应,最终修复体出现问题的概率也会很低,反之,最终修复体出现问题的可能性也会很高,因此对暂时修复体边缘的处理应该按照对最终修复体的要求进行。边缘过长、过厚会导致龈缘炎、出血水肿、龈缘的退缩、牙龈的增生等问题,有些问题如龈缘退缩可能会是永久性的,将会导致最终修复体美学性能受影响;相反,如果边缘过薄、过短或存在间隙,则在短时间（1周之内）就会导致非常明显的牙龈组织增生,也严重影响最终修复体的戴入和修复效果。为保证暂时修复体边缘的密合性,最好在排龈以后,边缘完全显露的状况下再进行暂时修复体印模的制取或口内直接法修复体的制作,这样可以很清楚、精细地处理修复体的边缘。

（五）咬合关系

暂时修复体应该恢复与对牙良好的咬合关系,良好的咬合关系不仅利于提高患者的功能和舒适感,还对修复效果产生影响。如果咬合出现高点或干扰,会对患者造成不适,形成基牙牙周损伤甚至肌肉和关节功能的紊乱;反之,如果与对牙没有良好的接触或没有咬合接触,则会导致牙位的不稳定或伸长,影响最终修复体的戴入。

（六）恢复适当的功能

一般情况下,我们要求暂时修复体恢复适当的咀嚼发音功能,这样可以评估修复体功能状况下的反应及修复体对发音等功能的影响,对于特定的患者,则需要暂时修复体行使咀嚼功能。对于前牙缺损的患者,必须要恢复正常的形态和颜色达到一定的美学效果,避免对日常生活的影响,增强患者对治疗的信心和对治疗的依从性。

三、暂时修复体的类型

暂时修复体的制作技术多样,可以从氧化锌丁香油暂时黏固剂或牙胶封闭小的嵌体洞到暂时全冠甚至固定桥。按照制作时采用预成修复体还是个别制作修复体,暂时修复体可以分为预成法及个别制作法2类;按照是在口内实际预备体上制作还是在口外模型上制作的修复体,又可以分为直接法和间接法2类。

（一）预成法

预成法是采用各种预成的冠套来制作暂时修复体的方法,一般可在口内直接完成,简便、省时。预成法技术包括成品铝套（银锡冠套）、解剖型金属冠（如不锈钢冠、铝冠）等用于后牙的成品冠套,以及牙色聚碳酸酯冠套、赛璐珞透明冠套等用于前牙的成品冠套。预成技术所采用的是单个的成品,因此只适用于单个牙冠修复体的制作,对于暂时性的桥体,则一般采用个别制作的方法。使用时挑选合适大小的成品,经过适当的修改调磨,口内直接黏固并咬合成形;或口内直接组织面内衬树脂或塑胶,固化后取出调磨抛光后直接黏固。

1.解剖型金属冠

口内直接法制作后牙暂时冠的方法之一。采用大小合适的软质的成品铝冠或银锡冠,经边缘修剪打磨后,直接黏固于口内,咬合面的最终形态通过患者紧咬合后自动塑形。此种暂时修复如果面暂时黏固材料过厚,在经过一段时间咀嚼以后咬合面下陷,可能会与对牙脱离接触形成咬合间隙。这类暂时修复体的边缘不易达到良好的密合,故不宜长期戴用。此外,也不适合作固定桥的暂时修复体。

2.牙色聚碳酸酯冠套

采用牙色的树脂成品冠套,在口内直接或模型上内衬树脂或塑胶形成的暂时冠修复体,因为是牙色材料,一般用于前牙以获得较好的美学效果。冠套内衬以后,修复体的边缘和形态可以进行精细修磨和抛光,因此可以获得良好的边缘密合性,修复体可以较长时间戴用而不对牙周造成刺激。制作时应注意,在完全固化之前最好取下修复体再复位,以防止预备体存在倒凹,导致材料完全固化后暂时冠无法取下。

3.赛璐珞透明冠套

采用透明的赛璐珞成品冠套,同前牙色树脂冠套一样内衬牙色树脂或塑胶制作暂冠。其临床操作过程与前述牙色树脂冠套的方法相同。

(二)个性制作法

个性制作法是按照患者的口内情况,个别制作的暂时修复体。包括透明压膜内衬法、印模法、个别制作法等。按照材料不同,可采用口内直接制作和取模以后模型上间接制作技术。

1.透明压膜内衬法

在牙体预备前制备印模,牙体缺损处可以先用粘蜡在口内恢复外形,然后再取模,灌注模型,然后采用真空压膜的方法形成类似于成品冠套的透明牙套。牙体预备后同样取模灌注模型,将制备好的牙套内衬牙色塑料或树脂,复位于预备后模型上,固化以后形成暂时修复体。可用于简单的单冠及复杂的暂时修复体制作。调拌自凝塑料(口内直接法制作的情况下采用树脂或不产热塑胶),然后填充到压膜组织面预备体相应部位,就位到模型上或口内。预备体部位预涂分离剂。口内直接法制作时,在材料完全固化前最好反复取戴一次以防止固化后无法取下。

2.印模法

印模法较适合制作暂时性固定桥,在牙体预备前制备印模,牙体缺损处可以先用粘蜡在口内恢复外形,然后再取模。牙体预备后将暂冠材料注入印模内,然后直接复位到口腔内,固化以后则形成暂时修复体。这种技术制作的修复体可以保持患者原有牙体的形态和位置特征,患者易于接受,但对于需要改变原有牙齿状况的患者及长桥等复杂情况则操作会显得比较复杂。采用不产热的化学固化复合树脂口内直接制作暂时修复体。这类材料对组织的刺激性小,加上固化时材料产热很少,不会对预备牙体产生热刺激。但材料较脆,打磨和取戴时易破损。在口内直接制作暂时修复体应注意邻牙倒凹过大时,可能导致修复体取下困难。制作前可以适当填除过大的倒凹以避免取下困难。

3.个别制作法

牙体预备后制取印模并灌注模型,由技师采用成品塑料或树脂贴面,用自凝牙色塑料或树脂徒手形成修复体的技术。因为需要的步骤较多,因此比较费时。由于是徒手制作,可以较大幅度地改变原来牙齿的排列和形态以接近最终修复体的状况,适用于比较复杂的修复患者,特别是桥体修复的患者。但对于不需要改形改位的情况,可能跟患者原有的牙齿形态差别较大。

四、暂时修复体的黏固

暂时修复体的黏固一般采用丁香油暂时黏固剂,一般可以获得1~2周短期的稳固黏固;对于需要较长时间使用的暂时或过渡性的修复体,则可以采用磷酸锌、羧酸锌或玻璃离子黏固剂等进行黏固。但后期暂冠取下时相对比较困难,并且预备体表面可能残留黏固剂,去除比较困难。全瓷类修复体或最终修复体需要用树脂黏固或预备体有大面积树脂材料的情况下,应该避免使用含有丁香油材料的暂时黏固剂,因为丁香油是树脂的阻聚剂,会导致黏结界面树脂层不固化,导致黏结强度下降甚至失败。因此,树脂黏结界面应该杜绝丁香油污染,如果不慎使用其作暂时黏结或黏结面受到污染,应充分用牙粉和乙醇清洁后再进行黏结操作。目前市场上已出现了不含丁香油的轻羧酸基类和氢氧化钙类暂时黏固剂材料,专门用于树脂黏结类修复体的暂时修复体的黏固。

(邢晓华)

第六章

牙列缺失修复

第一节　全口义齿的关键技术

一、印膜技术

印模是用可塑性印模材料取得的无牙上、下颌牙槽嵴和周围软硬组织的阴模。准确的印模，要反映口腔解剖形态和周围黏膜皱襞和系带的功能活动状态，以取得义齿的良好固位作用。

（一）印模的要求

1.适当地扩大印模面积

印模范围的大小决定全口义齿基托的大小，在不妨碍黏膜皱襞、系带及软腭等功能活动的条件下，应当充分伸展印模边缘，以便充分扩大基托的接触面积。义齿的固位力与基托的接触面积成正比例，即接触面积越大，固位力也越大。在无牙颌上单位面积所承受的咀嚼压力与接触面积成反比例，即接触面积越大，无牙颌上单位面积所承受的咀嚼压力越小。

无牙颌印模的范围、印模边缘要与运动时的唇、颊、舌侧黏膜皱襞和系带相贴合，还要充分让开系带，不妨碍唇、颊和舌系带的功能运动。印模边缘应圆钝，有一定的厚度，其厚度为 2～3 mm。上颌后缘的两侧要盖过上颌结节到翼上颌切迹，后缘的伸展与后颤动线一致。下颌后缘盖过磨牙后垫约 6 mm，远中舌侧边缘向远中伸展到下颌舌骨后间隙，下缘跨过下颌舌骨嵴，不应妨碍口底和舌运动。

2.使组织受压均匀

由于口腔的各部分组织各有其不同的解剖特点，缺牙时间不一致，使牙槽嵴各部位吸收不均匀而高低不平。在采取印模时，应注意压力要均匀，否则影响模型的准确性。在有骨突、骨嵴、血管、神经的部位，应缓冲压力，避免戴义齿后产生疼痛。对磨牙后垫、松软黏膜等组织活动性较大的部位，应防止压力过大而使其变形，可在个别托盘的组织面相对应部位多刮除些印模材料，或在托盘上钻孔，在取印模时，使多余的印模材料自孔流出，以缓冲压力。

3.组织面紧密接触

组织面紧密接触指印模组织面与无牙颌组织表面应当紧密接触。原因是印模组织面形成基托组织面与无牙颌组织面的密合度与义齿的固位力成正比例，即 2 个接触面贴合得越紧密，固位力就越大。紧密接触的义齿基托组织面和无牙颌组织面之间有唾液,形成一定的固位力。唾液与基托组织面间,唾液与无牙颌组织面之间存在异分子的附着力,唾液的同分子之间的黏着力,黏着力和附着力共同构成义齿固位的吸附力。接触面和接触面间的贴合度与吸附力成正比例,当唾液黏稠度合适时,接触面积越大、越密贴,则吸附力也越大。

4.边缘封闭

取印模时,在印模材料可塑期内进行肌肉功能整塑。由患者自行进行或在医师帮助下,唇、颊和舌做各种动作,塑造出印模的唇、颊、舌侧边缘与功能运动时的黏膜皱襞和系带吻合,以致所形成的义齿基托边缘与运动时的皱襞和系带相吻合,防止空气进入基托与无牙颌组织面之间,以达到良好的边缘封闭。

(二)印模的种类

印模种类根据取印模的次数而分,可分为一次印模法和二次印模法,二次印模法亦名为联合印模法;根据印模的精确程度而分为初印模法和终印模法;依照是否进行肌肉功能整塑而分为解剖式印模法和功能印模法;按模操作方法分为开口式印模法和闭口式印模法。

(三)取印模方法

1.开口式印模法

开口式印模法是指在患者张口的情况下,医师用手稳定印模在位而取得印模的方法。

(1)一次印模法:是在患者口中一次完成工作印模的方法。先选择合适的成品托盘,若托盘边缘短,可用蜡或印模膏加长、加高边缘。如患者腭盖高,在上颌托盘中央加适量的印模膏,在口中试戴托盘后,用藻酸钠印模材料在患者口中取印模。此方法简便,但难以进行准确的边缘整塑。

(2)二次印模法:又称双重印模法、联合印模法,是在患者口中制取二次印模完成工作印模的方法。此法操作复杂,但容易掌握,所取得的印模比较准确。

取初印模:取上颌初印模,选与患者口腔情况大致相似的成品托盘,将印模膏放置在60～70℃热水中软化。取适量软化的印模膏放置在托盘上,用手指轻压印模膏,使其表面上形成牙槽嵴形状的凹形;医师在患者的右后方,右手持盛有印模膏的托盘,左手示指拉开患者的左口角,将托盘旋转放入患者口中;托盘柄对准面部中线,拉开上唇,托盘对向无牙颌,向上后方加压,使托盘就位;以右手中指和示指在口盖处稳定托盘在一定位置,然后左手的拇指置于颊的外面,示指置于颊的内面,牵拉颊部肌肉向下前内方向运动数次。即可在印模边缘上,清晰地印出颊系带和上颌结节颊侧黏膜皱襞功能活动时的外形,而完成左颊侧区肌功能整塑。右颊侧区整塑方法和步骤同上,但手的方向相反。唇侧区肌功能整塑方法是医师用两手中指稳定托盘后,将拇指置于上唇外面,示指置于唇内,牵动上唇向下内方向运动数次;即可清晰地印出上唇系带印迹,冲冷水使印模膏硬固后,使印模从上颌后缘脱位,从口内旋转取出。检查初印模,组织面应清晰,印模边缘伸展和厚薄合适,唇、颊系带印迹清晰。如印模边缘过厚过长,应去除过多的印模膏,然后逐段地在酒精灯火焰上烤软,在热水中浸一下,立即再放在患者口中就位,进一步做肌功能整塑。

取下颌初印模,医师在患者的右前方,右手持托盘,左手示指拉开患者右口角,将托盘旋转进入患者口中;将两手示指放在托盘两侧相当前磨牙部位,拇指固定在下颌骨下缘,轻压使印模托盘就位;在印模托盘就位过程中,嘱患者将舌微抬起,印模托盘完全就位后嘱患者舌向前伸并左右摆动;医师用右手示指稳定托盘,左手示指和拇指放置在患者左颊的内外,牵动颊部向上前内方向;用左手示指稳定托盘,右手示指和拇指放置在患者右颊的内外,牵动颊部向上前内方向,并拉动下唇向上内。应注意稳定托盘,以免印模移动而影响印模的准确性。

制作个别托盘:①将初印模的组织面均匀刮去一层,缓冲区域应多刮除些,去除组织面的倒凹,周围边缘刮去 1~2 mm,经过处理后的初印膜就称之为个别托盘。个别托盘更适合个别患者的口腔情况,便于取得准确的终印模。②用室温固化塑料或光固化基托树脂材料制作个别托盘。取初印模后灌注石膏模型,用变色笔在模型上画出个别托盘的范围,在画线范围内,铺一层基托蜡,目的是便于塑料托盘与模型分离,并留出放置第二次印模衬层材料的位置。调拌适量的室温固化塑料,于粥状期时,涂塑个别托盘,厚度约 2 mm,边缘应低于移行皱襞 1~2 mm。待塑料硬固后,经磨光形成个别托盘。也可以用预成的光固化塑料基托铺在模型上使之贴合,修整边缘,光照固化制作个别托盘。此种方法虽然费时、费事,但所取得的印模准确。

取终印模:先试个别托盘,检查托盘边缘不应妨碍系带和周围组织活动,取出托盘。嘱患者发"啊"音,找出颤动线的位置,用口镜柄轻轻自颤动线向前方稍加压,检查后堤区组织的让性,用变色笔或甲紫标示出颤动线和后堤区范围;或在个别托盘后缘加一层蜡,使对后堤区组织加压。调拌藻酸钠印模材料或硅橡胶终印材料做二次印模材料,放置在托盘内,旋转放入口中,以轻微的压力和颤动方式使印模托盘就位,做肌功能整塑。在整塑时,不应让肌肉活动度过大而超过功能性运动范围。活动度过大或印模材料流动性较大时,可使印模边缘过短。如活动度过小或印模材料过稠流动性小时,可使印模边缘过长、过厚。由于终印模与口腔软组织紧密贴合,边缘封闭好,吸附力大。如果印模取下有困难,不可强使印模脱位,否则印模将脱离托盘。最好让空气从上颌后缘进入印模和黏膜之间,破坏负压,使印模脱位。也可以让患者含漱或鼓气,从唇侧边缘滴水,使印模容易取下。

2.闭口式印模

先在口中取上、下颌初印模,灌注石膏,形成初模型(研究模型),在模型上用室温固化塑料或蜂蜡板形成上、下颌暂基托。要求暂基托固位好、平稳、不变形。在上颌基托上形成𬌗堤,基托加𬌗堤形成𬌗托。𬌗堤平面的前部在上唇下缘露出约 2 mm,并且平行于瞳孔连线,后部平行于鼻翼耳屏连线。测量面部下 1/3 的垂直高度,垂直高度要比要求的距离约低 2 mm,所低的距离是二次印模材料的厚度。确定下𬌗托的高度和形成正中𬌗位记录,先取下颌终印模,再取上颌终印模,采用氧化锌丁香油糊剂印模材料取终印模。嘱患者咬在正中颌位时,借咬合力使印模材料分布均匀,而不会使压力过于集中在某一区域。让患者做吹口哨、噘嘴唇、舌前伸和左右摆动,以主动方式完成印模边缘的整塑。闭口式印模法操作步骤多,技术要求高。此法常用于全口义齿重衬。

二、颌位记录

颌位关系或称颌位泛指上下颌之间的相对位置关系。颌位关系通常包括垂直关系和水平关系 2 个内容。垂直关系为上下颌之间在垂直方向上的位置关系,常用鼻底至颏底的面下 1/3 高度表示,称为垂直距离。水平关系为上下颌之间在水平方向上的位置关系。口颌系统在进行各种功能活动时,下颌可进行灵活的、有规律的运动,与上颌处于各种不同的相对位置。在下颌的各种颌位中多数是不稳定的(比如下颌前伸和侧方运动中的颌位),只有少数颌位是稳定的。这些稳定的颌位是口颌系统健康地行使功能的基础。当天然牙列存在时,下颌有 3 个最基本的稳定颌位,一个是正中𬌗位,又称为牙尖交错位,是指上下颌牙尖窝交错最广泛接触的位置。正中𬌗位使上、下颌之间保持稳定的垂直高度和水平位置关系,正中𬌗位时的垂直距离又称为咬合垂直距离。第二个稳定的颌位是当下颌后退到最后,髁突位于关节凹生理后位时的位置,称为正中关系位。少部分人的正中骀位与正中关系位为同一位置,但多数人的正中骀位于正中关系位的前方 1 mm 范围之内。第三个颌位是当升降颌肌群处于最小收缩时,上下唇轻轻闭合,下颌处于休息的静止状态,称为息止颌位,又称下颌姿势位。下颌处于息止颌位时,上下牙列自然分开而无接触,上下牙列之间存在一个相对稳定的间隙称为息止间隙,此间隙在上下切牙切缘之间平均高度为 2～3 mm,因此息止颌位时的垂直距离应比正中骀位的咬合垂直距离高 2～3 mm。

当牙列缺失后,没有了上下颌后牙的支持和牙尖锁结作用,正中骀位消失,上下颌之间只有颞下颌关节、肌肉和软组织连接,下颌位置不稳定。由于肌张力的作用,常导致面下 1/3 高度变短和下颌习惯性前伸,采用全口义齿修复已无法完全准确地恢复原天然牙列正中。此时水平方向唯一稳定、可重复的颌位是正中关系位,最可靠的做法就是在适宜的垂直高度上,在正中关系位建立全口义齿的正中骀。因此,在制作全口义齿前,需要先取得无牙颌的颌位关系记录,即确定并记录垂直距离和正中关系。

(一)确定垂直距离

确定垂直距离的方法有如下几种。

1.息止颌位法

无牙颌患者采用全口义齿修复后,应与天然牙列一样,在息止颌位时上下人工牙列之间也应该存在相同的息止间隙。通过测量无牙颌患者息止颌位时的垂直距离,然后减去 2～3 mm 的息止间隙,即可得到该患者的咬合垂直距离。息止颌位法是确定无牙颌患者垂直距离最常用的方法。

2.面部比例等分法

研究表明,人的面部存在大致的比例关系,其中垂直向比例关系有二等分法和三等分法。二等分法是指鼻底至颏底的距离(垂直距离)约等于眼外眦至口角的距离。三等分法是指额上发迹至眉间点,眉间点至鼻底,鼻底至颏底三段距离大致相等。可利用面部比例确定面下 1/3 调试。

3.面部外形观察法

垂直距离恢复正常者,正中咬合时上下唇自然闭合,口裂平直,唇红厚度正常,口角不下垂,鼻唇沟和颏唇沟深度适宜,面部比例协调。

4.拔牙前记录法

在患者尚有余留天然牙维持正常的正中咬合时记录其垂直距离,或记录面部矢状面侧貌剪影。

此外还有发音法、吞咽法,测量旧义齿,参考患者的舒适感觉等方法。临床上需要结合不同的方法,互为参考。

(二)确定正中关系

无牙颌患者的下颌常习惯性前伸,如何使下颌两侧髁突退回到生理后位是确定正中关系的关键。确定正中关系的方法有如下几种。

1.哥特式弓描记法

由于正中关系位为下颌后退的唯一最后位置,因此下颌在前伸和左右侧方运动过程中的任何其他颌位(又称非正中关系位)一定位于正中关系位的前方。哥特式弓描记法利用骀托将描记板和描记针分别固定于患者的上颌和下颌,当下颌作前后运动和左右侧方运动时,描记水平面内各个方向的颌位运动轨迹,获得一个"V"字形图形,因其形状像欧洲哥特式建筑的尖屋顶,因此称为"哥特式弓"。当描记板固定于上颌,描记针固定于下颌时,描记板上的哥特式弓尖端向后(图6-1)。当描记板固定于下颌,描记针固定于上颌时,哥特式弓尖端向前。哥特式弓的尖端即代表正中关系,当描记针处于此尖端时下颌的位置即为正中关系位。哥特式弓描记法有口外描记法和口内描记法。

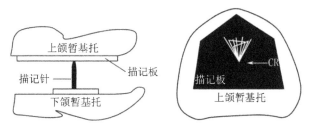

图 6-1　哥特式弓描记器(口内法)及"V"字形描记轨迹图形

2.直接咬合法

直接咬合法是利用𬌗托上的蜡堤和𬌗间记录材料,设法使患者下颌后退并直接咬合在正中关系位的方法。有很多方法可以帮助患者下颌退回至正中关系位,具体如下。

(1)卷舌后舔法:临床上常在上𬌗托后缘正中部位黏固一个小蜡球,嘱患者小开口,舌尖向后卷,舔住蜡球的同时慢慢咬合。因为舌向后方运动时,通过下颌舌骨肌等口底肌肉的牵拉可使下颌后退至正中关系位。

(2)吞咽咬合法:在做吞咽动作时下颌通常需要退回至正中关系位。因此,在确定正中关系时可让患者边做吞咽动作边咬合。

(3)后牙咬合法:当下颌退回正中关系位时,咀嚼肌可以充分发挥作用,患者感觉舒适。可嘱患者有意识地直接用后牙部位咬合,或者医师可将手指置于堤后部,让患者轻咬,体会咬合能用上力量时下颌的位置,然后医师将手指滑到堤颊侧,上下堤即可自然咬合在正中关系位。

(4)反射诱导法:在确定正中关系时应使患者处于自然、放松的状态,避免因精神紧张而导致肌肉僵硬和动作变形。采用暗示的方法,比如嘱患者"上颌前伸"或"鼻子向前",可反射性地使其下颌后退。也可结合吞咽咬合法或后牙咬合法,同时医师用右手的拇指和示指夹住患者的颏部,左手的拇指和示指分别置于下托后部颊侧,右手轻轻向后用力,逐渐引导下颌后退。

(5)肌肉疲劳法:在确定正中关系前,嘱患者反复做下颌前伸的动作,直至前伸肌肉疲劳,此时再咬合时下颌通常可自然后退。

(6)肌监测仪法:利用肌监测仪释放的直流电脉冲刺激,通过贴于皮肤上的表面电极,作用于三叉神经运动支,使咀嚼肌产生节律性收缩,可消除肌紧张和疲劳。用肌监测仪法可分别确定垂直距离和下颌后退位。首先经过一定时间较温和的电刺激后,可获得准确的息止颌位,此时可确定息止颌位垂直距离。然后可采用直接咬合法确定正中关系,或者再加大刺激强度,直接确定正中关系位。

严格来说,采用肌监测仪直接确定的颌位,或者采用吞咽咬合法、后牙咬合法和肌肉疲劳法等方法确定的颌位并不是正中关系位,而应该是升下颌肌群肌力闭合道的终点,或称肌位,通常位于正中关系位的稍前方。在天然牙列,肌力闭合道终点通常与正中𬌗位一致。因此,在肌力闭合道终点建立全口义齿的正中𬌗可能更加合理。研究表明,在正中关系位向前1 mm范围内均可建立全口义齿的正中𬌗,称为"可适位"。而肌力闭合道终点为建立正中𬌗的"最适位"。但是,肌位的变异性较大,稳定性和可重复性不如正中关系位,因此在临床上为无牙颌患者确定准确的肌位要比确定正中关系位困难。如果全口义齿在正中𬌗关系位建𬌗,为了保证正中关系位、正中𬌗位和肌位之间的协调,可使义齿人工牙在正中附近的一定范围内(前后向1 mm)有稳定的咬合接触,即有"自由正中"或"长正中"。如果采用哥特式弓描记法确定水平颌位关系,也可以在哥特式弓顶点前方0.5~1 mm的位置建立义齿的正中关系位,可能更接近其最适位。

三、排牙技术

(一)个性化排牙

个性化排牙不同于常规的整齐一致的排列方法,是指根据患者牙弓情况、天然牙大小及排列、患者的喜好等,在不影响义齿固位和稳定的前提下,将个别牙排列成轻微拥挤、重叠状,或者牙齿颜色略不同,以显现个性化特征,避免与年龄不符的过于整齐的"义齿外貌"。随着患者对美观要求增高,个性化排牙将会有更多的应用。

(二)人工牙的𬌗型

全口义齿的𬌗型可以分为解剖式和非解剖式2类。

1.解剖式牙

解剖式型是指采用解剖式人工牙或半解剖式人工牙的型。人工牙面形态与天然牙相似,有牙尖和窝沟,在正中上下牙可形成有尖窝交错的广泛接触关系,在非正中可以实现平衡咬合。与刚萌出的天然牙相似的解剖式牙的牙尖斜度为33°角和30°角。也有的人工牙模拟老年人的面磨耗,牙尖斜度略低,为20°角左右,又称为半解剖式牙。牙尖斜度大的解剖式牙咀嚼效率高,但咬合时通过牙尖作用于义齿的侧向力也大,对于牙槽嵴低平或呈刃状者,不利于义齿稳定和支持组织健康。某些特殊形式的解剖式牙与天然牙略有不同,如舌向集中,后牙的上牙舌尖较大而颊尖缩小,下牙的中央窝宽阔,易于达到侧方平衡,侧向力小。舌向集中是适用于牙槽嵴重度吸收无牙颌患者的一种改良型。

舌向集中𬌗的优点:具有解剖牙和非解剖牙的优点,美观、咀嚼效率高,水平力小;垂直向力集中于下颌牙槽嵴顶,下颌义齿更稳定;上颌义齿只有后牙舌尖起作用,颊尖可以更偏向牙槽嵴颊侧,可避免排列反𬌗,增进美观;在"正中支持"周围2~3 mm范围内易于获得有"正中自由"的平衡咬合。

2.非解剖式𬌗型

非解剖式𬌗型是指采用非解剖式人工牙的𬌗型,人工牙𬌗面形态与天然牙不同,又包括平面𬌗和线性𬌗等。非解剖式牙的侧向力小,有利于义齿的稳定和支持组织的健康,而且正中咬合时有较大的自由度,适用于上下颌骨关系异常,或牙槽嵴条件较差者。非解剖式牙为平面咬合,因此排牙简单,可以不使用可调节𬌗架。但非解剖式牙的咀嚼效能和美观效果一般不如解剖式牙。平面𬌗为无尖牙,无尖牙𬌗面仅有窝沟而无牙尖,上下人工牙为平面接触,义齿平面也为平面式,无曲线。

线性𬌗,该设计源于Goddard,后由Frush于1966年改进完成。其特点是上下后牙单颌为平面牙,对颌为颊尖刃状牙(图6-2)。线性𬌗,虽然上颌后牙𬌗面和义齿平面均为平面,但下颌后牙𬌗面成嵴状,上下颌后牙为平面与线的接触关系,使全口义齿的𬌗型从解剖牙的三维关系和平面的二维关系改为一维的线性接触关系。

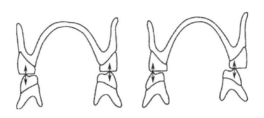

图 6-2　线性殆示意图

四、选磨调殆

全口义齿初戴及以后的随诊过程中,都要涉及选磨调殆的问题。在确认颌位关系正确之后,还需要检查咬合关系,确定正中殆、侧方殆和前伸殆时是否平衡。完善的平衡接触关系应该是正中殆时上下前牙不接触,上下后牙尖窝交错,上下后牙功能尖(上后牙舌尖和下后牙颊尖)均分别与对牙殆中央窝或边缘嵴接触;侧方殆时,工作侧上牙颊尖舌斜面均与下牙颊尖颊斜面接触,上牙舌尖舌斜面与下牙舌尖颊斜面接触,平衡侧上牙舌尖颊斜面与下牙颊尖舌斜面接触;前伸殆时,上前牙切端及其舌斜面与下前牙切端及其唇斜面接触。要认真检查有无早接触、干扰或低殆,然后进行选磨调殆。选磨是根据咬合检查的结果,调磨正中殆的早接触点,以及侧方殆和前伸殆时的牙尖干扰,使全口义齿达到正中殆、侧方殆和前伸殆平衡接触关系。全口义齿即使采用面弓转移上可调节殆架排牙,取得了平衡,但义齿制作过程的任何步骤都可能产生误差,使得完成的义齿在口内不能达到咬合平衡。因此,咬合检查和选磨调殆是全口义齿修复不可缺少的步骤。

（一）调殆的方式

咬合检查与选磨调殆分为口内调殆与上殆架调殆 2 种方式。将完成的义齿戴入患者口内进行咬合检查,根据咬合印记调殆时,由于全口义齿为黏膜支持,口内咬合检查时义齿有一定的动度,咬合检查结果的准确性和可重复性较差,使得口内调殆的准确性差。因此,正确的做法是将义齿重新上殆架调殆。

重新上殆架调殆的方法有 2 种:一种是在义齿装胶、热处理后,打开型盒时保持模型与义齿不分离,然后根据殆架上保留的模型对记录将模型连同义齿重新固定在殆架上,并进行选磨调殆。用此种方法可去除因蜡型制作、装盒、装胶等处理时导致的人工牙变位、垂直距离增高等误差。但如果是在颌位关系确定和面弓转移上架等步骤中出现的误差,则无法去除;另一种方法是将完成的义齿戴入患者口内,重新取得颌位关系记录,然后再重新上殆架调殆。

（二）咬合检查

咬合检查的目的是确定正中殆、侧方殆和前伸殆咬合接触滑动过程中存在的早接触、殆干扰和低殆的部位。所谓早接触是指当正中殆多数牙尖不接触时个别牙尖的接触;殆干扰是指侧方和前伸接触滑动过程中多数牙尖不接触而个别牙尖的接触;低殆是指多数牙尖接触而个别牙尖不接触。咬合检查通常是将咬合纸置于上下牙之间,然后在咬合接触的部位会染色显示咬合印记,医师根据咬合印记判断需要调磨的部位,调磨后重新进行咬合检查。经过反复检查和调磨,最终达到平衡殆接触。咬合检查应用不同颜色的咬合纸,在正中殆、侧方殆和前伸殆分别进行。正中殆检查时应使上下牙在小开口范围内作快速叩齿动作,前伸检查时下牙从正中殆向前接触滑动至前牙切缘相对,侧方殆检查时下牙从正中殆向工作侧接触滑动至工作侧颊尖相对。

（三）调𬌗注意事项

（1）保持垂直距离，避免调𬌗降低垂直距离。

（2）保持𬌗面形态，避免调磨过多而将人工牙𬌗面的牙尖和沟窝形态磨除。调𬌗工具应使用小的磨头或大号球钻。

（3）调𬌗时应单颌调磨，每次调磨量要少，每次调磨后重新咬合，检查时调磨过的接触点应保持接触，即"原地点重现"，避免变成低𬌗，越调磨接触点越多，逐渐达到多点接触甚至完全接触平衡。调磨应顺沿接触点的走向。

（四）选磨调𬌗的步骤

1.正中𬌗早接触的选磨

正中𬌗早接触可分为支持尖早接触和非支持尖早接触。对于上牙颊尖和下牙或下牙舌尖与上牙的早接触，应按照 BULL 法则，调磨非支持尖，即调磨上后牙颊尖和下后牙舌尖。对于支持尖早接触，即上牙舌尖或下牙颊尖分别与对牙中央窝和近远中边缘嵴之间的早接触，应结合侧方𬌗平衡侧接触情况，如果正中𬌗有早接触的支持尖在作为平衡侧时也存在干扰，则调磨支持尖。如果作为平衡侧时无𬌗干扰，则调磨与支持尖相对的对𬌗牙的中央窝或边缘嵴。

2.侧方𬌗𬌗干扰的选磨

工作侧的𬌗干扰发生在上后牙颊尖舌斜面和下后牙颊尖颊斜面之间，或上后牙舌尖舌斜面与下后牙舌尖颊斜面之间。同样应按照 BULL 法则，调磨非支持尖。平衡侧的𬌗干扰发生在上后牙舌尖的颊斜面和下后牙颊尖的舌斜面之间。应结合正中𬌗，如果平衡侧𬌗干扰牙尖在正中存在早接触，则调磨此牙尖，否则分别少量调磨上下功能尖的干扰斜面，避免降低牙尖高度。对于侧方𬌗工作侧前牙的干扰，应选磨下前牙的唇斜面或上前牙的舌斜面，避免磨短上前牙。

3.前伸𬌗𬌗干扰的选磨

前伸𬌗后牙的干扰发生在上颌后牙远中斜面与下颌后牙近中斜面，调磨应同时遵守 BULL 法则和 DUML 法则，即分别调磨上牙颊尖远中斜面和下牙舌尖近中斜面。对于前伸𬌗前牙𬌗干扰，应选磨下前牙的唇斜面或上前牙的舌斜面，避免磨短上前牙。

五、重衬技术

全口义齿重衬是指在全口义齿基托的组织面上添加一层树脂衬层。当牙槽嵴骨吸收和软组织形态改变，导致基托组织面与承托区黏膜不密合时，通过重衬的方法，使重衬的树脂充满不密合的间隙，使基托组织面与承托区黏膜组织恢复紧密贴合，可增加义齿的固位力，有利于咀嚼压力在承托组织上的合理分布。由于无牙颌剩余牙槽嵴的持续性骨吸收，全口义齿戴用一段时间后，如果发现基托不密合，应及时重衬，以避免义齿固位不良，因翘动导致基托折裂，和因承托组织受力不均导致的疼痛及牙槽嵴过度吸收。还有一种重换基托的方法，是指保留人工牙，重新置换基托，这种方法不常用。在重衬处理前，应确定其颌位关系正确，咬合关系异常者应先作适当选磨调𬌗。对于存在明显压痛点和黏膜红肿、溃疡者，应先进行适当修改或停戴义齿，使黏膜组织恢复正常。

（一）直接法重衬

所谓直接法重衬是采用自凝树脂直接在患者口内进行全口义齿基托组织面重衬的方法。首先需将义齿清洗干净，组织面均匀地磨除约 1 mm，形成粗糙面。为了避免重衬的自凝塑料黏固在义齿磨光面和牙面上，可在其上涂布一薄层凡士林，起分离剂的作用。为了避免自凝树脂刺激患者黏膜,也可在承托区黏膜上薄涂一层凡士林。然后,调拌自凝树脂,并在基托组织面及边缘涂布树脂单体,待调拌好的自凝树脂处于粘丝期时,将其涂在基托组织面上。将义齿戴入患者口里就位,引导患者轻轻咬合在正中位,同时进行边缘功能性整塑。在重衬的自凝树脂初步硬化而尚有一定弹性时,将义齿从患者口内取出,同时应避免义齿扭动变形。将义齿在温水中浸泡3～5分钟,至自凝树脂完全硬固,然后磨除多余的树脂,并将边缘磨光。最后,将重衬完成的义齿再戴入患者口内,检查义齿的固位、边缘伸展和咬合关系,进行适当的磨改和调𬌗。

重衬前应了解患者是否为过敏体质,避免引起变态反应。重衬过程中应在自凝树脂尚有一定弹性时及时将义齿取出,而不要等树脂完全硬固后再将义齿取出,避免树脂固化时放热灼伤黏膜,或因自凝树脂进入组织倒凹区而无法将义齿取出。

（二）间接法重衬

间接法重衬是用义齿作为个别托盘,组织面加入终印模材后在口内取得闭口式印模,再将义齿及其上的印模材直接装盒、装胶,用热凝树脂替换义齿基托组织面上的印模材料,达到重衬目的。对于义齿基托边缘过短,需要接托的患者,或对自凝树脂过敏的患者,适合采用间接法重衬。

间接法重衬的操作方法是先将义齿清洗干净,将组织面均匀磨除约1 mm。调拌适量的终印模材置于义齿基托组织面,将义齿在口内就位后咬合在正中𬌗位,同时进行边缘功能性整塑。待印模材凝固后从口内取出义齿,去除多余的印模材,将义齿直接装盒。待型盒内石膏硬固后,直接开盒,按常规方法涂分离剂、装胶和热处理。

（三）软衬

软衬材料具有良好的弹性,无刺激性,能与义齿基托牢固结合,将其衬于基托组织面,使基托作用于承托区黏膜的咀嚼压力得以缓冲,可减小支持组织受力,避免压痛。适用于牙槽嵴低平或刃状、黏膜薄、支持能力差的患者。常用软衬材料有丙烯酸树脂类和硅橡胶类2种,可采取直接重衬或间接重衬,也可在义齿制作过程中基托装胶时同时加入软衬。软衬材料的缺点是不宜抛光,易老化变硬。目前常用的软衬材料最长可维持5年左右的时间。对无牙颌患者进行软衬前必须对其口腔软硬组织情况进行全面评价。如果患者牙槽嵴较丰满,黏膜厚度适中,弹性好,进行一般的常规义齿修复即可取得较好的效果,有学者的研究表明口腔黏膜厚度有1.5 mm时没必要进行软衬,因为软衬可致基托位移加大。但如果患者年龄较大或有糖尿病、衰弱性疾病、磨牙症、口干症及牙槽嵴低平、口腔黏膜很薄缺乏弹性者宜进行软衬处理。若患者牙槽骨倒凹明显而不能承受手术治疗时,使用软衬材料有利于义齿的就位和减轻疼痛。使用软衬材料的意义如下。

1.保护口腔软硬组织的健康

Kawano等的研究表明,软衬材料相当于一个缓冲垫,可使支持组织上的压力分布更加均匀,能减轻局部组织的应力,在力的传递过程中能将冲击力减少28.2%～96.5%,从而起到减压调节器的作用。Sato和周小陆等采用有限元分析的方法进行研究,发现常规下颌全口义齿的应力主要集中在下前牙区的舌斜面和后牙区的颊舌斜面上,使用软衬材料后应力减小。Kawano等发现下颌骨嵴区应力最大,软衬后应力分布范围无明显改变,但最大应力值明显减小。当患者年龄较大或有全身性疾病而牙槽骨吸收严重、口腔黏膜变薄或弹性下降时采用软衬材料,可利用其弹性缓冲力对黏膜及骨组织的压迫作用,减少疼痛的发生,从而提高患者的满意度。当组织倒凹较大或骨性隆突明显,其表面黏膜薄时采用软衬材料可减少局部受力,减少疼痛的发生,并利于义齿的顺利就位。

2.增进修复体的固位

软衬材料作为义齿下的衬垫,可提高义齿组织面的密合度,封闭修复体边缘,缓冲和吸收过大或不均匀力,伸入组织倒凹区,从而提高修复体的固位能力。

3.提高义齿的咀嚼功能

软衬后全口义齿的咀嚼功能有改善。Kayakawa等对常规义齿和软衬后义齿进行了咀嚼功能的比较,结果证明软衬材料可使患者的肌肉、关节更协调,从而软衬后咀嚼效率增高,最大咬合力加大,咀嚼频率减低,咀嚼时间缩短,咀嚼肌活动趋于减低。

(四)组织调整剂重衬

如果患者原来有旧义齿需重新修复,要认真检查原义齿并了解其使用情况。若由于旧义齿的不合适对口腔黏膜造成了不利影响,出现黏膜压痛、溃疡、变形变位时,在重新修复前有必要用一种特殊软衬材料——组织调整剂进行组织调整,先恢复其口腔黏膜的健康,帮助受压不均变形的黏膜恢复到原来状态,促进黏膜溃疡的愈合,然后再重新开始新的义齿制作。

六、复制义齿技术

(一)复制义齿的介绍

复制义齿就是通过不同的材料对旧义齿进行复制,将复制出的义齿加入到新义齿的制作过程中,使新义齿的全部或部分与旧义齿相似或完全相同的义齿制作技术。利用复制义齿技术制作新义齿,可以更多地参考旧义齿的人工牙排列位置及磨光面形态,缩短患者适应新义齿的时间。临床上常可见到一些多年戴用全口义齿的患者,当更换新义齿时,因为新义齿与旧义齿有较大区别难以适应,而将新义齿弃之不用的情况。尤其老年人,接受新事物的能力差,这种情况更加突出。利用复制义齿技术制作新义齿,将能很好地解决上述问题。

早在1953年,已有学者认识到复制义齿的重要性,其后,不同学者设计了很多复制旧义齿的方法。全口义齿复制技术从制作方法上,可以大致分为灌注式和加压式2种。灌注式是在旧义齿远中接上两蜡道后,利用特定容器通过不同的印模材料,复制出旧义齿的阴模,亦可直接在阴模的远中开窗,取出义齿后,再灌入蜡和(或)树脂材料,完成义齿的复制。加压式是在各种密封容器中,通过不同材料复制出旧义齿的阴模,取出旧义齿后,在阴模内加入蜡和(或)树脂材料,通过加压的方式制作出义齿。

(二)复制义齿的分类

全口义齿复制技术从复制义齿的制成品上,可以分为全复制技术和部分复制技术。全复制技术复制出的义齿与原义齿完全相同。部分复制技术复制出的新义齿只有部分与原义齿相同。不同学者设计的部分复制技术各有不同,在新义齿加入的新元素主要集中在人工牙咬合面的调整和基托组织面的改变。随着旧义齿戴用时间增加,会出现人工牙牙面磨耗,垂直距离下降;牙槽嵴萎缩,义齿组织面与承托组织不贴合。因此,全复制技术较适用于备用义齿、过渡义齿、外科护板,或当义齿因损坏而修理时,需要复制出一副义齿临时应用等情况;而部分复制技术可保留一定的旧义齿信息,但又可以为义齿加入一些新的元素,因此,较适合用于戴用一定时间后的义齿更换。

(三)改良复制义齿技术的特点

有学者结合目前临床常用材料及方法,用改良复制义齿技术,为需要更换旧义齿的患者制作新义齿,他们的制作步骤的特点如下:

1.用藻酸盐印模材料复制旧义齿

由于使用复制义齿技术的目的主要是制作出一副义齿用于确定颌位关系,让技师可以参考旧义齿的人工牙位置进行排牙,参考磨光面形态进行义齿磨光面的制作,并且能用作暂基托取闭口式印模。因此,义齿复制的精度要求不需要很高。此外,在以往的研究中,用于义齿复制的容器较大,需要的复制介质材料的量也是比一般印模相对多的。考虑以上因素,他们选择了价格较便宜,容易获得的藻酸盐印模材料和常规义齿制作装盒时使用的金属型盒来进行,使本方法更容易推广。

藻酸盐材料凝固后置于空气或水中会影响尺寸的稳定性,一般建议在 15 分钟内灌注,但在 100％的湿度下,尺寸变化较小,具有较好的尺寸稳定性。义齿复制的步骤中,参照常规装盒的方法,用藻酸盐印模材料将旧义齿埋入型盒,待藻酸盐材料凝固后5～10 分钟即可开始在人工牙部位灌注红蜡,在基托部位灌注自凝树脂材料,注入自凝树脂材料后便马上关闭型盒,型盒对于内部水分的挥发有一定阻隔作用,到自凝树脂材料完全固化大约需要 20 分钟。因此,使用藻酸盐材料和金属型盒配合,能满足对义齿复制的临床要求。同时,使用红蜡和树脂基托相配合,能充分利用红蜡易于排牙操作的特性和自凝树脂材料作为暂基托的强度两者配合,使复制出的义齿既有足够的强度又易于操作。

2.利用旧义齿确定颌位关系

戴有旧全口义齿的患者,颌位关系的确定可以参考旧义齿的颌位和人工牙的磨耗程度进行,但是,常规全口义齿制作步骤中,对旧义齿的参考是很有限的。通过复制义齿技术,可以复制出与旧义齿相同的义齿作为工具,直接在旧义齿的𬌗面加上烤软的红蜡、确定新的颌位关系。垂直距离的确定可以根据旧义齿人工牙的磨耗量、息止颌位等进行确定;正中关系也可以直接参考患者旧义齿的正中关系进行确定;对于偏侧咀嚼的患者,可以根据两侧人工牙的磨耗量、习惯性肌力闭合道和息止颌位等进行调整、确定;对于人工牙严重磨耗,下颌代偿性前伸的患者,可在旧义齿人工牙面加上烤软的红蜡片,诱导患者下颌后退,重新确定颌位关系。对于颌位关系确定有困难的患者,可以加用哥特式弓描记法来确定。𬌗平面、中线位置的确定也可以同步进行。同时,亦可以直接与患者交流,更准确地达到患者对义齿的要求。

3.根据旧义齿位置进行人工牙的排列与基托磨光面形成

全口义齿的人工牙位置和磨光面形态是影响义齿固位和稳定的重要因素。换言之,全口义齿人工牙的位置如果不在中性区范围内,磨光面形态与周围肌肉组织不协调,不只影响义齿的固位与稳定,还会破坏周围肌肉的平衡状态。在患者戴用一副义齿多年后,若没有明显不适,就说明随着旧义齿戴用时间增加,周围的肌肉、神经调控已经适应义齿,根据旧义齿形态形成了口腔内的中性区。通过义齿复制方法,送到技师手上的就会是蜡牙形成的牙列,技师在排牙时,可以直接参照旧人工牙的位置,刮掉一个牙,排列一个新牙,使排列出的人工牙弓形与旧义齿非常接近。对于垂直距离升高较多的患者,要注意将升高的部分平分在上下颌上,以免𬌗平面过高或过低。而且义齿磨光面的制作,由于具有复制自旧义齿的自凝树脂暂基托,形态、角度也会自动形成,为技师节省了大量工作。由于有旧义齿的蜡型作参考,减少了人工牙位置、磨光面形态不符合医师或患者要求而重新制作的机会,人工牙的排列与基托磨光面的外形将会更适合患者。

4.采用闭口式印模

印模的制取方法可以分为解剖式印模和功能性印模。解剖式印模能获得口腔黏膜在非功能状态下的形态。功能性印模是在功能压力下取得的印模,能获得口腔黏膜在功能状态下的形态。

解剖式印模法一般是患者在开口状态下由医师操控下获得,容易受医师取印模时手指压力的力度与方向影响;功能性印模一般是在患者闭口状态下取得,能根据患者的咬合力而调整不同区域的压力,使取得的印模可以更接近患者口腔功能下的状态。通过复制义齿技术,可以在临床试牙成功后,采用闭口式印模技术,取得终印模。将终印模直接送技工室装盒,更换基托材料进行热处理。在取闭口式印模前,需要再次确定基托伸展是否合适,对过长的边缘予以调改,过短的边缘用边缘整塑材料加长。选择有高度尺寸稳定性和流动性的加成型硅橡胶材料取闭口式印模,避免了义齿印模材料从门诊送交技工室加工之间出现尺寸改变。加成型硅橡胶材料的操作时间较长,使患者有绝对足够的时间进行主动边缘整塑。此外,较高的流动性避免了在闭口式印模过程中咬合垂直距离不必要的加高,减少患者戴义齿后出现不适的可能。

5.缩短医师椅旁操作时间

义齿的复制步骤可以交由技师或护师进行,对于临床医师来说,要完成的步骤就只有在复制的义齿上,确定新义齿的咬合关系、殆平面高度和中线位置,检查复制效果,试牙,取闭口式印模和戴义齿,可以大大减少临床椅旁操作时间。此外,由于有复制出的义齿,颌位关系的确定有更多的参考因素,出现偏差的机会更少,花费的时间也更少。由于有闭口式印模,义齿组织面与基托在功能状态下可以贴合得更好,减少了戴用新义齿出现不适的机会。由于新义齿与旧义齿非常相像,患者适应快,同时减少了复诊调改的次数,也增加了患者对医师和新义齿的信心,减轻了患者在身体上和精神上的负担。

6.复制义齿的适用范围

引入了颌位关系的重新确定、基托边缘的整塑和闭口式印模等,使义齿复制制作方法适用于旧义齿人工牙已有不同程度磨耗、基托边缘过长或过短的旧义齿、不同的牙槽嵴形态、不同吸收级别的牙槽嵴、与旧义齿基托组织面相比已经出现不同程度的吸收、甚至已出现松软牙槽嵴的情况等。但是新义齿是参考旧义齿制作,因此不适用于不能接受旧义齿,甚至对旧义齿有排斥意向的患者。此外,本方法使用了闭口式印模,而且使用了凝固时间较长的加成型硅橡胶印模材料,因此,不适用于不能保持稳定咬合状态完成闭口式印模的患者,如帕金森病、面肌痉挛等。

（杨宪珍）

第二节　全口义齿的固定、稳定及支持

一、固位、稳定和支持的定义及相互关系

固位、稳定和支持是全口义齿的3个基本要素。固位是指义齿承托区和周边组织抵抗义齿从这些组织区域脱位的能力,是指义齿抵抗垂直向脱位的能力,即抵抗重力、黏性食物和开闭口运动时使义齿脱落的作用力——脱位力而不脱位。稳定是指义齿能够抵抗以一定角度加在义齿上的力(非垂直向力),即能抵抗水平和转动作用力,避免翘动、旋转和水平移动,从而使义齿在功能性和非功能性运动中保持其与无牙颌支持组织之间的位置关系稳固不变。支持是指义齿承托组织抵抗义齿向组织方向移位的能力,也就是说当受力后,承托组织(牙槽嵴和黏膜)有足够的支持力,防止义齿下沉。支持是固位和稳定的先决条件,有了良好的牙槽嵴和黏膜条件,就有可能

实现义齿的固位和稳定。固位又是稳定的前提,没有固位,稳定无从谈起。这3个要素既有区别又有联系,虽然说支持反映了患者的自身条件,但是经过医师的努力,提高义齿的固位和稳定,也能部分弥补支持的不足。对于任何条件不同的个体,只有充分利用其支持条件,将全口义齿的固位和稳定实现最大化,才是高质量的全口义齿。

二、影响全口义齿固位的有关因素

全口义齿的固位力取决于义齿基托与黏膜的密合程度与吸附面积、唾液的质量、边缘封闭等因素。

(一)颌骨的解剖形态

颌骨的解剖形态是指无牙颌颌弓的长度和宽度,牙槽嵴的高度与宽度,腭穹隆的形态,唇、颊、舌系带和周围软组织附着的位置等。这些因素均直接影响全口义齿基托的伸展,影响基托与黏膜吸附面积的大小,从而影响义齿固位力的大小。如果患者的颌弓宽大,牙槽嵴高而宽,系带附着位置距离牙槽嵴顶远,腭穹隆高拱,义齿基托面积大,固位作用好。反之,如果颌弓窄小,牙槽嵴低平或窄,系带附着位置距离牙槽嵴顶近,腭穹隆平坦,则义齿基托面积小,不易获得足够的固位力。

(二)义齿承托区黏膜的性质

义齿基托覆盖下的口腔黏膜应厚度适宜,有一定的弹性和韧性。如果黏膜过于肥厚松软、移动度较大,或黏膜过薄没有弹性,则不利于基托与黏膜的贴合,影响义齿的固位。

(三)唾液的质量

唾液的质量影响吸附力、界面作用力和义齿基托的边缘封闭。唾液应有一定的黏稠度和分泌量,才能使义齿产生足够的固位力。唾液过于稀薄会降低吸附力和界面作用力。口腔干燥症患者,或因颌面部放疗破坏了唾液腺分泌功能的患者,唾液分泌量过少,不能在基托与黏膜之间形成唾液膜,则不能产生足够的吸附力和界面作用力。而唾液分泌过多,使下颌义齿浸泡在唾液中,不能发挥界面作用力,也会影响义齿的固位。

(四)义齿基托的边缘

在不妨碍周围组织功能活动的前提下,全口义齿基托的边缘应充分伸展,并有适宜的厚度和形态。这样既可以尽量扩大基托的面积,又可以与周围软组织保持紧密接触,形成良好的边缘封闭作用。基托边缘伸展不足会减小基托的吸附面积,未伸展至移行黏膜皱襞或过薄的基托边缘则不能形成良好的边缘封闭。但基托的过度伸展会妨碍周围组织的功能活动,对义齿产生脱位力,会破坏义齿的固位,并造成周围软组织的损伤。上颌义齿基托后缘无软组织包裹,为达到边缘封闭,义齿基托应伸展至软硬腭交界处的软腭上,并在基托边缘组织面形成后堤,利用此处黏膜的弹性,使基托边缘向黏膜加压,达到紧密接触。

三、影响全口义齿稳定的有关因素

义齿的固位和稳定相互影响,良好的固位有助于义齿在功能状态时的稳定,但只有良好的固位并不能保证义齿在功能状态下能够完全保持稳定。义齿在功能状态下的稳定还取决于义齿受到的水平向和侧向作用力的大小,以及义齿支持组织抵抗侧向力的能力。义齿的设计和制作应尽量避免产生侧向力,尤其是对于义齿支持组织抵抗侧向力的能力较差的患者。

（一）颌骨的解剖形态

颌骨的解剖形态不仅影响固位力的大小，而且也决定其抵抗义齿受到的侧向力的能力。颌弓宽大，牙槽嵴高而宽，腭穹隆高拱者，义齿较容易稳定。而颌弓窄小，牙槽嵴低平，腭穹隆平坦者，义齿的稳定性差。

（二）上下颌弓的位置关系

上下颌弓的位置关系异常包括上下颌弓前部关系不协调（如上或下颌前突，上或下颌后缩），上下颌弓后部宽度不协调，其义齿均不易达到稳定。

（三）承托区黏膜的厚度

承托区黏膜过厚松软，移动度大，也会导致义齿不稳定。承托区黏膜厚度不均匀，骨性隆突部位黏膜薄，义齿基托组织面在相应部位应做缓冲处理，否则义齿基托会以此处为支点而发生翘动。

（四）人工牙的排列位置与咬合关系

人工牙排列的位置及基托磨光面形态应处于唇、颊肌向内的作用力与舌肌向外的作用力大体相当的部位，此时唇颊肌和舌肌作用于义齿人工牙及基托的水平向作用力可相互抵消（图6-3），此位置称为中性区。如果人工牙的排列位置偏离中性区，过于偏向唇颊或舌侧，唇、颊、舌肌的力量不平衡，就会破坏义齿的稳定。

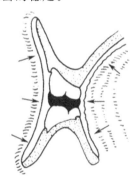

图6-3 人工牙及磨光面与颊舌的正确关系

人工牙的排列位置还应尽量靠近牙槽嵴顶。无论是水平向还是垂直向偏离牙槽嵴顶过多，会使义齿在受到咬合力时以牙槽嵴顶为支点产生翘动。人工牙的𬌗平面应平行于牙槽嵴，且应平分上下颌间距离。人工牙的高度和倾斜方向应按照一定的规律排列，使牙尖形成适宜的补偿曲线和横𬌗曲线，正中咬合时上下牙具有适宜的覆𬌗、覆盖关系和均匀广泛的接触，前伸和侧方运动时达到平衡咬合，或者采用特殊面形态的人工牙，尽量避免咬合接触对义齿产生侧向作用力和导致义齿翘动。

（五）颌位关系

天然牙列者，上下颌咬合在正中时位置关系恒定、可重复。无牙颌患者采用全口义齿修复时，首先应确定上下无牙颌的位置关系，使义齿的咬合关系建立在稳定、可重复的正确位置上。如果颌位关系确定错误，义齿戴入患者口内后就不能形成稳定的、尖窝交错的均匀接触关系和咬合平衡，而出现咬合偏斜、早接触和干扰，使义齿在行使功能时无法保持稳定。

（六）义齿基托磨光面的形态

义齿基托磨光面的形态应形成一定的凹斜面，义齿唇、颊、舌侧肌肉和软组织的作用能对义齿形成挟持力,使义齿基托贴合在牙槽嵴上保持稳定。如果磨光面为突面,则唇颊舌肌的作用会对义齿产生脱位力。

四、牙槽嵴吸收程度对修复效果的影响

牙槽嵴吸收程度分级:Atwood(1971年)根据无牙颌牙槽嵴的形态,将牙槽嵴吸收程度分为4级。

一级:牙槽嵴吸收较少,有一定的高度和宽度,形态丰满者。

二级:高度降低,尤其是宽度明显变窄,呈刀刃状的牙槽嵴。

三级:高度明显降低,牙槽嵴大部分吸收而低平者。

四级:牙槽嵴吸收达基骨,牙槽嵴后部形成凹陷者。

显然,牙槽嵴级别越高,修复效果会越好。一般年轻患者,或成为无牙颌时间不长的患者,多数为一级牙槽嵴。一级牙槽嵴可用常规修复方法修复,容易获得较好效果。而随着戴义齿时间延长,或全身健康状况差者,牙槽嵴条件将成为二级,甚至三级、四级,需要采用特殊方法,使其义齿能恢复一定的功能。牙槽嵴的级别反映的是患者的支持因素,也间接影响义齿的固位和稳定。

(杨宪珍)

第三节　即刻全口义齿修复

即刻全口义齿是在口内余留天然牙的拔除前制作,在拔牙后即刻戴入的全口义齿。即刻全口义齿可以作为过渡性修复(暂时义齿),只在拔牙创愈合期间内短期使用,以后再重新修复;也可以在拔牙创愈合后,经过重衬处理,较长一段时间使用。

一、即刻全口义齿的优点

(1)最主要的优点是可以避免因缺牙而影响患者的面部形态美观、发音和咀嚼功能,不妨碍患者的社交活动和工作。即刻全口义齿尤其适用于演员、教师、公众人物及其他对自身形象要求较高的患者。随着社会的文明进步,要更多地考虑到患者失牙的痛苦,尽可能采用即刻义齿进行过渡修复。

(2)拔牙后立即戴入义齿,可起到压迫止血,有利于血凝块形成,保护伤口免受刺激和感染,减少拔牙后疼痛,促进拔牙创愈合等作用。

(3)利用患者余留天然牙的正中咬合关系,易于取得即刻全口义齿的正确的颌位关系。

(4)即刻义齿在拔牙后支持面部软组织,保持原有的咬合垂直距离、肌肉张力和颞下颌关节状态不变,患者易于适应义齿的使用。

(5)采用即刻义齿修复可参照患者余留牙的形态、大小和颜色选择相近似的人工牙,并可参照天然牙排列的位置和牙弓形态来排列人工牙,使义齿修复后尽可能恢复到患者缺牙前的外观。

二、即刻全口义齿的缺点

(1)由于余留天然牙的存在,印模的准确性较差。此外,由于需在石膏模型上刮除余留牙,以及拔牙后牙槽嵴形态变化,使得义齿基托密合性较差。

(2)由于不能进行义齿蜡型试戴,即刻义齿戴入前患者不能准确了解修复后的外观情况。

(3)与常规全口义齿修复相比,即刻全口义齿修复技术较复杂,患者复诊次数和费用增加。

(4)由于在拔牙初期,牙槽嵴变化很大,有可能在等待伤口愈合过程中,需要多次重衬,以满足义齿行使功能的需要。

三、即刻全口义齿的禁忌证

(1)全身健康状况差,不能耐受一次拔除多个牙和长时间治疗的患者。

(2)拔牙禁忌证的患者,如患有牙槽脓肿、牙周脓肿等;口腔内存在其他感染、溃疡、肿物等病变的患者。

(3)对即刻全口义齿修复的治疗过程、费用,以及戴义齿后可能出现的不适等问题不能接受的患者。

四、即刻全口义齿修复治疗步骤

(一)检查与治疗计划

即刻全口义齿修复前应了解患者全身健康状况、口内牙齿缺失和余留牙状况。如余留牙松动度、牙周袋深度、牙槽骨吸收程度,有无牙槽脓肿和牙周脓肿,余留牙咬合关系,有无咬合干扰和正中偏斜,缺牙区牙槽嵴形态,黏膜状况等。应先治疗严重的感染病灶,去除牙石,调𬌗去除咬合干扰。干扰严重的倾斜、移位后牙,常导致正中偏斜,影响颌位关系确定,可考虑先行拔除,待拔牙创初步愈合(3～6周)后,再开始即刻全口义齿修复。原有可摘局部义齿的患者,如果义齿尚有一定的固位稳定性,可在拔牙前取印模,在旧义齿上加牙及延长基托,做成即刻全口义齿,拔牙后,立刻戴入。

(二)制取印模

由于天然牙的存在,使即刻全口义齿印模的边缘整塑和印模准确性受到一定程度的影响。即刻全口义齿的印模技术有以下 3 种方式。

1.成品托盘印模

采用成品有牙列托盘,在游离端缺隙处加印模膏取初印模,以此作为个别托盘,再加藻酸盐印模材取得终印模。此法简单,但印模的准确性差。

2.个别托盘印模

个别托盘印模制作时,先用成品有牙列托盘加藻酸盐印模材取初印模,灌制石膏模型后,用自凝树脂制作覆盖余留牙和缺隙牙槽嵴的个别托盘(见可摘局部义齿个别托盘制作),经过边缘整塑后,用硅橡胶、藻酸盐等终印模材取终印模。

3.联合印模

联合印模制作时,先用成品有牙列托盘加藻酸盐印模材取初印模,灌制石膏模型后,用自凝树脂制作覆盖缺隙牙槽嵴(包括上腭)的个别托盘,或只空出余留牙的个别托盘。经过边缘整塑,在个别托盘上加终印模材取得牙槽嵴处功能性印模,保持个别托盘在牙槽嵴原位不动,再用成品有牙列托盘加印模材取得包括牙槽嵴和余留牙的完整印模。

（三）颌位关系记录

首先在工作模型上制作暂基托，并在缺牙区基托上放置适当高度的蜡堤，根据余留牙排列位置确定平面和唇侧丰满度。如果患者口内余留牙能够维持正常的咬合垂直距离和正中关系，可将蜡堤烫软后让患者咬合在正中殆位，以记录上下颌颌位关系。如果患者口内的余留牙不能维持正常的垂直距离和正中关系，需利用上下堤恢复正确的垂直距离，并确定正中关系位。在记录颌位关系时必须明确上下颌余留牙之间无殆干扰和正中偏斜，如果余留后牙殆存在干扰，应在取印模前先调殆或将有殆干扰的余留牙先行拔除，以确保记录正确的颌位关系。对于上前牙缺失或排列位置异常的患者，还应在殆堤唇面记录中线、口角线和唇高线。

（四）模型修整与排牙

即刻全口义齿修复的特殊之处是在拔牙前取印模和灌制石膏模型，因此，在义齿制作前需要对工作模型进行修整，即将需要拔除的余留牙刮除，并修整牙槽嵴形态。模型修整时，首先将石膏牙在平齐两侧牙龈乳头处削除，然后修整其唇颊侧和舌腭侧斜面，形成圆钝的牙槽嵴形态。上颌牙拔除后拔牙窝唇颊侧组织塌陷相对较多，舌腭侧组织很少塌陷。下颌与此相反，拔牙窝舌侧组织塌陷较多。因此上颌牙的唇颊侧和下颌牙的舌侧应适当多刮除一些石膏。一般情况下，牙龈健康的上颌余留牙唇颊侧可刮除2～3 mm，舌腭侧不超过2 mm。牙槽骨吸收较多、有牙周袋者，应将牙周袋袋底的位置（牙周袋深度）画在模型石膏牙的唇颊侧，牙槽嵴修整磨除至画线处。

石膏牙削除和牙槽嵴修整可一次全部完成，然后开始排列人工牙。如果需要复制余留牙（特别是余留前牙）的形态和排列位置时，可逐个牙分别进行。先选择或调改好与余留牙大小、形态相同的人工牙，在削除一个石膏牙并进行局部牙槽嵴修整后，将人工牙排列在相同的位置上。人工牙的排列应遵循全口义齿的排牙原则，达到平衡。

（五）完成义齿

根据全口义齿蜡型制作要求完成义齿基托蜡型，经过装盒、装胶、热处理、打磨、抛光等步骤，完成义齿制作。最终完成的义齿在戴入患者口内前应浸泡在消毒溶液内备用。

（六）拔牙与义齿即刻戴入

即刻全口义齿制作完成后，可进行外科手术拔除余留牙，并同时进行牙槽嵴修整术，去除牙槽嵴上的骨突和明显的组织倒凹。外科手术完成后，将即刻义齿从消毒液中取出，冲洗干净，以免义齿黏附的消毒液刺激伤口，然后将义齿戴入患者口内就位。如果戴入时有压痛或不能就位，可检查并磨改基托进入组织倒凹部位，使义齿能够顺利就位，然后进行初步调殆。

（七）术后护理

（1）患者在术后24小时内不宜漱口和摘下义齿，否则不利于止血和拔牙窝内血凝块的形成。由于术后组织水肿，义齿摘下后重新戴入比较困难，还会刺激伤口引起疼痛。患者在术后24小时内应进流质或软食，避免吃较硬、过热的食物。

（2）术后24小时后复诊，摘下义齿，了解和检查患者戴用义齿情况，缓冲义齿压痛区，调殆。

（3）术后1周内或在肿胀消退前，夜间戴用即刻全口义齿，以免因伤口夜间肿胀，导致次日早晨义齿就位困难。但患者应在饭后摘下义齿清洗并漱口，以保证拔牙创伤口的清洁。清洗后应马上重新将义齿戴入。术后1周拆除缝线后，患者可开始在夜间不戴用义齿。

（八）复诊与基托重衬处理

患者戴即刻全口义齿后应定期复诊检查，如果出现疼痛或其他不适，应及时复诊处理。随着拔牙创愈合，牙槽嵴骨组织改建和吸收，即刻全口义齿戴用一段时间后，基托组织面可能与牙槽嵴黏膜不密合，影响固位和支持。即刻全口义齿一般需要在初戴后 3 个月至半年内进行基托组织面重衬处理。即刻全口义齿经过重衬处理后，可以较长期地使用。也可以在牙槽嵴骨组织形态基本稳定后，重新制作全口义齿。

（杨宪珍）

第七章

其他口腔疾病修复

第一节 咬合病

一、概述

咬合病是因咬合的形态与功能异常而导致口颌系统功能异常的一类疾病的总称。包括咬合自身的病变及咬合创伤引起的口颌系统乃至全身的病变。

二、临床表现

咬合病可分为咬合自身疾病和咬合相关疾病。

咬合创伤可导致口颌面疼痛。咬合创伤可导致牙髓、牙周组织、肌肉及疼痛传导路的疼痛。咬合创伤对中枢神经敏感性的影响又可反馈影响咬合、咀嚼肌及颞下颌关节,形成咬合创伤中枢口颌系统咬合的反馈影响。

三、诊断要点

咬合自身疾病包括𬌗干扰、咬合创伤、咬合紊乱、咬合磨损、磨牙症、紧咬牙等。

咬合相关疾病包括牙折、牙隐裂、楔状缺损、口颌面疼痛及颞下颌关节紊乱病等。这些咬合相关疾病又可导致其他的症状或疾病,如牙本质过敏,牙髓、牙周改变,口颌肌群、颞下颌关节甚至中枢神经系统的功能异常等。

根据以上磨损,通过咬合检查以确定诊断。咬合病的检查方法较多,包括临床一般检查和咬合辅助检查,如咬合纸检查、咬合蜡检查、咬合力计检查、咬合分析仪检查及下颌运动描记仪检查等,确定咬合的问题及咬合创伤点和高点。

四、治疗原则及方案

咬合病的治疗包括对症治疗、咬合板治疗和调𬌗,以及咬合重建等治疗。对症治疗为针对咬合病的症状及并发症的治疗,如针对疼痛症状的理疗、药物治疗及针对牙折、牙隐裂、楔状缺损、磨耗等的修复治疗。

咬合板治疗可迅速达到消除致创因素、缓解疼痛的作用,但应注意咬合板上的调𬌗,在症状消除后去除咬合板,检查确定咬合创伤牙及咬合创伤点后再行调𬌗。

调𬌗的原则是调磨有创伤的牙,少量多次并注意整体修复和咬合重建。应注意调整咬合创伤点的中心部位,避免因调磨不当形成新的干扰点。

咬合重建是指针对缺失牙、错𬌗畸形等不同原因,采取固定修复、可摘局部义齿修复、正畸矫治及永久性咬合板修复。

(杨宪珍)

第二节 颌面缺损

颌面缺损修复也称颌面赝复,即采用口腔修复学的基本原理和方法,用人工材料修复颌面部软、硬组织的缺损,恢复或部分恢复颌面部功能并恢复容貌。

根据缺损部位的不同可分为颌骨缺损和面部缺损两大类。颌骨缺损又可分为上颌骨缺损和下颌骨缺损。面部缺损又可分为耳、鼻、眼、眶等器官的缺损和面颊部组织的缺损。有的患者会有颌面部联合缺损。缺损可分为先天性缺损和获得性缺损两大类。

获得性上颌骨缺损患者的修复治疗可分为 3 个阶段:最初的阶段为即刻外科阻塞器,也称腭护板;第二阶段为暂时义颌修复治疗;第三阶段为正式义颌修复治疗。

获得性下颌骨缺损的修复是要恢复和保持下颌骨的完整性和连续性,重建因骨缺损而丧失的咀嚼功能及语言功能。

肿瘤切除及创伤等造成的颜面部缺损可采用整形外科修复方式或采用赝复体修复方式。如整形外科手术不能达到满意的修复效果或因各种原因不能实施外科手术修复,此类患者可采用赝复体进行修复治疗。

一、获得性上颌骨缺损的修复

(一)临床表现

(1)牙列及其支持组织部分或全部丧失,咀嚼功能丧失或下降。

(2)可有腭部缺损区,口腔和鼻腔相通,使共鸣腔遭到破坏,发音模糊不清。

(3)可有口鼻腔间不能封闭,造成吞咽功能障碍,和吮吸功能丧失,进食困难。

(4)可有生理功能障碍和心理障碍。

(二)诊断要点

1.腭部缺损情况

缺损区的大小、范围与深度,缺损区组织倒凹,有无可利用的倒凹提供赝复体固位。

2.牙列缺损情况

有无余留牙,余留牙的松动情况,牙周健康程度,牙列有无畸形。

3.缺损区软组织情况

创面是否愈合,有无感染,有无新生物及肿瘤复发症状,缺损区有无植皮。

191

4.骨组织情况

余留颌骨、颧骨及缺损区邻近部位有无足量骨组织可行种植体植入提供赝复固位。

5.面部情况

面部有无畸形及畸形的程度。

(三)治疗原则及方案

1.治疗原则

(1)修复治疗步骤。颌骨缺损应尽早进行修复治疗。术后立即戴上即刻外科阻塞器,待创面初步愈合后戴上暂时义颌修复体,可保护手术区创面免受污染,减少瘢痕挛缩,减轻面部畸形程度和及早恢复部分生理功能,而且对患者心理上还起到一定的安慰作用。术后2个月待创面完全愈合以后,方能行永久性义颌修复治疗。

(2)恢复生理功能。颌骨缺损应以尽量恢复咀嚼、语音、吞咽、吮吸等生理功能为主,并尽量考虑面部外形的恢复。

(3)保护余留组织。除不能利用的残根或过度松动的牙必须拔除,尖锐的骨尖、骨突也需做修整,妨碍修复的瘢痕组织需切除外,应尽可能保留剩余软硬组织。

(4)提供支持和固位。赝复体的支持和固位是颌骨缺损修复成功的关键。应充分利用余留牙及软硬组织倒凹为义颌提供固位,利用余留颌骨、颧骨等组织为义颌提供支持,有条件者可植入种植体为义颌提供更好的支持与固位。

(5)赝复体设计。义颌赝复体要尽可能设计制作的轻巧,阻塞器部分应做成中空形式或开放式以减轻赝复体的重量。义颌还要容易摘戴,使用方便,便于清洁。

2.腭护板要求

腭护板应该在术前取印模并预制完成,在术后能立即戴上。腭护板的设计和制作应遵循以下原则和要求。

(1)腭护板应在术前制取模型,在工作模型上预制完成。腭护板制作前由外科医师和口腔修复科医师一起分析,标出手术切除的范围。腭护板要覆盖住并稍超过术后的整个缺损腔的边缘。

(2)上颌工作模型按外科切除范围进行修改,将拟手术切除范围内的牙列及部分牙槽嵴去除,注意减小前牙区的宽度,以减轻皮肤和唇的张力。

(3)腭护板应有良好的固位,对术后有残留牙颌患者,腭护板采用固位体固位;对术后无牙颌患者,只需制作腭托,在手术完成时把腭护板用细不锈钢丝结扎到颧骨、鼻棘或剩余牙槽嵴上。

(4)腭护板与缺损区组织面间应留出足够的敷料间隙。

(5)腭护板应形成正常的腭轮廓,便于改善语音功能和恢复吞咽功能。

(6)伤口愈合前缺损侧后牙不建立咬合关系。如果计划切除上颌中线一侧的整个上颌骨,腭护板修复体可恢复缺损侧的中切牙、侧切牙和尖牙,以改善美观。

3.暂时义颌要求

暂时义颌在缺损区创面初步愈合至完全愈合期间完成。制作暂时义颌的目的是恢复部分的功能并保持面部的外形。暂时义颌的修复治疗应遵循下列原则和要求。

(1)术后7~10天应为患者制作暂时义颌修复体。

(2)暂时义颌应分隔口鼻腔并恢复腭部形态,部分恢复语言、吞咽功能。

(3)应该恢复前牙区形态,可暂不恢复缺损区的咀嚼功能。

(4)与手术创面之间应保持一定的缓冲间隙,防止压迫创面。

(5)要有良好的固位且稳定,通常应用固位体和组织倒凹为义颌固位。

(6)义颌修复体应设计为中空式或开放式,以减轻修复体重量。

(7)义颌修复体应便于取戴,便于清洁。

4.永久性义颌要求

永久性义颌是在手术创面完全愈合后为患者制作的最终修复体。一般在术后2个月,如患者还需放疗,则在放疗结束2~3个月后行永久性义颌修复。永久性义颌修复应遵循以下原则和要求。

(1)义颌应完全封闭口鼻腔并恢复腭部形态,恢复吞咽功能,显著改善语言功能。

(2)应恢复缺损区的牙列形态,根据支持组织的条件适当恢复缺损区的咀嚼功能。

(3)应修复面部外形,改善面部形态。

(4)尽可能保护和利用余留硬软组织。

(5)义颌应具有固位与稳定的特点,尽可能在余留牙上设计固位体。无牙颌或仅有少数余留牙者,可采用种植体为义颌提供固位,也可采用缺损区侧方、软腭上方、鼻前庭等组织倒凹区为义颌提供固位。全上颌缺失者可采用双侧颧骨种植体植入的方法,种植体上部结构采用附着体为义颌提供固位。

(6)义颌修复体的设计应为中空式或开放式,可以减轻修复体重量,避免基牙或支持组织承受过大的应力。

(7)义颌应便于取戴,便于清洁,坚固耐用。

二、获得性下颌骨缺损的修复

(一)临床表现

(1)颌骨的缺损一般都伴有大多数牙的缺失,严重影响咀嚼功能。

(2)可见下颌骨向缺损侧偏斜,或余留骨段的错位愈合,上下牙列失去正常的咬合关系。

(3)口底瘢痕组织牵拉,固有口腔变小和舌运动受限,造成发音不清,语言功能障碍。

(4)闭口不全,唾液外流。

(5)口角偏斜,面部失去正常的对称性。

(二)诊断要点

(1)下颌骨是否保持连续,缺损区是否已植骨,植骨区是否有尖锐骨嵴、骨尖,植骨区是否适宜植入种植体。

(2)下颌缺损区的部位、范围和大小,缺损区是否已植皮,能否承受验力。

(3)下颌骨有无偏斜,余留骨段有无错位愈合,有无正常的咬合关系。

(4)下颌牙列缺损范围、缺牙的数量。余留牙是否健康,能否作为基牙,有无可保留的残根、残冠,有无需拔除的牙齿和残根。

(5)下颌缺损区创面是否愈合,有无感染,有无新生物及肿瘤复发现象。

(6)口腔内有无瘢痕组织牵拉,舌运动、张口是否受限。

(7)有无颜面部畸形及畸形的程度。

(三)治疗原则及方案

获得性下颌骨缺损的修复分为2类:一类是不连续下颌骨的修复治疗,主要是植骨前的准备与修复;另一类是连续的下颌骨的修复治疗,即植骨后的修复,此类修复与种植义齿和部分义齿相似。获得性下颌骨缺损修复的重点是植骨前的准备与修复。

1.不连续下颌骨缺损的修复治疗

修复治疗的目的是恢复和保持下颌骨的位置,为进一步采用游离骨瓣或非游离骨瓣植入或采用牵引成骨修复骨缺损做好准备。修复治疗应遵循下列原则和要求。

(1)余留下颌骨的骨段应保持在正常位置上,不偏斜和移位,以免形成难以纠正的错位愈合或畸形。保持和恢复余留牙与上颌牙之间的咬合接触关系,部分恢复咀嚼功能。

(2)利用上颌牙列作为支抗,保持下颌骨的位置。

(3)尽可能利用和保护余留的口腔组织。

(4)根据不同情况选用不同的修复方式。具体的修复方式如下。①颊翼下颌导板:当下颌骨缺损量较小,并有较多稳固的下颌后牙存在,剩余骨段偏斜位程度较轻、未有继发畸形时,在下颌可戴用此颌导板。②翼腭托颌导板:当下颌骨缺损量大,下颌剩余后牙少,剩余下颌骨段偏斜移位程度较重,或已有继发畸形存在时,在上颌戴用弹性翼腭托颌导板。③缺损小、颌骨无偏移者可直接采用多基牙固定桥修复。④一侧下颌骨后部缺损,无条件时再做植骨者可直接采用下颌牙列修复。

2.连续下颌骨缺损的修复治疗

经植骨恢复下颌骨连续性的患者,修复治疗应着重对缺损组织的修复,恢复其缺损的牙列及组织,重建咀嚼功能,改善语言功能和面型。修复治疗应遵循以下原则和要求。

(1)影响修复的瘢痕组织,植骨区的尖锐骨嵴、骨尖,应先进行修整,必要时行前庭沟成形术。

(2)下颌骨保持连续但缺损区骨组织明显薄弱,难以承受𬌗力的骨组织缺损,仍应先通过植骨修补缺损区,增强其承载力的能力。

(3)无明显薄弱部分的下颌骨缺损,可根据不同情况选择不同的修复方式:①缺损区较小和缺牙数较少,余留基牙条件较好的患者应采用固定义齿修复。②缺损区较大和缺牙数较多,余留基牙较差的患者应采用可摘义齿修复。③有足量骨组织的患者可选择种植义齿修复。

三、面部缺损的修复

(一)耳修复

1.临床表现

外耳缺损或缺失,面部外形失去对称性,造成面部畸形。

2.诊断要点

(1)根据耳的缺损范围、部位和大小,分为部分耳缺损或全耳缺失。

(2)缺损区是否已经植皮,创面是否已愈合,有无炎症、溃疡及新生物、皮肤病等。

(3)缺损区骨质的状况,是否适合种植体植入。

(4)健侧耳朵的位置、形态和大小。

3.治疗原则及方案

(1)耳缺损的修复通常采用硅橡胶义耳,通过粘贴固位法将硅橡胶义耳粘贴于缺损区皮肤和余留耳的边缘皮肤上。耳缺损范围较大,其义耳的固位方式可采用种植体和粘贴共同固位方法。

(2)全耳缺失的修复,硅橡胶义耳可采用种植体与上部结构附着体取得固位,无条件做种植体的患者也可行粘贴法固位或眼镜架固位。

(二)鼻修复

1.临床表现

(1)鼻部缺损造成面部畸形。

(2)鼻腔内结构暴露,引起鼻甲等结构增生及慢性炎症。

(3)鼻的空气过滤、润湿和加温功能丧失,空气直接进入咽喉、气管和肺部,使患者易得肺部疾病。

2.诊断要点

(1)鼻缺损的部位、范围和大小。

(2)鼻缺损区创面是否植皮,创面是否愈合,鼻腔内结构有无炎症、溃疡及新生物等。

(3)鼻缺损区邻近皮肤有无皮肤病。

(4)鼻底、鼻顶部骨组织情况是否适于种植体植入。

3.治疗原则及方案

(1)鼻缺损的修复方法主要采用硅橡胶义鼻,通过黏结剂将硅橡胶义鼻贴附于缺损区和余留鼻的边缘皮肤上。鼻缺损范围较大,硅橡胶义鼻可采用种植体和粘贴共同固位。

(2)硅橡胶义鼻的固位方式,常采用种植体与上部结构附着体的固位方法,无条件做种植体的患者也可行粘贴法固位或眼镜架固位。

(三)眼球缺失的修复

1.临床表现

(1)患眼视力丧失。

(2)眼球缺失、眼球萎缩或眼窝塌陷造成面部畸形。

2.诊断要点

(1)是否眼球缺失,是否保留巩膜角膜等外眼结构。

(2)动眼肌是否保存,眼窝内余留组织有无随意运动,有无植入义眼座。

(3)眼部缺损腔的大小,上下眼睑穹隆是否存在,有无足够的固位间隙。上下眼睑穹隆过浅,则需行穹隆成形术,以便为义眼固位创造条件。

(4)眼窝内有无瘢痕带、粘连或不正常的肌附着,是否影响义眼装置,如影响则应用手术切除。

(5)眼窝内有无炎症、溃疡及新生物。

(6)患者有无睁、闭眼功能。

3.治疗原则及方案

眼球摘除术同时应植入义眼座,并填入眼球替代体以保留眼球空间,术后4周可行义眼修复。根据眼窝内的余留组织情况,选用不同修复方案。

(1)对保留有外眼结构的患者,应在原眼球的基础上制作薄壳状义眼,恢复眼球的自然外形,这种义眼可有与健眼一致的随意运动。

(2)对眼球摘除后植入了义眼座的患者,应在义眼座的基础上制作义眼,将义眼固定在基座上,使义眼能具有与健眼一致的随意运动。

(3)无条件植入义眼座的患者,可直接制作义眼。

（四）眼眶缺损的修复

1.临床表现

（1）患眼视力丧失。

（2）眼球、眼睑及眶内容物全部缺失，凹陷性空腔范围大，造成严重的面部畸形。

2.诊断要点

（1）眶缺损的范围、深度和大小，有无倒凹及倒凹的深度，有无与鼻腔交通，有无合并鼻、上颌骨及颜面部缺损。

（2）缺损区创面是否植皮，创面是否愈合，眶腔内有无炎症、溃疡及新生物等。

（3）缺损区及邻近皮肤有无皮肤病。

（4）眶上缘、眶外侧缘及眶下缘外侧 2/3 的骨质情况是否适于种植体植入。

（5）健侧眼及眶的特征。

3.治疗原则及方案

（1）有条件的患者应在眶上缘、眶外侧缘及眶下缘外侧 2/3 处植入种植体，可采用种植体与上部结构附着体固位方式。眶缺损范围大的患者也可采用种植体和粘贴法共同固位方式。

（2）也可行粘贴法固位，将硅橡胶义眶边缘作成菲薄状，贴附于缺损区周围皮肤和余留鼻的边缘皮肤上。眶区组织倒凹较大者，可采用组织倒凹固位，还可采用眼镜架固位。

（3）合并有上颌骨缺损者，也可与义颌联合修复，利用与义颌的连接来固位。

（杨宪珍）

第三节　颞下颌关节紊乱病

一、概述

颞下颌关节紊乱病是一组疾病的总称，是发生在颞下颌关节区域的弹响（或其他杂音）、疼痛，下颌运动异常等，病因尚未完全明了。

在对颞下颌关节紊乱病实施的治疗手段中，有相当一部分是通过改变接触状态达到治疗目的，统称为修复治疗。其中一些方法在改变接触之后，如果有必要还可以恢复到原先的状态，称为可逆的修复治疗；另一些方法在改变接触状态后即无法复原，称为不可逆的修复治疗。

二、临床表现

（一）常见症状

（1）颞下颌关节区、咀嚼肌区痛，开口痛和咀嚼痛。常为慢性疼痛过程，一般无自发痛、夜间痛和剧烈痛，但严重骨关节病、急性滑膜炎除外。

（2）开口度异常，包括开口受限；有时为开口过大，半脱位。

（3）张闭口时出现弹响和杂音。

颞下颌关节紊乱病患者可有以上一个或数个症状，有时可伴有头痛、耳症、眼症及关节区不适、沉重感、疲劳感等感觉异常。

（二）常见体征

（1）关节区压痛。

（2）咀嚼肌区压痛或压诊敏感。

（3）下颌运动异常，包括开口度过小，但一般无牙关紧闭；开口过程困难；开口度过大，半脱位；开口型偏斜、歪曲等。

（4）可闻弹响声，破碎音或摩擦音。

颞下颌关节紊乱病患者可有以上一个或数个体征，有时伴有关节区轻度水肿、下颌颤抖、夜间磨牙及紧咬牙等。

三、诊断要点

（一）咀嚼肌紊乱疾病类

1.翼外肌功能亢进

开口过大，可呈半脱位，开口末常有弹响。开口型偏向健侧，发生在两侧者，开口型不偏斜或偏向翼外肌功能较弱侧。

2.翼外肌痉挛

开口痛，咀嚼痛，开口受限，但被动开口时可增大。开口型偏向患侧，下颌切迹相应处有压痛或压诊敏感，急性期正中颌位下颌偏向健侧，不能自然到达牙尖交错位。

3.咀嚼肌群痉挛

严重开口困难，几乎无被动开口度。开口痛，咀嚼痛，并有多个肌压痛点或扳机点，也可出现压诊敏感及放射性痛。常有不自主肌收缩，有时可触到僵硬隆起的肌块。

4.肌筋膜疼痛功能紊乱综合征

开口痛，咀嚼痛，在相应的肌筋膜处有局限性压痛点或压诊敏感。用普鲁卡因封闭后，疼痛可消失或减轻，轻度开口受限。

（二）关节结构紊乱疾病类

1.可复性关节盘前移位

可复性关节盘前移位有开闭口弹响，弹响常发生在开口初和闭口末，也可发生在开口中或开口末，开口弹响发生的时间越迟，说明关节盘移位越向前。如发生开口初弹响时，其开口型先偏向健侧，弹响过后下颌又回复正常开口型。

2.不可复性关节盘移位

不可复性关节盘移位曾有弹响史，继之有间断性关节绞锁史，进而弹响消失，开口受限，开口型偏向患侧，有时有开口痛和咀嚼痛。

3.关节囊扩张伴关节盘附着松弛

开口过大，呈半脱位，开口末和闭口初弹响。开口型偏向健侧。发生在两侧者，则偏向较轻侧，有时呈歪曲的开口型。

（三）炎性疾病类

1.滑膜炎（急性、慢性）

开口痛，咀嚼痛，开口受限，开口型偏向患侧。髁突后区压痛，急性时可有轻度自发痛，压痛点更明显，咬合时后牙不敢接触。

2.关节囊炎(急性、慢性)

开口痛,咀嚼痛,开口受限,开口型偏向患侧,压痛点不仅在髁突后区,同时在关节外侧,髁突颈后区等均有压痛。急性时可有轻度自发痛,关节局部水肿。临床上上述2种类型有时可伴发。

(四)骨关节病类

1.关节盘穿孔或破裂

在开口过程中有多声破碎音,开口时常有嵌顿,开口型歪曲。开口、咀嚼时出现不同程度疼痛,一般无或轻度开口困难。

2.骨关节病

开口过程中有连续的摩擦音(揉玻璃纸音或捻发音)。轻度开口受限,开口型偏向患侧。开口、咀嚼时疼痛。伴滑膜炎时则为骨关节炎,开口受限加重。

在临床上,患者常同时存在几种类型。

四、治疗原则及方案

(一)治疗原则

颞下颌关节紊乱病的治疗应先采用可逆性保守治疗,采取针对发病因素和对症治疗相结合的综合治疗。在综合性保守治疗方法中,修复治疗是重要手段之一,治疗也应遵循先可逆性修复治疗,后不可逆性修复治疗。

(二)治疗方案

下面主要介绍可逆性修复治疗。

(1)咬合板:又称夹板、𬌗垫、𬌗板。其延伸覆盖至面的部分能改变原有的接触关系,解除𬌗干扰,可缓解𬌗干扰刺激诱发的咀嚼肌功能亢进的高张力状态。咬合板可直接或间接地调节并稳定下颌髁突在关节凹中的位置,减小关节内压。

(2)可摘局部义齿:在许多情况下以可摘局部义齿修复牙列缺损,起到在咀嚼系统中合理地分布𬌗力负荷的作用,因此,对颞下颌关节紊乱病的症状也会有所改善。

较复杂的情况是需要以治疗性颌位取代患者原先的正中关系位,并在此位上重建接触关系。可摘局部义齿对颞下颌关节紊乱病的治疗往往是咬合板治疗的延续。在牙列缺损的情况下,可先制作人工牙-咬合板联为一体的胶连式可摘局部义齿修复体,在经过一段时间的试戴和调整确定其适宜的治疗颌位后,再考虑用铸造支架的方式给患者提供一个较舒适又坚固耐用的修复体。

(3)全口义齿:无牙颌的颞下颌关节紊乱病可能由有牙颌时迁延而来,也可能因牙列缺失后久不修复或戴用不良修复体所导致。原则上,正中关系准确、垂直距离合适、𬌗关系良好的全口义齿不仅能恢复患者的功能和外观,还能对颞下颌关节及咀嚼肌起到调节作用,从而减轻或治愈颞下颌关节紊乱病的症状。

(4)冠桥修复和咬合重建:用嵌体、冠桥等固定修复体可改变个别牙的外形以消除干扰点,也可以对全牙列的形态加以改造,以全新的关系适应生理性的颌位。所谓咬合重建即是以修复的方法适当地恢复垂直距离,重建正常的𬌗关系,改正颌位,使之适合于颞下颌关节及颌面肌肉的解剖生理,从而消除因异常而引起的颞下颌关节紊乱,恢复其正常功能。固定修复属于不可逆的修复治疗,如未能得到预期疗效,甚至出现不良反应也很难恢复原先咬合关系,因此,固定修复作为治疗颞下颌关节紊乱病的手段需慎重实施。

(杨宪珍)

第四节　牙颜色异常

一、概述

各种原因导致的牙齿颜色改变称为牙色异常。引起牙颜色异常的原因很多,根据来源可以分为外源性着色和内源性着色。

（一）外源性因素

外源性因素是指外来色素沉积在牙齿表面或者牙体组织浅层,包括以下内容。

（1）饮食:茶、咖啡、果汁、红酒等饮料,含有色素的食物或调料等。

（2）烟草。

（3）药物:多价金属盐和氧离子防腐剂（如氯己定）,补铁制剂和抗生素（如米诺环素）等。

（4）产色素细菌、菌斑和牙石。

（二）内源性因素

内源性因素是指局部或系统性原因造成的牙齿内部矿化组织的颜色改变,着色物质聚集在釉质和牙本质内,影响釉质和牙本质对光的散射和吸收。内源性因素比较复杂,主要包括以下内容。

1.代谢性疾病

先天性红细胞生成性卟啉症。

2.遗传性或发育性疾病

釉质/牙本质发育不全。

3.医源性疾病

在牙齿发育期间服用四环素类药物而导致“四环素牙”。

4.地方性疾病

在牙齿发育矿化期摄入过多的氟元素可导致氟牙症,也称氟斑牙。根据其摄入方式可分为饮水型和煤烟型,多见于在饮水中氟含量高的地区或者室内燃煤污染严重的地区。

5.牙髓病变

牙根吸收,牙髓坏死等。

6.创伤性

严重外伤引起牙髓出血可导致血液进入牙本质小管内而引起内着色,形成创伤性变色牙。

7.增龄性

在牙萌出后,随着年龄增长,牙体硬组织透光性发生改变。

8.釉质表面脱矿

酸蚀、正畸。

9.磨损和磨耗

导致釉质变薄,继发性牙本质沉积增厚将导致牙齿颜色加深。

10.修复材料染色

银汞等充填材料释放金属离子可导致牙齿颜色变化。

二、临床表现

上述各种不同原因所导致的牙齿颜色异常和变化详见表 7-1。

表 7-1 各种不同原因所导致的牙齿颜色异常和变化

原因	牙齿颜色变化
外源性着色(直接着色)	
茶、咖啡等饮食	褐色,甚至黑色
香烟、烟草、雪茄等	黄色/褐色,甚至黑色
菌斑/牙石	黄色/褐色
外源性着色(间接着色)	
多价金属盐和氧离子防腐剂(如氯己定)	黑色和褐色
内源性着色	
代谢性(如先天性红细胞生成性卟啉症)	紫色/褐色
遗传性(如釉质/牙本质发育异常)	褐色或黑色(可有条带状)
医源性(如四环素牙)	黄色、褐色、灰色或黑色
地方性(如氟牙症)	白垩色、黄色、棕色或黑色
牙髓病变	
牙根吸收	黄色,粉色
牙髓坏死	灰、黑色
创伤性(如外伤导致牙髓出血)	粉红色
增龄性	黄色
龋病	橙色,甚至棕色
修复材料(如银汞等)	褐色、灰色、黑色

三、诊断要点

临床上主要表现为牙齿颜色改变,可伴或不伴有牙体缺损。

(1)外源性着色主要表现为牙齿表面有条状或块状的色素沉着,严重者可覆盖整个牙面。

(2)内源性着色如果发生在牙齿萌出前的牙冠形成时期,通常表现为多颗牙同时受累,常伴有牙结构的发育缺陷,如四环素牙和氟牙症。

四、治疗原则及方案

(一)洁治抛光(机械性)

对于附着于牙齿表面的色素应采用机械性的洁治和抛光的方式去除。

(二)牙齿漂白治疗(化学性)

无形态和结构缺损的轻、中度的牙色异常可以采取牙漂白的方式进行治疗。

(三)修复治疗

伴有形态和结构缺损的重度牙色异常可采用树脂直接修复、贴面及全冠等修复治疗。此外,牙漂白治疗效果不佳时也可考虑修复治疗。

（四）牙漂白和修复联合治疗

对于重度牙色异常可采用牙漂白和修复治疗相结合的方式,牙漂白可以部分改变基牙的颜色。

（杨宪珍）

第五节　牙排列异常

一、概述

牙排列异常是多种因素或多种机制共同作用的结果,主要包括遗传因素和环境因素。其中,环境因素可以由疾病、发育障碍、口腔及其周围器官的功能因素、口腔不良习惯、乳牙期及替牙期局部障碍等因素导致。另外,牙周病、牙外伤、牙齿缺失久未及时修复、不良修复体、肿瘤等也可导致牙齿排列的异常。牙排列异常,简而言之是指牙齿排列不齐,牙排列异常常伴有咬合关系异常。

二、临床表现

牙齿排列不整齐、存在错位,牙弓中存有间隙或者拥挤,上下颌牙弓间的咬合关系异常,可能还伴有颌骨大小形态位置的异常。

三、治疗原则及方案

（一）针对病因治疗

对于后天因素引起的牙排列异常,首先要针对病因进行治疗,如戒除口腔不良习惯、治疗牙周病、拆除不良修复体等。

（二）口腔正畸

牙排列异常首选通过正畸方法予以矫治,有时需联合正颌外科手术及颞下颌关节紊乱病的治疗。

（三）口腔修复

对于轻度牙排列异常,尤其是成年患者,若无条件或不能接受正畸矫治时,可以选择相应的修复方法解决,但可能无法达到最理想的美观效果,同时有可能以损失部分牙体硬组织甚至牙髓为代价。下面是一些典型的牙排列异常的处理方案。

1.个别上前牙前突

个别上前牙前突可采用改向全冠修复的方式,根据前突的程度,必要时预先行牙髓摘除术,之后采取桩核冠的修复方式,改向角度一般不超过 30°。通常推荐使用铸造金属桩核,但在改向角度不大时,为了美观也可使用纤维桩树脂桩核。咬合设计时应注意牙尖交错位宜设计为不接触或轻接触,前伸𬌗和侧方𬌗时避免早接触。

2.个别牙反𬌗

个别牙反𬌗可考虑牙髓摘除术后桩核冠修复,对于上颌腭向错位者还可设计为双牙列。桩

201

核冠修复能够长期改善咬合关系,但是需先行牙髓摘除术,牙体组织磨除量较多;双牙列涉及牙体组织磨除量较少,甚至可采用可摘局部义齿的修复方式,但只能改善美观,不能从根本上解决咬合锁结的问题。对于年轻患者,可考虑先用殆垫或局部斜面导板的方法进行矫治,减轻反殆程度后再行修复治疗,以减少牙体组织磨除量。

3.个别牙扭转错位

对于轻度的扭转错位牙,在不伤及牙髓的情况下,若有足够的修复空间,可直接行贴面或全冠修复。对于比较严重的患牙,难以在不伤及牙髓的情况下得到充分的修复空间者,需要先行牙髓摘除术,再行桩核冠修复,修复时可能会涉及冠部改向,此时推荐使用铸造金属桩核。

4.前牙反殆

修复治疗能够解决的范围有限,一般只适用于轻度反殆的患者,通过全冠或桩核冠改善成浅覆殆或对刃殆,但因为同时涉及多颗牙,选择适应证时应慎重。

5.前牙内倾性深覆殆

前牙内倾性深覆殆最好的方法是正畸、修复、外科,甚至颞下颌关节紊乱病变联合治疗。修复治疗时,主要考虑改变前牙的轴向,减小前牙覆殆,排齐上前牙,治疗和预防牙周疾病和颞下颌关节紊乱病。采用的修复设计主要是牙髓摘除术后桩核冠修复。是否需咬合加高要根据患者的主诉、机体的适应性、息止间隙、临床冠根比例、髁突的位置、患者面部形态等因素综合判定。升高咬合时可先试用可摘式垫等可逆而有效的治疗方法试戴 2～3 个月,定期复查和调殆,待临床症状消失、咬合稳定后再做永久性修复。

(杨宪珍)

第八章

牙体硬组织疾病

第一节　𬌗创伤性磨牙根横折

磨牙,尤其是第一、二恒磨牙是人类口腔中承担𬌗力的主要牙齿,其中承受应力较大的牙根在创伤性𬌗力作用下有可能发生折断,并导致一系列并发症。国内学者首先报道了这类𬌗创伤性磨牙根横折病例。

一、病因

（一）患牙长期承受过重的𬌗力和创伤性𬌗力

患者口内有多个缺失牙长期未修复,有不良修复体或其他患牙未治疗,根折患牙在出现症状前是承担咀嚼力的主要牙齿,而且侧方𬌗时尤其在非工作侧有明显的𬌗干扰。

（二）磨牙应力集中的解剖部位

生物力学实验证实多根牙因其解剖特点,在受力时各根的应力分布是不均衡的,如上第一磨牙,牙根分叉显著,在正中咬合时,腭根受力最大。当侧方𬌗非工作侧有𬌗干扰时,腭根颈 1/3 与中 1/3 交界处应力值最大,牙齿硬组织长期应力集中部位可以产生应力疲劳微裂。在牙体和牙周组织健康的磨牙,该部位是创伤性𬌗力导致根横折的易感区。

（三）突然的咬合外伤

突然的咬合外伤如吃饭时小砂子、不慎误咬筷子等。这种外力不同于一般的外伤力量,它选择性地作用在患牙咬合时承受压力最大的牙根特定部位,造成折断。

二、临床表现

本病好发于中、老年人无牙体疾病的上磨牙腭根,其次是远中颊根。

(1)患牙长期咬合不适或痛,可有急性咬合外伤史。

(2)牙冠完整,叩诊不适或痛,根折侧叩诊浊音。

(3)可并发牙髓病、根尖周病及患根的牙周疾病。

(4)患牙可有 1~2 度松动,功能性动度为 2~3 度。

(5)侧方𬌗干扰以非工作侧为主,全口𬌗力分布不均衡。

三、X线片表现

患牙的某一根有 X 线透射的横折线（图 8-1），还可有牙周膜间隙增宽，偶见折断的根尖移位。

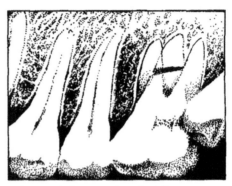

图 8-1　上磨牙腭侧根创伤性横折 X 线片

四、诊断

除考虑临床表现之外，X 线片的表现是主要诊断指征。开髓后患根在折断线处的异常，探诊可协助诊断。

五、治疗原则

（一）调整咬合

去除患牙非工作侧𬌗干扰，注意均衡全口𬌗力负担。

（二）对症治疗

牙髓活力正常且患根牙周组织正常者，可不做牙髓治疗，定期观察。已并发牙髓、根尖周病者做相应治疗。

（三）折断根处理

折断的部位如不与龈袋相通，可行保守治疗（根管治疗术）；如果相通，则行手术治疗（根尖手术、截根术或半根切除术）。

（邢晓华）

第二节　牙　隐　裂

未经治疗的牙齿硬组织由于物理因素的长期作用而出现的临床不易发现的细微裂纹，称为牙微裂，习惯上称牙隐裂。牙隐裂是导致成年人牙齿劈裂，继而牙齿丧失的一种主要疾病。

一、病因

（一）牙齿结构的薄弱环节

正常人牙齿结构中的窝沟和釉板均为牙齿发育遗留的缺陷区，不仅本身的抗裂强度最低，而且是牙齿承受正常颌力时应力集中的部位,因此是牙隐裂发生的内在条件。

(二)牙尖斜面牙齿

在正常情况下,即使受到应力值最小的 0°轴向力时,由于牙尖斜面的存在,也会在窝沟底部同时受到 2 个方向相反的水平分力作用,即劈裂力的作用。牙尖斜度愈大,所产生的水平分力愈大。因此,承受力部位的牙尖斜面是隐裂发生的易感因素。

(三)创伤性𬌗力

随着年龄的增长,可由于牙齿磨损不均出现高陡牙尖,正常的咀嚼力则变为创伤性𬌗力。原来就存在的窝沟底部劈裂力量明显增大,致使窝沟底部的釉板可向牙本质方向加深加宽,这是微裂纹的开始。在𬌗力的继续作用下,裂纹逐渐向牙髓方向加深。创伤性𬌗力是牙隐裂发生的重要致裂因素。

(四)温度作用

釉质和牙本质的膨胀系数不同,在长期的冷热温度循环下,可使釉质出现裂纹。这点可解释与咬合力关系较小的牙面上微裂的发生。

二、病理

隐裂起自窝沟底或其下方的釉板,随𬌗力作用逐渐加深。牙本质中微裂壁呈底朝𬌗面的三角形,其上的牙本质小管呈多向性折断,有外来色素与荧光物质沉积。该陈旧断面在微裂牙完全劈裂后的裂面上,可与周围的新鲜断面明显区分。断面及其周边常可见牙本质暴露和并发龋损。

三、临床表现

(1)牙隐裂好发于中老年患者的磨牙𬌗面,以上颌第一磨牙最多见。

(2)最常见的主诉为较长时间的咀嚼不适或咬合痛,病史长达数月甚至数年。有时咬在某一特殊部位可引起剧烈疼痛。

(3)隐裂的位置:磨牙和前磨牙𬌗面细微微裂与窝沟重叠,如磨牙和前磨牙的中央窝沟,上颌磨牙的舌沟,向一侧或两侧延伸,越过边缘嵴。微裂方向多为𬌗面的近远中走行,或沿一主要承受颌力的牙尖,如上颌磨牙近中舌尖附近的窝沟走行。

(4)检查所见患牙多有明显磨损和高陡牙尖,与对颌牙咬合紧密,叩诊不适,侧向叩诊反应明显。不松动但功能性动度大。

(5)并发疾病:微裂纹达牙本质并逐渐加深的过程,可延续数年,并出现牙本质过敏症、根周膜炎、牙髓炎和根尖周病。微裂达根分歧部或牙根尖部时,还可引起牙髓、牙周联合症,最终可导致牙齿完全劈裂。

(6)患者全口𬌗力分布不均,患牙长期𬌗力负担过重,即其他部位有缺失牙、未治疗的患牙或不良修复体等。

(7)X 线片可见到某部位的牙周膜间隙增宽,相应的硬骨板增宽或牙槽骨出现 X 线透射区,也可以无任何异常表现。

四、诊断

(一)病史和早期症状
较长期的咬合不适和咬在某一特殊部位时的剧烈疼痛。

（二）叩诊

分别在各个牙尖和各个方向的叩诊可以帮助患牙定位，叩痛显著处则为微裂所在位置。

（三）温度试验

当患牙对冷敏感时，以微裂纹处最显著。

（四）裂纹的染色检查

2％～5％碘酊溶液或其他染料类药物可使已有的裂纹清晰可见。

（五）咬楔法

将韧性物，如棉签或小橡皮轮，放在可疑微裂处做咀嚼运动时，可以引起疼痛。

五、防治原则

（一）对因治疗

调整创伤性𬌗力，调磨过陡的牙尖。注意全口的𬌗力分布，要尽早治疗和处理其他部位的问题，如修复缺失牙等。

（二）早期微裂的处理

微裂仅限于釉质或继发龋齿时，如牙髓尚未波及，应做间接盖髓后复合树脂充填，调𬌗并定期观察。

（三）对症治疗

出现牙髓病、根尖周病时应作相应处理。

（四）防止劈裂

在做牙髓治疗的同时，应该大量调磨牙尖斜面，永久充填体选用复合树脂为宜。如果微裂为近远中贯通型，应同时做钢丝结扎或戴环冠，防止牙髓治疗过程中牙冠劈裂。多数微裂牙单用调𬌗不能消除劈裂性的力量，所以在对症治疗之后，必须及时做全冠保护。

（邢晓华）

第三节　牙　根　纵　裂

牙根纵裂是指未经牙髓治疗的牙齿根部硬组织在某些因素作用下发生与牙长轴方向一致的、沟通牙髓腔和牙周膜间隙的纵向裂缝。该病首先由我国报道。

一、病因

本病病因尚不完全清楚，其发病与以下因素密切相关。

（一）创伤性𬌗力及应力疲劳

临床资料表明，患牙均有长期负担过重史，大多数根纵裂患者的牙齿磨损程度较正常人群严重，𬌗面多有深凹存在。加上邻牙或对侧牙缺失，使患牙较长时期受到创伤性𬌗力的作用。根纵裂患者光𬌗分析结果证实，患牙在正中𬌗时承受的接触𬌗力明显大于其他牙。含根管系统的下颌第一磨牙三维有限元应力分析表明，牙齿受偏离生理中心的力作用时，其近中根尖处产生较大的拉应力，且集中于近中根管壁的颊舌面中线处。长期应力集中部位的牙本质可以发生应力疲劳微裂,临床根纵裂最多发生的部位正是下颌第一磨牙拉应力集中的这个特殊部位。

（二）牙根部发育缺陷及解剖因素

临床有 25%～30%的患者根纵裂发生在双侧同名牙的对称部位,仅有程度的不同。提示了有某种发育上的因素。上颌第一磨牙近中颊根和下颌第一磨牙近中根均为磨牙承担𬌗力较重而牙根解剖结构又相对薄弱的部位,故为根纵裂的好发牙根。

（三）牙周组织局部的慢性炎症

临床资料表明,牙根纵裂患者多患成人牙周炎,虽然患者牙周炎的程度与患牙根纵裂的程度无相关关系,但患牙牙周组织破坏最重处正是根纵裂所在的位点。大多数纵裂根一侧有深及根尖部的狭窄牙周袋,表明患牙牙周组织长期存在的炎症对根纵裂的发生、发展及并发牙髓和根尖周的炎症可能有关系。长期的𬌗创伤和慢性炎症均可使根尖部的牙周膜和牙髓组织变为充血的肉芽组织,使根部的硬组织—牙本质和牙骨质发生吸收。而且受损的牙根在创伤性𬌗力持续作用下,在根尖部应力集中的部位,沿结构薄弱部位可以发生微裂,产生根纵裂。

二、病理

裂隙由根尖部向冠方延伸,常通过根管。在根尖部,牙根完全裂开,近牙颈部则多为不全裂或无裂隙。根尖部裂隙附近的根管壁前期牙本质消失,牙本质和牙骨质面上均可见不规则的吸收陷窝,偶见牙骨质沉积或菌斑形成。牙髓表现为慢性炎症、有化脓灶或坏死。裂隙附近的根周膜变为炎症性肉芽组织,长入并充满裂隙内。裂隙的冠端常见到嗜伊红物质充满在裂隙内。

三、临床表现

(1)牙根纵裂多发生于中、老年人的磨牙,其中以下第一磨牙的近中根最多见。其次为上磨牙的近中颊根。可单发或双侧对称发生,少数患者有 2 个以上的患牙。

(2)患牙有较长期的咬合不适或疼痛,就诊时也可有牙髓病或(和)牙周炎的自觉症状。

(3)患牙牙冠完整,无牙体疾病,𬌗面磨损 3 度以上,可有高陡牙尖和𬌗面深凹,叩诊根裂侧为浊音,对温度诊的反应视并发的牙髓疾病不同而变化。

(4)患牙与根裂相应处的牙龈可有红肿扪痛,可探到深达根尖部的细窄牙周袋,早期可无深袋;常有根分歧暴露和牙龈退缩,牙齿松动度视牙周炎和𬌗创伤的程度而不同。

(5)患者全口牙𬌗力分布不均,多有磨牙缺失,长期未修复。患牙在症状发生前曾是承担𬌗力的主要牙齿。

四、X 线片表现

（一）纵裂根的根管影像

纵裂根的根管影像均匀增宽,增宽部分无论多长均起自根尖部。有 4 种表现(图 8-2):①根管影像仅在根尖1/3处增宽;②根管影像近 1/2～2/3 增宽;③根管影像全长增宽;④纵裂片横断分离。

（二）牙周组织表现

牙周组织可有患根周围局部性骨质致密,牙周膜间隙增宽,根分歧部骨质丧失及患根周围的牙槽骨垂直吸收或水平吸收。

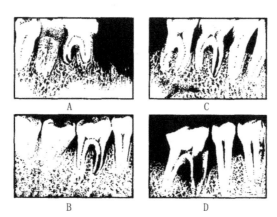

图 8-2　根纵裂的 X 线表现

A.患根的根管影像仅在根尖 1/3 处增宽;B.患根根管影像在 1/2~2/3 处增宽;
C.患根根管影像全长增宽;D.患根纵裂片横断分离,增宽部分无论多长均起自根尖部

五、诊断

(1)中、老年人牙冠完整的磨牙,有长期咬合痛,并出现牙髓、牙周炎症状,应考虑除外根纵裂。

(2)磨牙一侧有叩痛,叩诊浊音,有深及根尖的细窄牙周袋。

(3)患牙根髓腔特有的 X 线片表现是诊断牙根纵裂的主要依据。如 X 线片上根髓腔不清可改变投照角度。

(4)注意对照同名牙的检查与诊断。

六、鉴别诊断

(1)牙根纵裂发生于未经牙髓治疗的活髓牙齿,可与根管治疗术后发生的牙根纵裂鉴别。

(2)牙根纵裂 X 线片显示起自根尖部的呈窄条增宽的根管影像可与因牙髓肉芽性变造成的内吸收相鉴别,后者 X 线片表现为髓室或根管某部位呈圆形、卵圆形或不规则膨大的透射区。

(3)牙根纵裂患牙牙冠完整无任何裂损,可与牙冠劈裂导致的冠根纵劈裂相区别。

七、治疗原则

(1)解除𬌗干扰,修复牙体形态,充填𬌗面深凹。

(2)对症治疗,并发牙髓根尖周病、牙周炎时,做相应的牙髓、牙周治疗。

(3)如健根牙周组织正常,可行患根的截根术或半切除术,除去纵裂患根,尽量保留部分患牙。

(4)全口牙列的检查、设计治疗,使全口𬌗力负担均衡。

(邢晓华)

第四节 楔 状 缺 损

牙齿的唇、颊或舌面牙颈部的硬组织在某些因素长期作用下逐渐丧失,形成楔状缺损。

一、病因

楔状缺损的发生和发展与下列因素有关。

（一）不恰当的刷牙方法

唇(颊)侧牙面的横刷法是导致楔状缺损的主要因素之一。其根据为:①此病不见于动物;②少发生在牙的舌面;③不刷牙者很少发生楔状缺损;④离体实验横刷牙颈部可以制造典型的楔状缺损,且为旋转法刷牙所造成牙体组织磨损量的2倍以上。

（二）牙颈部结构

牙颈部釉牙骨质交界处是整个牙齿中釉质和牙骨质覆盖量最少或无覆盖的部位,为牙体结构的薄弱环节,加之牙龈在该处易发生炎症和萎缩,故该部位耐磨损力最低。

（三）酸的作用

龈沟内的酸性环境可使牙颈部硬组织脱矿,受摩擦后易缺损。唾液腺的酸性分泌物、喜吃酸食、唾液pH的变化、胃病返酸等均与缺损的发生有关。

（四）应力疲劳

牙齿萌出至建立咬合关系后,即开始承受咀嚼压力。根据断裂力学理论,牙齿硬组织中长期应力集中的部位可以产生应力疲劳微裂,导致硬组织的损伤甚至断裂。已有生物力学研究证实,当给牙齿与牙长轴呈45°角方向的载荷时,颊侧颈部应力集中系数最大;模拟殆力疲劳的人牙离体实验已证明,在实验牙颊舌向纵剖面的颊半侧颈部牙本质中,用扫描电镜见到多条方向一致的细微裂纹,而其他处无类似发现;该实验还表明横刷牙、酸蚀和殆力疲劳三因素作用的积累与协同导致了实验性楔状缺损的发生,其中殆力因素对楔形缺损的形成和加深起了重要的作用。临床研究结果证实,楔状缺损的患病与咬合力的增加和积累关系密切,与患牙承受水平殆力和创伤殆力关系密切。

二、临床表现

（1）多见于中年以上患者的前磨牙区,其次是第一磨牙和尖牙。有时范围涉及第二恒磨牙以前的全部牙齿,常见邻近数个牙齿,且缺损程度可不相同。偶见年轻患者单个牙齿的楔状缺损,均伴有该患牙的殆干扰。中老年人中,该病的发病率可达60%～90%。

（2）缺损多发生在颊、唇侧,少见于舌侧。调查资料表明老年人中,舌侧缺损的患病率达15.2%,好发牙位是第一、二磨牙。

（3）楔状缺损由浅凹形逐渐加深,表面光滑、边缘整齐,为牙齿本色。

（4）楔状缺损达牙本质后,可出现牙本质过敏症,深及牙髓时可引起牙髓和根尖周病。缺损过多可导致牙冠折断。

三、防治原则

（一）消除病因

检查𬌗干扰并行调整,改正刷牙方法。

（二）纠正环境

纠正口腔内的酸性环境改变饮食习惯,治疗胃病,用弱碱性含漱液漱口,如2％小苏打溶液。

（三）修复缺损

患牙出现缺损必须进行修复,黏结修复效果好。

（四）对症治疗

出现其他病症应进行相应的治疗。

（邢晓华）

第五节　牙体磨损

单纯的机械摩擦作用造成牙体硬组织缓慢、渐进性地丧失称为磨损。在正常咀嚼过程中,随年龄的增长,牙齿𬌗面和邻面由于咬合而发生的均衡的磨耗称为生理性磨损,牙齿组织磨耗的程度与年龄是相称的。临床上,常由正常咀嚼以外的某种因素引起个别牙或一组牙,甚至全口牙齿的磨损不均或过度磨损,称为病理性磨损。

一、病因

（一）牙齿硬组织结构不完善

发育和矿化不良的釉质与牙本质易出现磨损。

（二）𬌗关系不良,𬌗力负担过重

无颌关系的牙齿不发生磨损,甚至没有磨耗;深覆颌、对刃𬌗或有𬌗干扰的牙齿磨损重。缺失牙齿过多或牙齿排列紊乱可造成个别牙或一组牙负担过重而发生磨损。

（三）硬食习惯

多吃粗糙、坚硬食物的人,如古代人、一些少数民族,全口牙齿磨损较重。

（四）不良习惯

工作时咬紧牙或以牙咬物等习惯可造成局部或全口牙齿的严重磨损或牙齿特定部位的过度磨损。

（五）全身性疾病

全身性疾病如胃肠功能紊乱、神经官能症或内分泌紊乱等,导致的咀嚼肌功能失调而造成牙齿磨损过度;唾液内黏蛋白含量减少,降低了其对牙面的润滑作用而使牙齿磨损增加。

二、病理

因磨损而暴露的牙本质小管内成牙本质细胞突逐渐变性,形成死区或透明层,相应部位近髓端有修复性牙本质形成,牙髓发生营养不良性变化。修复性牙本质形成的量,依牙本质暴露的面积、时间和牙髓的反应而定。

三、临床表现及其并发症

(一)磨损指数

测定牙齿磨损指数的方法已提出多种,其中较完善和适合临床应用的是 Smith BGN 和 Knight JK 提出的,包括牙齿的𬌗、颊(唇)、舌面、切缘及牙颈部的磨损程度在内的牙齿磨损指数(5 度)。

0 度:釉面特点未丧失,牙颈部外形无改变。

1 度:釉面特点丧失,牙颈部外形丧失极少量。

2 度:釉质丧失,牙本质暴露少于表面积的 1/3,切缘釉质丧失,刚暴露牙本质,牙颈部缺损深度在 1 mm 以内。

3 度:釉质丧失,牙本质暴露多于牙面的 1/3,切缘釉质和牙本质丧失,但尚未暴露牙髓和继发牙本质,牙颈部缺损深达 1~2 mm。

4 度:釉质完全丧失,牙髓暴露或继发牙本质暴露,切缘的牙髓或继发牙本质暴露,牙颈部缺损深度>2 mm。

(二)临床表现和并发症

随着磨损程度的增加,可出现不同的症状。

(1)釉质部分磨损:露出黄色牙本质或出现小凹面。一些磨损快、牙本质暴露迅速的患者可出现牙本质过敏症。

(2)当釉质全部磨损后:𬌗面除了周围环为半透明的釉质外,均为黄色光亮的牙本质(图 8-3)。牙髓可因长期受刺激而发生渐进性坏死或髓腔闭锁;亦可因磨损不均而形成锐利的釉质边缘和高陡牙尖,如上颌磨牙颊尖和下颌磨牙舌尖,使牙齿在咀嚼时受到过大的侧方𬌗力产生𬌗创伤;或因充填式牙尖造成食物嵌塞,发生龈乳头炎,甚至牙周炎;过锐的牙尖和边缘还可能刺激颊、舌黏膜,形成黏膜白斑或褥疮性溃疡。

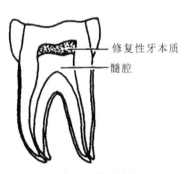

修复性牙本质
髓腔

图 8-3 𬌗面釉质磨损

(3)牙本质继续迅速磨损,可使髓腔暴露,引起牙髓病和根尖周病。

(4)全口牙齿磨损严重,牙冠明显变短,颌间距离过短可导致颞下颌关节紊乱病和关节后压迫症状。

四、防治原则

(1)去除病因:如改正不良习惯、调𬌗、修复缺失牙及治疗引起磨损的全身疾病等。

（2）对症治疗：磨损引起的牙本质过敏症可行脱敏治疗。

（3）个别牙齿重度磨损与对颌牙之间有空隙的，深的小凹面用充填法治疗；牙齿组织缺损严重者可在牙髓治疗后用高嵌体或全冠修复。

（4）多个牙齿重度磨损可用颌垫适当抬高颌间距离。

（邢晓华）

第六节　磨　牙　症

睡眠时有习惯性磨牙或清醒时有无意识的磨牙习惯称为磨牙症。

一、病因

磨牙症的病因虽然至今尚未明确，但与下列因素有关。

（一）精神因素

口腔具有表示紧张情绪的功能。患者的惧怕、愤怒、敌对、抵触等情绪，若因某种原因难以表现出来，这些精神因素，特别是焦虑、压抑、情绪不稳等可能是磨牙症病因的重要因素之一。

（二）颌因素

神经紧张的个体中，任何颌干扰均可能是磨牙症的触发因素。磨牙症患者的颌因素多为正中颌早接触，即牙尖交错位颌干扰，以及侧方颌时非工作侧的早接触。临床上用调颌的方法也能成功地治愈部分磨牙症。颌因素是口腔健康的重要因素，但是否为引起磨牙症的媒介尚有争议。

（三）中枢神经机制

目前有趋势认为磨牙与梦游、遗尿、噩梦一样，是睡眠中大脑部分唤醒的症状，是一种与白天情绪有关的中枢源性的睡眠紊乱，由内部或外部的、心理或生理的睡眠干扰刺激所触发。

（四）全身其他因素

与寄生虫有关的胃肠功能紊乱、儿童营养缺乏、血糖血钙浓度、内分泌紊乱、变态反应等都可能成为磨牙症的发病因素。有些患者表现有遗传因素。

（五）职业因素

汽车驾驶员、运动员，要求精确性较高的工作，如钟表工，均有发生磨牙症的倾向。

二、临床表现

患者在睡眠时或清醒时下意识地做典型的磨牙动作，可伴有嘎嘎响声。磨牙症可引起牙齿颌面和邻面的严重磨损，可出现牙磨损并发的各种病症。顽固性磨牙症会导致牙周组织破坏、牙齿松动或移位、牙龈退缩、牙槽骨丧失。磨牙症还能引起颞下颌关节紊乱病，颌骨或咀嚼肌的疲劳或疼痛，面痛，头痛并向耳部、颈部放散。疼痛为压迫性和钝性，早晨起床时尤为显著。

三、治疗原则

（一）除去致病因素

心理治疗，调颌，治疗与磨牙症发病有关的全身疾病等。

（二）对症治疗

治疗因磨损引起的并发症。

（三）其他治疗

对顽固性病例应制作𬌗垫，定期复查。

（邢晓华）

第七节　酸　蚀　症

酸蚀症是牙齿受酸侵蚀，硬组织发生进行性丧失的一种疾病。20世纪，酸蚀症主要指长期与酸雾或酸酐接触的工作人员的一种职业病。随着社会进步和劳动条件的改善，这种职业病明显减少。近十几年来，饮食习惯导致的酸蚀症上升，由饮食酸引起的青少年患病率增高已引起了人们的重视。反酸的胃病患者，牙齿亦可发生类似损害。

一、病因

酸蚀症的致病因素主要是酸性物质对牙组织的脱矿作用，而宿主的因素可以影响酸性物质导致酸蚀症的作用。有发病情况的调查研究发现无论饮食结构如何，酸蚀症仅发生于易感人群。

（一）酸性物质

1.饮食酸

酸性饮料（如果汁和碳酸饮料）的频繁食用，尤其青少年饮用软饮料日趋增加。饮食酸包括果酸、柠檬酸、碳酸、乳酸、醋酸、抗坏血酸和磷酸等弱酸。酸性饮料 pH 常＜5.5，由于饮用频繁，牙面与酸性物质直接接触时间增加导致酸蚀症。

2.职业相关酸性物质

工业性酸蚀症曾经发生在某些工厂，如化工、电池、电镀、化肥等工厂空气中的酸雾或酸酐浓度超过规定标准，致使酸与工人牙面直接接触导致职业性酸蚀症。盐酸、硫酸和硝酸是对牙齿危害最大的 3 类酸。其他酸，如磷酸、醋酸、柠檬酸等，酸蚀作用较弱，主要集聚在唇侧龈缘下釉牙骨质交界处或牙骨质上。接触的时间愈长，牙齿破坏愈严重。与职业相关的酸蚀症，如游泳运动员在氯气处理的游泳池中游泳，因为 Cl_2 遇水产生 $HClO$ 和 HCl；可发生牙酸蚀症，还如职业品酒员因频繁接触葡萄酒（pH 3～3.5）发生酸蚀症等。

3.酸性药物

口服药物，如补铁药、口嚼维生素 C、口嚼型阿司匹林及患胃酸缺乏症的患者用的替代性盐酸等的长期服用均可造成酸蚀症。某种防牙石的漱口液也可能使牙釉质表面发生酸蚀。

4.胃酸

消化期胃液含 0.4％的盐酸。胃病长期返酸、呕吐及慢性酒精中毒者的胃炎和反胃均可形成后牙舌面和腭面的酸蚀症，有时呈小点状凹陷。

（二）宿主因素

1.唾液因素

口腔环境中，正常分泌的唾液和流量对牙表面的酸性物质有缓冲和冲刷作用。如果这种作用能够阻止牙表面 pH 下降到 5.5 以下,可以阻止牙酸蚀症发生。如果唾液流率和缓冲能力降低,如头颈部放疗、唾液腺功能异常或长期服用镇静药、抗组胺药等,则牙面接触酸性物质发生酸蚀症的可能性就更大。

2.生活方式的改变

酸性饮食增多的生活习惯,尤其在儿童时期就建立的习惯,或临睡前喝酸性饮料的习惯是酸蚀症发生的主要危险因素。剧烈的体育运动导致脱水和唾液流率下降,加上饮用酸性饮料可对牙造成双重损害。

3.刷牙因素

刷牙的机械摩擦作用加速了牙面因酸脱矿的牙硬组织缺损,是酸蚀症形成的因素之一。对口腔卫生的过分关注,如频繁刷牙,尤其是饭后立即刷牙,可能加速酸蚀症的进展。

4.其他因素

咬硬物习惯或夜磨牙等与酸性物质同时作用,可加重酸蚀症。

二、临床表现

前牙唇面釉质的病变缺损(以酸性饮料引起的酸蚀症为例)可分为 5 度(图 8-4)。

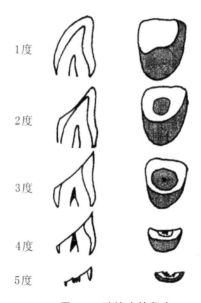

图 8-4 酸蚀症的程度

1 度:仅牙釉质受累。唇、腭面釉质表面横纹消失,牙面异样平滑、呈熔融状、吹干后色泽晦暗;切端釉质外表熔融状,咬合面牙尖圆钝、外表熔融状、无明显实质缺失。

2 度:仅牙釉质丧失。唇、腭面牙釉质丧失、牙表面凹陷、凹陷宽度明显大于深度;切端沟槽样病损;咬合面牙尖或沟窝的杯口状病损。

3 度:牙釉质和牙本质丧失,牙本质丧失面积小于牙表面积的 1/2。唇、腭面牙釉质牙本质丧失,切端沟槽样病损明显,唇面观切端透明;咬合面牙尖或沟窝的杯口状病损明显或呈弹坑状病损。

4 度:牙釉质和牙本质丧失,牙本质丧失面积大于牙表面积的 1/2。各牙面的表现同"3"度所描述,范围扩大加深,但尚未暴露继发牙本质和牙髓。

5度:①釉质大部丧失,牙本质丧失至继发牙本质暴露或牙髓暴露,牙髓受累。②酸蚀患牙对冷、热和酸刺激敏感。③酸蚀3~4度,已近髓腔或牙髓暴露,可继发牙髓炎和根尖周病。④与职业有关的严重患者,牙感觉发木、发酸,并可伴有其他口腔症状,如牙龈出血、牙齿咀嚼无力、味觉减退,以及出现全身症状,如结膜充血、流泪、畏光、皮炎、呼吸道炎症、嗅觉减退、食欲缺乏、消化障碍。

三、防治原则

(一)对因治疗

改变不良的生活习惯、改善劳动条件、治疗有关的全身疾病。

(二)个人防护

与职业有关的患者使用防酸口罩,定期用3%的小苏打溶液漱口,用防酸牙膏刷牙。

(三)对症治疗

对牙齿敏感症、牙髓炎和根尖周病的治疗。

(四)牙体缺损

牙体缺损可用复合树脂修复或桩冠修复。

(邢晓华)

第八节　龋　　病

龋病是在以细菌为主的多种因素影响下,牙体硬组织发生的慢性进行性破坏的一种疾病。随着龋病的发展,牙体硬组织出现有机物脱矿、无机物崩解,最终导致牙体硬组织的缺损,形成龋洞,其临床特征是牙体硬组织由表及里的色、形、质的改变。本节将对龋病的临床特点、诊断、鉴别诊断和治疗要点进行分别叙述。

一、分类及临床表现

龋病的临床分类方法多样,其中,依据病变损害程度的分类,简单、易掌握,是最常用的临床分类方法。

(一)按病变损害的程度分类

1.浅龋

浅龋是发生于冠部釉质或根面牙骨质及始发于根部牙本质层的龋损。牙冠的浅龋又分为窝沟和平滑面龋,窝沟龋的早期表现为龋损部位色泽变黑,色素沉着区下方为龋白斑呈白垩色改变。探针检查时有粗糙感或挂钩感。平滑面龋早期一般呈白垩色点或斑,随着时间延长和龋损继续发展,可变为黄褐色或褐色斑点。临床一般无自觉症状,需要常规检查才能发现。

2.中龋

中龋是龋损进展至牙本质浅层或中层。临床可形成龋洞,牙本质因色素侵入呈黄褐色或深褐色,患者对冷、热、酸、甜刺激可有酸痛或敏感等主观症状。

3.深龋

深龋是龋损进展至牙本质深层。临床上可见较深的龋洞,易被探查。但位于邻面的深龋洞及有些隐匿性龋洞,外观仅略有色泽改变,洞口很小而病变进展很深,临床检查较难发现。患牙对各种刺激均较敏感,遇冷、热和化学刺激时,产生的疼痛较中龋时更加剧烈。

(二)按病变发展速度分类

1.急性龋(湿性龋)

病变进展较快,数月即可出现牙齿缺损,形成龋洞。临床多见于儿童或青少年。洞内龋坏组织颜色较浅,呈浅黄色,质地较软且湿润,使用挖器易大片去除。由于病变进展速度快,牙髓组织来不及形成修复性牙本质或形成较少,如未得到及时治疗,常易发生牙髓炎症。

2.猖獗龋(猛性龋)

猖獗龋是急性龋的一种特殊类型。起病急骤,进展迅速,表现为短期内多数牙、多个牙面同时患龋。洞内龋坏牙本质很软,几乎不变色,釉质表面有多数弥散性白垩色病变。多见于全身系统疾病、Sjogren综合征及头颈部肿瘤接受放射治疗的患者,由于唾液腺损害而致唾液腺分泌量减少,又未注意口腔清洁保健而导致龋的发生。

3.慢性龋(干性龋)

慢性龋病程进展慢,龋坏组织染色深,呈棕黑色或棕褐色,龋坏牙本质较干硬,探针常不能插入。由于进展缓慢,容易形成对牙髓有保护作用的修复性牙本质。成年人及老年人的龋损多属此类型。

4.静止龋

龋病发展过程中,由于病变区周围环境的改变,使隐蔽部位变得开放,原有致病条件发生了改变,龋病不再继续发展,损害仍保持原状,这种龋损称为静止龋,也是一种慢性龋。可见于邻牙拔除后的邻面釉质龋,还可见牙齿咬合面龋损,咀嚼作用可能将龋病损害部分磨平,菌斑不易堆积,病变停止,探针时硬而光滑。

二、诊断

(一)诊断方法

1.问诊

通过对患者的病史和主诉症状的询问,了解个体与龋病发生相关的口腔局部和全身健康状况,有利于辅助诊断和制订诊疗计划。

2.视诊

观察牙面有无黑褐色改变和失去光泽的白垩色斑点,有无龋洞形成。当怀疑有邻面龋时,注意观察邻面边缘嵴区有无釉质下的墨渍变色或有无可见龋洞。视诊应对有无龋损,病变的牙面、部位,涉及的范围程度得出初步印象。

3.探诊

利用尖头探针对龋损部位及可疑部位进行检查。探测牙面有无粗糙、钩挂或插入的感觉。探查洞底或牙颈部的龋洞是否变软、酸痛过敏,有无剧烈探痛,还可探查龋洞部位、深度、大小、有无穿髓孔等。

4.叩诊

龋病本身并不引起牙周组织和根尖周围组织的病变,故叩诊反应应为阴性。若患龋牙出现叩痛,应考虑出现牙周及根尖周病变。邻面龋、继发龋或潜行性龋等隐匿性龋损不易用视诊和探针查出时,可拍 X 线片进行辅助检查。临床常用根尖片和咬翼片,龋损区在 X 线片上显示透射影像。此外,还可通过 X 线片判断龋洞的深度及其与牙腔的关系(图 8-5)。

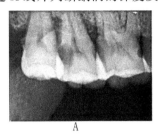
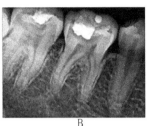

图 8-5 龋病根尖片辅助诊断

A.16、17 近远中邻面龋;B.46 𬌗面继发龋

5.温度刺激试验

温度刺激试验主要用于冷诊检查,可用冷水刺激检查患牙,以刺激是否迅速引起尖锐疼痛,刺激去除后是否立即消失或存在一段时间来判断病情。温度诊对龋病诊断,特别是深龋很有帮助。

6.牙线检查

早期邻面龋损,探针不易进入,可用牙线自咬合面滑向牙间隙,然后自颈部拉出,检查牙线有无变毛或撕断的情况。如有,提示存在龋病。

7.光纤透照检查

利用光导纤维透照系统对可疑患牙进行诊断,尤其对前牙邻面龋诊断甚为有效,可直接看出龋损部位和病变深度、范围。

8.化学染色

化学染色是使用染料对可疑龋坏组织染色,通过观察正常组织与病变组织不同的着色诊断龋坏,临床常用 1% 的碱性品红染色。

(二)诊断标准

临床上最常使用的诊断标准,一般按病变程度分类进行。

1.浅龋

浅龋位于牙冠部,为釉质龋,又分为窝沟龋和平滑面龋。若发生于牙颈部,则为牙骨质龋。患者一般无主观症状。釉质平滑面龋一般呈白垩色或黄褐色斑点,探诊时有粗糙感。窝沟龋龋损部位色泽变黑,探诊有钩挂感。邻面的平滑面龋早期不易察觉,应用探针或牙线仔细检查,X 线片可做出早期辅助诊断,可看到釉质边缘锐利影像丧失,釉质层出现局部透射影像(图 8-6A)。

2.中龋

患者对冷热酸甜,尤其酸甜刺激时有一过性敏感症状,刺激去除后症状立即消失。可见龋洞,窝沟处龋洞口小底大,洞内牙本质软化,呈黄褐或深褐色,探诊可轻度敏感。邻面中龋可于𬌗面边缘嵴相应部位见到三角形黑晕,X 线片可见釉质和牙本质浅层的透射影像(图 8-6B)。

3.深龋

患者有明显的冷热酸甜刺激症状和食物嵌入引起的一过性疼痛,但无自发痛。临床上可见深大的龋洞,窝沟处的深龋洞口开放,易被探查。邻面的深龋洞及有些隐匿性龋洞,外观仅略有色泽改变,洞口小而病变进展很深,临床检查较难发现,应结合患者主观症状,仔细探查。X线片可辅助判断龋损范围和与牙腔的距离,易于确诊(图 8-6C)。

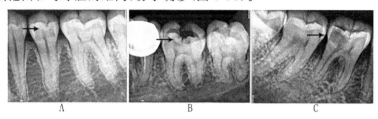

图 8-6　不同程度龋损的 X 线影像
A.浅龋;B.中龋;C.深龋

（三）鉴别诊断

1.浅、中龋与釉质发育异常性疾病的鉴别

(1)釉质矿化不全:表现为白垩状损害,表面光洁,白垩状损害可出现在牙面任何部位,而浅龋有一定的好发部位。

(2)釉质发育不全:是牙发育过程中,成釉器的某一部分受到损害所致,可造成釉质表面不同程度的实质性缺陷,甚至牙冠缺损。釉质发育不全时也有白垩色或黄褐色斑块的改变,但探诊时损害局部硬而光滑,病变呈对称性,这些特征均有别于浅龋。

(3)氟牙症:又称斑釉牙、氟斑牙。受损牙面呈白垩色至深褐色横纹或斑块,也可合并釉质凹陷状缺损。患牙为对称性分布,地区流行情况是与浅龋相鉴别的重要参考因素。

2.深龋的鉴别诊断

(1)可复性牙髓炎:患牙常有深龋、牙隐裂等接近牙腔的牙体硬组织病损、深的牙周袋或咬合创伤。遇冷热酸甜刺激时,患牙出现一过性疼痛反应,尤其冷刺激更为敏感。无叩痛,没有自发性疼痛。与深龋难以区别时,可先按可复性牙髓炎进行安抚治疗。

(2)慢性闭锁性牙髓炎:患者可有长期冷热刺激痛史和自发痛史。冷热温度刺激引起的疼痛反应程度重,持续时间较长。常有叩诊不适或轻度叩痛。根尖片有时可见根尖部牙周膜间隙轻度增宽。

三、治疗

龋病的治疗目的是终止病变发展,保护牙髓,恢复牙齿形态和功能,维持与邻近软硬组织的正常生理解剖关系。龋病的治疗原则是针对龋损的不同程度,采用不同的治疗方法。龋病的治疗包括非手术治疗和修复治疗。其中,非手术治疗是针对牙齿早期龋的一种保守疗法,包括药物治疗、再矿化治疗等;修复治疗包括直接修复技术(银汞合金充填术、树脂充填术等)和间接修复技术(嵌体、瓷贴面、全冠等)。

（一）非手术治疗

非手术治疗是采用药物或再矿化等技术终止或消除龋病的治疗方法。

1.药物治疗

(1)适应证:①恒牙平滑面早期釉质龋,尚未形成龋洞者。②致龋环境已消失的静止龋。③接近替换期的乳前牙邻面浅龋及乳磨牙𬌗面广泛性浅龋。

(2)治疗方法。①常用的氟化物:有75%氟化钠甘油糊剂、8%氟化亚锡溶液、酸性磷酸氟化钠(APF)溶液、含氟凝胶及含氟涂料等。氟化物对软组织无腐蚀性,不使牙变色,安全有效,前后牙均可使用。②治疗方法:用橡皮杯等清除牙面的菌斑和牙石,隔湿,干燥患区牙面;用浸有氟化物的小棉球或者小毛刷反复涂擦患处1~2分钟,如用含氟涂料则不必反复涂擦;根据患龋病情和效果可连续多次涂擦。③治疗要点:专业氟化物浓度较高,不可让患者吞食。治疗后半小时内避免进食或漱口。

2.再矿化治疗

(1)适应证:①光滑面早期龋,白垩斑或褐斑。②龋易感者可做预防用。③急性龋、猖獗龋充填修复治疗。

(2)治疗方法。①局部应用:适用于个别牙齿的再矿化。先清洁牙面,隔湿,干燥牙面;再将浸有再矿化液的棉球或棉片湿敷于患处,每次放置15分钟,每天1次,连续15~20次为1个疗程;可连续做2~3个疗程,各疗程间隔1周。②含漱:适用于全口多个牙齿再矿化的家庭治疗。正规细致刷牙后,用再矿化液含漱,每次3~5分钟,每天3次。再矿化液含漱建议在餐后进行,漱后2小时内不要进食。

(二)直接修复技术

1.银汞合金充填术

(1)适应证:①Ⅰ、Ⅱ类窝洞的充填。②后牙Ⅴ类洞,特别是可摘义齿的基牙修复。③对美观要求不高的患者的尖牙远中邻面洞,龋损未累及唇面,偶尔也用于下前牙邻面洞。④大面积龋损时配合附加固位钉的修复或冠修复前的牙体充填。

(2)操作流程(图8-7)。

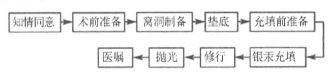

图8-7　银汞合金充填术操作流程

(3)治疗要点:①应采用无痛治疗技术,术区的清洁与隔离推荐使用橡皮障。②遵循窝洞制备原则,根据窝洞形状设计和修整窝洞外形及边缘,制备抗力形和固位形。因银汞合金边缘韧性较差,脆性大,洞壁角应制备为90°,使银汞合金充填体和牙体组织获得最大强度。③中等深度的窝洞(洞底距牙腔的牙本质厚度>1 mm),可采用聚羧酸锌黏固剂或玻璃离子黏固剂单层垫底;近髓深洞,应用氢氧化钙黏固剂覆盖近髓洞底,再用聚羧酸锌、磷酸锌或玻璃离子黏固剂,双层垫底至标准深度。④银汞合金充填前应调磨对𬌗牙或邻牙异常高陡的牙尖斜面或边缘嵴,对双面洞和复杂洞应放置成形片和楔子。⑤遵循少量、多次的充填原则,少量、分次输送银汞合金,每次厚度不超过1 mm;复面洞应先充填邻面,先用小头充填器将点、线、角及倒凹、固位沟处压紧,后用大头充填器逐层填压至略超填。⑥充填后20分钟内采用雕刻器对银汞合金刻形,恢复牙的功能外形、边缘嵴、邻面正常突度和邻接关系等;同时应调整咬合,使充填体与对𬌗牙恢复正常的咬合关系,嘱咐患者勿用患侧咀嚼,24小时后进行打磨抛光。

2.复合树脂充填术

(1)适应证:复合树脂可用于临床上大部分的牙体缺损修复,其广义的适应证包括以下几项。①Ⅰ~Ⅵ类窝洞的修复。②冠底部和桩核的构建。③窝沟封闭或预防性修复。④美容性修复,

口腔正畸与修复

如贴面、牙外形修整、牙间隙封闭。⑤粘接间接修复体和暂时性修复体。

（2）操作流程：见图 8-8。

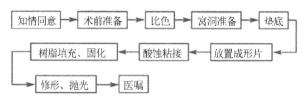

图 8-8　复合树脂充填术操作流程

（3）治疗要点：①比色应在自然光下进行，不要长时间凝视牙或比色板，避免产生视觉疲劳，比色时先确定色系，再确定牙的彩度和明度。②预备洞缘，除根面窝洞的洞缘角为 90°外，其他部位的釉质洞缘应＞90°，预备釉质斜面，增加树脂黏结力，窝洞深度根据病损深度而定，不需统一。③通常不需衬底，如果牙体预备后近髓或牙髓暴露，则需要使用氢氧化钙盖髓剂间接或直接盖髓，然后用玻璃离子黏固剂封闭盖髓区，防止随后的酸蚀剂对氢氧化钙的溶解作用。④一次酸蚀粘接法适用于只涉及釉质或釉质面积较大的修复，如前牙Ⅳ类洞、贴面修复等；二次酸蚀粘接法适用于同时涉及釉质和牙本质的窝洞。⑤充填原则是控制厚度，分层充填。第一层树脂的厚度应在 1 mm 内，以后每层树脂的厚度不要超过 2 mm。在充填技术中，整块填充适用于深度＜2 mm 的浅窝洞，水平逐层充填适用于前牙唇面充填和后牙窝洞髓壁的首层充填，斜向逐层填充技术产生的聚合收缩最小，是后牙窝洞充填的首选技术。

（贺　莹）

第九节　牙　外　伤

牙外伤是指牙齿受急剧创伤，特别是打击或撞击所引起的牙体硬组织、牙髓组织和牙周支持组织的损伤。这些损伤可单独发生，亦可同时出现，损伤的形式和程度具有多样性和复杂性。本节将根据 WHO 临床分类法对常见牙外伤的临床特点、诊断和治疗要点进行分别叙述。

一、牙齿硬组织和牙髓损伤

（一）冠折

1.临床分类

冠折的分类是建立在解剖学、治疗方法和预后等因素基础上进行的（图 8-9）。在恒牙外伤中，冠折构成比例占 26%～76%。

（1）釉质损伤：釉质不完全折断（裂纹），没有牙齿的实质性缺损。

（2）釉质折断：冠折局限在釉质，有牙齿的实质性缺损（简单冠折）。

（3）釉质-牙本质折断：冠折包括釉质和牙本质，有牙齿的实质性缺损，没有牙髓暴露（简单冠折）。

（4）复杂冠折：冠折包括釉质和牙本质，有牙齿的实质性缺损，牙髓暴露。

2.诊断

（1）症状。①釉质损伤：又称釉质裂纹，没有缺损，在牙外伤中很常见但易被忽视，患者无不

220

适症状。②釉质折断:多发于单颗前牙,特别是上颌中切牙的近、远中切角,没有暴露牙本质,一般无自觉症状,有时粗糙断面会划伤唇、舌黏膜。③釉质-牙本质折断:属于没有露髓的简单冠折,可见牙本质暴露,常出现对温度改变和咀嚼刺激的敏感症状,有时可见近髓处透红。④复杂冠折:冠折处牙髓暴露,可有少量出血,探诊和温度刺激时敏感。如未及时处理,露髓处可出现牙髓增生或发生牙髓炎。

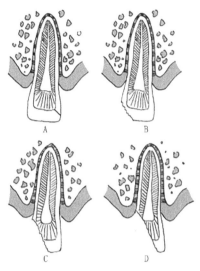

图 8-9 冠折的不同类型示意图

A.釉质损伤;B.釉质折断;C.釉质-牙本质折断;D.复杂冠折

(2)检查。①光源照射检查:用垂直于牙体长轴的光源照射检查,易于发现釉质裂纹的位置和走向。②牙髓活力检测:使用牙髓活力电测试仪或激光多普勒流量学测试仪检测牙髓是否受损。③影像学检查:根尖X线片是常用的辅助检查手段,可帮助明确冠折部位与牙腔的毗邻关系、牙齿牙腔大小和牙根发育情况等影响治疗方案选择的信息,以及诊断牙根和牙周支持组织的损伤状况(图 8-10)。

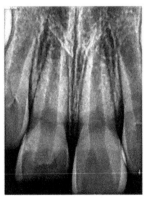

图 8-10 前牙复杂冠折

3.治疗

(1)釉质损伤:常不需特殊处理,多发性釉质裂纹可使用酸蚀技术及复合树脂黏结剂封闭釉质表面,以防着色。

（2）釉质折断：缺损小不影响美观的患牙，仅需少量调磨锐利边缘至无异物感；折断的形状或程度难以通过调磨修整外形时，需采用光固化复合树脂修复治疗。

（3）釉质-牙本质折断：牙本质少量折断者，断面用光固化复合树脂修复或断冠即刻粘接复位；折断近髓者，年轻恒牙用氢氧化钙间接盖髓，观察6～8周行光固化复合树脂修复；成人患牙可酌情做间接盖髓或根管治疗术。

（4）复杂冠折：视露髓孔大小、清洁程度、露髓时间及牙齿发育状况等选择合适的牙髓治疗。其中年轻恒牙应做直接盖髓或活髓切断术，待根尖形成后再做根管治疗术或牙冠修复；成年人做根管治疗术后进行牙冠修复。

（二）冠根折

1.临床分类

冠根折为外伤造成釉质、牙本质和牙骨质的折断。根据是否累及牙髓，分为简单冠根折和复杂冠根折（图8-11）。冠根折的患者占恒牙外伤的5%。

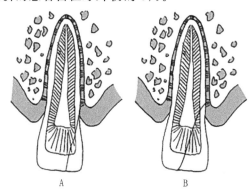

图8-11　冠根折示意图
A.简单冠根折；B.复杂冠根折

2.诊断

（1）症状：①冠根折通常只有单一折线，折断线常自唇侧切缘几毫米处延伸至龈缘，斜行至舌侧龈沟下方。②因舌侧牙周韧带纤维和牙髓的牵拉作用，冠根折牙齿折断片多与牙龈相连，冠方断端的移位通常较轻微，尤其是后牙区的冠根折容易被忽视。③完全萌出的前牙通常发生复杂冠根折，而部分萌出的前牙通常发生简单冠根折。④冠根折的患牙即使牙髓暴露，临床症状通常也较轻微，可出现咬合或叩诊时局部疼痛。

（2）影像学检查。①根尖X线片：由于根方的斜向折断线几乎垂直于投照光线（图8-12A），因此，常规X线检查折断线显示不清时，应采用多角度投照技术。X线检查常见清晰的唇侧折断线，而舌侧折断线显示并不明显（图8-12B）；发生在唇舌向的垂直冠根折，折断线在X线片上清晰可见；而近远中向的垂直冠根折则很少能显示。②锥形束计算机断层扫描重建技术可准确观测和诊断各种不同方位的冠根折。

3.治疗

（1）急诊应急处理：前牙冠根折可用树脂夹板和邻牙固定断片，但须在外伤后几天内尽快进行根管治疗术；后牙简单冠根折的暂时性治疗可先拔除冠方折断片，再用玻璃离子水门汀保护暴露牙本质。

（2）表浅的简单冠根折可拔除冠方断片，采用酸蚀和树脂粘接技术进行断冠粘接复位或进行全冠修复。

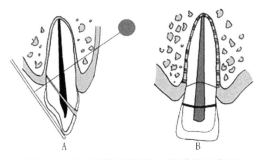

图 8-12　复杂冠根折拍摄 X 线片的示意图

A.常规 X 线投照角度几乎垂直于折断面;B.X 线上唇侧折断线影像清晰可见,而舌侧折断线则不明显

(3)折断面位于腭侧不影响美观的冠根折,可拔除折断片并行牙龈切除术,暴露冠根的断端,再根据牙髓活力状况选择永久性治疗和修复方式。

(4)垂直冠根折通常需要拔除;未完全贯通的年轻恒切牙垂直冠根折可采用正畸牵引的方法,将断根牵引到合适位置,再进行盖髓和修复治疗。

(三)根折

1.临床分类

根折可累及牙本质、牙骨质和牙髓,在牙外伤中相对比较少,占恒牙外伤的 0.5%～7%。按其部位可分为根颈 1/3 根折、根中1/3 根折和根尖 1/3 根折,其中,根尖 1/3 根折最为常见(图 8-13)。

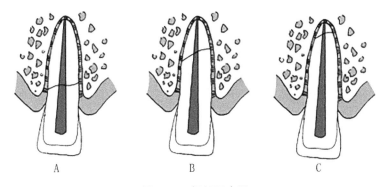

图 8-13　根折示意图

A.根颈 1/3 根折;B.根中 1/3 根折;C.根尖 1/3 根折

2.诊断

(1)症状:①多见于牙根完全形成的成人患牙,因为年轻恒牙的支持组织不如牙根形成后牢固,外伤时常易被撕脱或脱位,一般不引起根折。②根据根折部位不同,患牙松动度和叩痛也不同。近根颈 1/3 和根中 1/3 根折,叩痛明显,松动为Ⅱ～Ⅲ度;近根尖 1/3 根折,仅有轻度叩痛,轻度松动或不松动。③牙髓活力测试结果不一,一些患者可出现牙髓"休克",6～8 周后逐渐恢复活力反应。

(2)影像学检查:X 线检查是诊断根折的重要依据(图 8-14)。投照时应保持中心射线与根折平面一致或平行,角度在 15°～20°范围内,根折线显示最清晰。

口腔正畸与修复

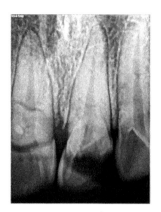

图 8-14　冠根折

少数根折早期无明显影像学改变,数天后才会出现清晰的根折影像。

3.治疗

治疗原则为使断端复位并固定患牙,注意消除咬合创伤,关注牙髓状态。具体的治疗方法依据根折部位不同而有所差别。

(1)根颈 1/3 根折:如果残留牙根的长度和强度不足以支持桩冠修复,需拔除该牙,行义齿修复。或为避免过早的牙槽骨塌陷,可对残留牙根行根管治疗术,保留无感染的牙根于牙槽骨内,待牙龈组织愈合后在上方行覆盖义齿修复。如折断线在龈下 1～4 mm,断根不短于同名牙的冠长,牙周情况良好者可选用根管治疗术联合正畸根牵引术,或辅以冠延长术后进行桩冠修复。

(2)根中 1/3 根折:复位,夹板固定患牙,检查咬合利用调𬌗或全牙列𬌗垫消除咬合创伤,弹性固定 2～3 个月。每月定期复查,观察牙髓状况,必要时行根管治疗术(转上级医院诊治)。

(3)根尖 1/3 根折:如果无明显松动且无明显咬合创伤可不用处理,只需嘱患者不要用受伤部位咀嚼,定期进行追踪复查。如有明显松动并伴有咬合创伤时,应对患牙进行固定,定期复查观察牙髓牙周组织状态和断面愈合情况。

二、牙周支持组织损伤

(一)牙震荡

牙周膜的轻度损伤,通常不伴牙体组织的缺损(图 8-15)。创伤发生率占恒牙外伤的 23%。

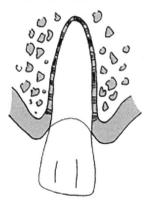

图 8-15　牙震荡示意图

224

1.诊断

(1)症状:①患牙有伸长感,咬合明显不适。②垂直和水平向叩诊敏感,患牙不松动,无移位。③牙髓活力测试通常有反应。

(2)影像学检查:X线片表现为根尖牙周膜间隙正常或略有增宽。

2.治疗

(1)降低对殆牙咬合高度,减轻患牙的殆力负担。

(2)受伤后1、3、6、12个月应定期复查,观测牙髓活力,若发生牙髓坏死应进一步行根管治疗术。须记住,年轻恒牙的活力可在受伤1年后才丧失。

(二)牙脱位

1.临床分类

牙受外力作用而脱离牙槽窝者称为牙脱位。由于外力的大小和方向不同,牙脱位的表现和程度亦不相同(表8-1,图8-16)。

表8-1 牙脱位的分类

类型	定义
亚脱位	牙周膜的重度损伤,牙齿有异常松动,但没有牙齿移位
半脱位	牙齿自牙槽窝部分脱出
侧方脱位	牙齿偏离长轴向侧方移位,并伴有牙槽窝碎裂或骨折
嵌入性脱位	牙齿向牙槽骨内移位,并伴有牙槽窝碎裂或骨折
全脱位	牙齿完全脱出牙槽窝外

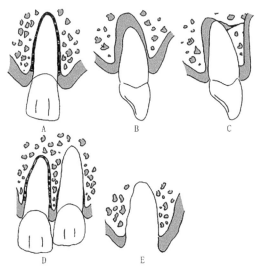

图8-16 牙脱位的不同类型示意图
A.亚脱位;B.半脱位;C.侧方脱位;D.嵌入性脱位;E.全脱位

2.诊断

(1)症状。①亚脱位:牙齿没有移位,但有水平向的松动,有叩痛和咬合痛。有龈沟渗血,牙髓活力测试通常有反应。②半脱位:患牙明显伸长,松动为Ⅲ度,常见牙周膜出血,叩诊反应迟钝。③侧方脱位:牙冠常向舌侧移位,通常伴有牙槽窝侧壁折断和牙龈裂伤。④嵌入性脱位:患牙牙冠明显短于正常邻牙,嵌入牙槽窝中,伴有牙槽骨壁的折断。叩诊不敏感,可出现高调金属音,龈沟出血。⑤全脱位:常见于萌出期的上颌中切牙,患牙从牙槽窝中脱出,可伴有牙槽窝骨壁骨折和唇部软组织损伤。

(2)影像学检查。①亚脱位:可见牙周膜间隙轻度增宽。②半脱位:咬合片和正位片均可见根尖区牙周膜间隙明显增宽。③侧方脱位:咬合片可见一侧根尖区牙周膜间隙明显增宽,常规投照的牙片几乎不能发现牙齿的移位。④嵌入性脱位:可见牙周膜间隙部分或全部消失。与正常邻牙相比,患牙釉牙骨质界偏向根尖。

3.治疗

(1)亚脱位:调𬌗,固定松动患牙,嘱勿咬硬物,定期复诊观测牙髓活力。

(2)半脱位:局部麻醉下尽快复位患牙,结扎固定4周。术后3、6和12个月进行复查,若发现牙髓已坏死,应及时做根管治疗术。

(3)侧方脱位:局部麻醉下复位患牙,应注意先用手指向切端推出移位牙根,解除牙根的骨锁结,再行牙齿复位。患牙复位后需按压唇腭侧牙槽骨板以保证完全复位促进牙周组织的愈合。同时,复位并缝合撕裂的牙龈,最后,对患牙进行固定,定期复诊观察。

(4)嵌入性脱位:年轻恒牙不必强行拉出复位,应选择自然再萌出的治疗方法,完全萌出大约需要6个月;根尖发育完成的可采用正畸牵引或局部麻醉下外科复位,夹板固定6~8周,定期复查。复位后两周应做根管治疗术,因为这些牙通常伴有牙髓坏死,而且容易发生牙根吸收。

(5)完全脱位:即刻再植是全脱出牙齿最好的治疗方法。半小时内进行再植,90%的患牙可避免牙根吸收。因此,牙脱位后,应立即将牙放入原位,如牙已落地污染,应迅速捡起脱落的牙齿,手持牙冠部用生理盐水或无菌水冲洗,然后放入原位。如果不能即刻复位,可将患牙置于患者的舌下或口腔前庭处,也可保存在牛奶、生理盐水或唾液中并尽快到医院就诊,切忌干藏。

即刻再植操作流程如下所示(图8-17)。

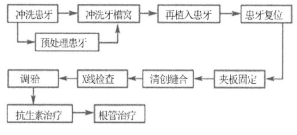

图8-17 即刻再植操作流程

即刻再植步骤:①清洗患牙。再植前用生理盐水冲洗患牙至可见污染物被清除,严重污染部位用盐水纱布小心去除,但不要消毒。②若为根尖孔开放的年轻恒牙,用1%多西环素溶液浸泡5分钟,可以消毒根尖组织并显著提高牙髓血管再灌注发生的概率。③盐水冲洗牙槽窝,检查其完整性,如果有牙槽骨骨折,可使用口镜末端进行复位。④夹持牙冠,再植入牙槽窝,以手指力量轻柔的将其完全复位。⑤酸蚀树脂粘接夹板固位再植牙10~14天。⑥缝合牙龈/唇部撕裂伤。⑦通过X线片确定牙齿位置。⑧若有𬌗创伤需调𬌗或使用全牙列𬌗垫。⑨给予抗生素和破伤风抗毒素治疗:氯己定漱口2周,每天2次。8岁以上,口服多西环素;8岁以下,口服青霉素。如距离破伤风毒素注射超过5年,需再次行破伤风毒素注射。⑩牙齿根尖封闭的恒牙,再植后7~10天在夹板拆除前进行根管治疗术;根尖孔粗大的,随访观察1年,若有炎症或吸收表现,立即进行根管治疗术。

牙周膜无活力牙齿再植:口外保存时间超过60分钟或更长者,用氟化钠溶液处理牙根面后再植。①刮除患牙根面坏死牙周膜,去除牙髓。②将患牙置于2.4%的氟化钠溶液(pH=5.5)浸泡20分钟。③根管治疗术。④3周牙槽窝愈合后,牙槽窝成形,再植患牙。⑤夹板固定6周,影像学检查随诊3年,直至没有进展性骨强直发生。

(贺 莹)

第九章

牙 髓 病

第一节 概 述

　　牙髓位于牙齿内部,周围被矿化程度较高的牙本质所包围,外界刺激不易进入牙髓腔,引起牙髓病变,只有在刺激强度极大时,才可能使牙髓受到损害。牙髓组织通过一个或数个窄小的根尖孔与根尖周组织密切联系,牙髓中的病变产物和细菌很容易通过极尖孔向根尖周组织扩散,使根尖周组织发生病变。

　　在大多数情况下,牙髓的病变是在牙釉质、牙骨质和牙本质被破坏后产生的。牙髓的感染多由细菌引起,这些细菌都来自口腔,多数是来自深龋洞中。深龋洞是一个相当缺氧的环境,这些地方有利于厌氧菌的生长繁殖,当龋洞接近牙髓或已经穿通牙髓时,细菌或其产生的毒素可进入髓腔引起牙髓炎。其他一些近牙髓的牙体硬组织非龋性疾病,如外伤所致的牙折,楔状缺损过深使牙髓暴露,畸形中央尖,磨损后露髓,畸形舌侧窝,隐裂,严重的磨损等也可引起牙髓炎。牙齿患牙周病时,深达根尖的牙周袋可以使感染通过根尖孔或侧支根管进入髓腔,引起逆行性牙髓炎。另外菌血症或脓血症时,细菌可随血液循环进入牙髓,引起牙髓炎。除感染外,一些不当的刺激也会引起牙髓炎,如温度骤然改变,骤冷骤热便会引起牙髓充血,甚至转化为牙髓炎;治疗龋病时,某些充填材料含刺激性物质,会引起牙髓病变;消毒窝洞的药物刺激性过强,牙髓失活剂使用不当,备洞时操作不当、产热过多等。

　　牙髓病是临床上常见的口腔疾病,可以表现为急性或慢性的过程,也可以互相转变,牙髓炎是牙髓病中发病率最高的一种疾病。牙髓病是指牙齿受到细菌感染、创伤、温度或电流等外来物理及化学刺激作用时,牙髓组织发生一系列病变的疾病。在组织病理学上一般将牙髓分为正常牙髓和各种不同类型的病变牙髓。由于它们常存在着移行阶段和重叠现象,所以采用组织病理学的方法,有时要将牙髓状况的各段准确地分类也很困难。对于临床医师来说,重要的是需要判断患牙的牙髓是否能通过实施一些临床保护措施而得以保留其生活状态且不出现临床症状。因此,根据牙髓的临床表现和治疗预后可分为可复性牙髓炎、不可复性牙髓炎、牙髓坏死、牙髓钙化和牙内吸收。其中不可复性牙髓炎又分为急性牙髓炎、慢性牙髓炎、残髓炎、逆行性牙髓炎。现将常见的牙髓病表现介绍如下。

　　可复性牙髓炎是一种病变较轻的牙髓炎,受到温度刺激时,产生快而锐的酸痛或疼痛,但不严重,刺激去除后,疼痛立即消失,每次痛的时间短暂,不拖延。检查可见无穿髓孔。如果致病时刺激因子被消除,牙髓可恢复正常,如果刺激继续存在,炎症继续发展,则成为不可复性牙髓炎。

有症状不可复性牙髓炎是有间断或持续的自发痛,骤变的温度可诱发长时间疼痛。患者身体姿势发生改变时也引起疼痛,如弯腰或躺卧,这是由于体位改变使牙髓腔内压力增加所致。疼痛可以是锐痛,也可以是钝痛,但多数人不易指出患牙的确切位置,有时疼痛呈放散性,有时呈反射性。如果炎症渗出物得到引流,炎症可以消退,疼痛缓解。如得不到引流,刺激继续存在,则炎症加重而使牙髓坏死。

逆行性牙髓炎是牙周病患牙当牙周组织破坏后,使根尖孔或侧支根尖孔外露,感染由此进入牙髓,引起牙髓炎症。表现为锐痛,近颈部牙面的破坏和根分歧处外露的孔所引起的炎症,多为局限性,疼痛不很剧烈。牙周袋深达根尖或接近根尖,冷热刺激可引起疼痛。

残髓炎是指经过牙髓治疗后,仍有残存的少量根髓,并发生炎症时。如干髓治疗的牙齿,经常发生残髓炎。常表现为自发性钝痛,放散到头面部,每天发作一两次,疼痛持续时间较短,温度刺激痛明显,有咬合不适感或有轻微咬合痛,有牙髓治疗史。

牙髓坏死是指牙髓组织因缺氧而死亡的病变,经常是由于不可复性牙髓炎继续发展的结果,也可能由于化学药物的刺激产生的,也可能由于牙齿受到外伤或牙周炎破坏达根尖区,根尖周组织和根管内组织发生栓塞而使牙髓坏死,牙冠可变为黄色或暗灰色,冷热刺激时都无反应。如不及时治疗,则病变可向根尖周组织扩展,引起根尖周炎。

(邢晓华)

第二节 治疗措施

一、年轻恒牙的治疗特点

乳牙脱落后新萌出的恒牙牙根未发育完成,仍处在继续生长发育阶段,此阶段的恒牙称为年轻恒牙。年轻恒牙髓腔大,根管粗,牙本质薄,牙本质小管粗大,所以外来刺激易波及牙髓;年轻恒牙的牙根在萌出后3~5年才能完全形成,年轻恒牙的牙髓组织与乳牙相似,因根尖开口较大,髓腔内血液供给丰富,发生炎症时,感染容易扩散,如得到及时控制,也可能恢复。

年轻恒牙的牙髓组织不仅具有对牙有营养和感觉的功能,而且与牙齿的发育有密切关系。因此,牙髓炎的治疗以保存生活牙髓为首选治疗。年轻恒牙萌出后2~3年牙根才达到应有的长度,3~5年根尖才发育完成。所以,年轻恒牙牙髓炎应尽力保存活髓组织,如不能保存全部活髓,也应保存根部活髓;如不能保存根部活髓,也应保存患牙。治疗中常常选择盖髓术和活髓切断术,对根尖敞开,牙根未发育完全的死髓牙应采用促使根尖继续形成的治疗方法,即根尖诱导形成术。

二、恒牙髓腔解剖特点及开髓方法

（一）上颌前牙

1.髓腔解剖特点

一般为单根管,髓室与髓腔无明显界限,根管粗大,近远中纵剖面可见进远中髓角突向切方,唇舌向纵剖面可见髓室近舌隆突部膨大,根管在牙颈部横断面呈圆三角形。

2.开髓方法

在舌面舌隆突上方垂直于舌面钻入,逐层深入,钻针应向四周稍微扩展,以免折断。当有落空感时,调整车针方向与牙体长轴方向一致进入髓腔,改用提拉动作揭去髓室顶,形成一个顶向根方的三角形窝洞。

(二)下颌前牙

1.髓腔解剖特点

下颌前牙的解剖特点与上颌前牙基本相同,只是牙体积小,髓腔细小。

2.开髓方法

开髓时车针一定要局限于舌隆突处,勿偏向近远中,开髓外形呈椭圆形,进入髓腔方向要与根管长轴一致,避免近远中侧穿。

(三)上颌前磨牙

1.髓腔解剖特点

髓室呈立方形,颊舌径大于近远中径,有 2 个细而突的髓角分别伸入颊舌尖内,分为颊舌2 个根管,根分歧部比较接近根尖 1/3 部,从洞口很难看到髓室底.上颌第一前磨牙多为 2 个根管,上颌第二前磨牙可为 1 个根管,约 40% 为双根管。

2.开髓方法

在颌面作成颊舌向的椭圆形窝洞,先穿通颊舌两髓角,不要将刚穿通的 2 个髓角误认为根管口,插入裂钻向颊舌方向推磨,把颊舌两髓角连通,便可揭开髓室顶。

(四)下颌前磨牙

1.髓腔解剖特点

单根管,髓室和根管的颊舌径较大,髓室和根管无明显界限,牙冠向舌侧倾斜,髓腔顶偏向颊侧。

2.开髓方法

在颌面偏颊尖处钻入,切勿磨穿近远中壁和颊舌侧壁,始终保持车针与牙体长轴一致。

(五)上颌磨牙

1.髓腔解剖特点

髓腔形态与牙体外形相似,颊舌径宽,髓角突入相应牙尖内,其中近中颊髓角最高,颊侧有近远中 2 个根管,根管口距离较近,腭侧有一粗大的根管,上颌第二磨牙可出现 2 个颊根融合为一个较大的颊根。

2.开髓方法

开髓洞形要和牙根颈部横断面根管口连线一致,做成颊舌径长,近远中径短的圆三角形,三角形的顶在腭侧,底在颊侧,其中一边在斜嵴的近中侧与斜嵴平行,另一边与近中边缘嵴平行。

(六)下颌磨牙

1.髓腔解剖特点

髓腔呈近远中大于颊舌径的长方体。牙冠向舌侧倾斜,髓室偏向颊侧。髓室在颈缘下 2 mm,髓室顶至底的距离为 2 mm,一般有近中、远中 2 根,下颌第一磨牙有时有 3 根,近中根分为颊舌 2 个根管,远中根可为一粗大的根管,也可分为颊舌 2 个根管。下颌第二磨牙有时近远中 2 个在颊侧融合,根管也在颊侧融合,根管横断面呈"C"形。

2.开髓方法

在颌面近远中径的中 1/3 偏颊侧钻入。开髓洞形为近远中边稍长,远中边稍短,颊侧洞缘在颊尖的舌斜面上,舌侧洞缘在中央沟处.开髓洞形的位置应在颊舌向中线的颊侧,可避免造成舌侧颈部侧穿和髓底台阶。

三、髓腔和根管口的解剖规律

(1)髓室底的水平相当于釉牙骨质界的水平,继发牙本质的形成不会改变这个规律,所以,釉牙骨质界可以作为寻找和确认髓室底的固定解剖标志。

(2)在釉牙骨质界水平的牙齿横截面上,髓腔形状与牙齿断面形状相同,并且位于断面的中央,就是说,髓室底的各个边界距离牙齿外表面是等距离的。

(3)继发性牙本质的形成有固定的位置和模式,在髓腔的近远中颊舌 4 个侧壁,髓室顶和髓室底表面成球面状形成。

(4)颜色规律:①髓室底的颜色比髓腔壁的颜色深,即髓室底的颜色发黑,髓腔壁的颜色发白,黑白交界处就是髓室底的边界。②继发性牙本质比原发性牙本质颜色浅,即继发性牙本质是白色的,原发性牙本质是黑色的。

(5)沟裂标志:根管口之间有深色的沟裂相连,沟裂内有时会有牙髓组织。当根管口被重重钙化物覆盖时,沿着沟裂的走向去除钙化物,在沟裂的尽头就能找到根管,这是相当快速而安全的技巧。

(6)根管口一定位于髓腔侧壁与髓室底交界处。

(7)根管口一定位于髓室底的拐角处。

(8)根管口分布对称性规律:除了上颌磨牙之外的多根牙,在髓室底画一条近远中方向的中央线,根管口即分布在颊舌两侧,并且对称性排列。就是说,颊舌根管口距离中央线的距离相等,如果只有 1 个根管口,则该根管口一定位于中线上或其附近不会偏离很大。根据这个规律可以快速地判断下磨牙是否存在远中舌根管。

四、寻找根管口的几种方法

(1)多根管牙常因增龄性变化或修复性牙本质的沉积、髓石、髓腔钙化,或根管形态变异等情况,而使根管口不易查找时,可借助于牙齿的三维立体解剖形态,从各个方向和位置来理解和看牙髓腔的解剖形态。并采用多种角度投照法所拍摄的 X 线片来了解和指出牙根和根管的数目、形状、位置、方向和弯曲情况,牙根对牙冠的关系,牙根及根管解剖形态的各种可能的变异情况等。

(2)除去磨牙髓腔内牙颈部位遮拦根管口的牙本质领圈,以便充分暴露髓室底的根管口。

(3)采用能溶解和除去髓腔内坏死组织的根管冲洗剂,以彻底清理髓室后,根管口就很可能被察觉出来。

(4)探测根管口时,应注意选择髓室底较暗处的覆盖在牙骨质上方的牙本质和修复性牙本质上做彻底地探查。并且还应注意按照根管的方向进行探查。

(5)髓室底有几条发育沟,都与根管的开口方向有关,即沿髓室底的发育沟移行到根管口。所以应用非常锐利的根管探针沿着发育沟搔刮,可望打开较紧的根管口。

(6)当已经指出一个根管时,可估计其余根管的可能位置,必要时可用小球钻在其根管可能或预期所在的发育沟部位除去少量牙本质,然后使用锐利探针试图刺穿钙化区,以找出根管口,除去牙颈部的牙本质领圈以暴露根管口的位置。注意钻磨发育沟时不要过分地加深或磨平发育沟,以免失去这些自然标志而向侧方磨削或穿刺根分叉区。

(7)在髓室底涂碘酊,然后用稍干的酒精棉球擦过髓底以去碘,着色较深的地方常为根管口或发育沟。

(8)透照法:使用光导纤维诊断仪的光源透照颊舌侧牙冠部的硬组织,光线通过牙釉质和牙本质进入髓腔,可以看到根管口是个黑点;而将光源从软组织靠近牙根突出处进行透照,光线通过软组织、牙骨质和牙本质进入髓腔,则显示出根管口比附近的髓底部要亮些。

五、看牙要用橡皮障

对于大多数患者来说,橡皮障是个非常陌生的概念。其实在欧美很多发达国家橡皮障已经被广泛使用,甚至在一些口腔治疗过程中,不使用橡皮障是违反医疗相关法规的。在国内,橡皮障也正逐步被一些高档诊所及口腔医院的特诊科采纳,使得口腔治疗更专业、更无菌、更安全、更舒适。

什么是橡皮障呢?简单地说,橡皮障是在齿科治疗中用来隔离需要治疗的牙齿的软性橡皮片。当然,橡皮障系统还需要有不同类型的夹子及面弓来固定。橡皮障的优点在于它提供了一个干燥清洁的工作区域,即强力隔湿,同时防止口腔内细菌向牙髓扩散,避免伤害口腔内舌、黏膜等软组织。橡皮障还能减少血液、唾液的飞溅,做好艾滋病、肝炎等相关传染病的普遍防护,减少交叉感染。对于患者,橡皮障可以提供安全、舒适的保障,这样在治疗过程中就不必注意要持续张口或者担心自己的舌头,也不必担心会有碎片或者小的口腔器械掉到食管或者气管里,营造一个更轻松的术野。

从专业角度来讲,橡皮障技术的必要性更毋庸置疑。例如,目前齿科最常见的根管治疗术应该像外科手术一样在无菌环境下,如果不采用橡皮障,就不能保证治疗区域处于无菌环境,这样根管感染及再感染的可能性将会大大提高。因此,我们常说有效控制感染是根管治疗术成功的关键,而使用橡皮障是最重要的手段之一,它可以有效地避免手术过程中口腔环境对根管系统的再污染。此外,橡皮障技术可以更好地配合大量的根管冲洗,避免冲洗液对口腔黏膜的刺激,节约消毒隔离时间,减少诊间疼痛和提高疗效。正是由于橡皮障在根管治疗术中如此的重要性,因此,在美国,口腔根管治疗术中不采用橡皮障是非法的。其实,橡皮障最早使用应该是在齿科的粘连修复中。国外目前流行的观点是如果没有橡皮障,最好就不要进行粘连修复。因为在粘连修复中,无论酸蚀前后都需要空气干燥,强力隔湿,这样才能避免水蒸气、唾液等污染。橡皮障的应用明显提高粘连的强度,减少微渗。尽管放置橡皮障不是治疗,但它却是提高治疗效果的有效手段。当然在国内,作为一个较新的技术,牙医们还需要投入一定时间来熟悉新的材料和学习新的操作要求,这样才能达到掌握必要技术来有效率地应用产品。但是,毫无疑问,一旦条件成熟,大多数患者都将享受到橡皮障技术带来的安全舒适。

六、开髓治疗

当牙病发展到牙髓炎时,治疗起来很复杂。首先要备洞开髓引流,牙髓坏死的1次即可清除冠髓和根髓;而牙髓有活力的,开髓引流后,还需牙髓失活,即人们常说的"杀神经",然后才能清除患病牙髓。经过局部清洗,暂封消炎药等步骤,牙髓炎症清除后,才能最后充填。

患者常常抱怨,治一颗牙,却需多次去医院。有些人误认为牙痛是龋洞引起的,把洞一次补上,牙就不疼了。单纯的龋病一次就可以治疗完毕,但牙髓炎就不同了,如果仅单纯将牙充填只会使牙髓炎症渗出增多,髓腔压力增高,疼痛加重。所以牙髓炎必须经过治疗后才能充填。无论是采用干髓术还是塑化术或根管治疗术,都要经过牙髓失活或局麻下拔髓、局部消炎、充填等步骤。牙髓失活和消炎封药要经过一定的时间,一次不能完成,所以,发现了龋病,一定要尽早治疗,一旦发展到牙髓炎,到医院就诊的次数就多了。

为了减轻髓腔的压力,消除或减少牙髓组织所受到的刺激,缓解剧烈的疼痛,医师常常在龋洞的底部或患牙的咬合面上,用牙钻钻开一个孔通到牙髓腔内,使髓腔内的渗出物或脓液排出,冲洗髓腔后,龋洞内放入樟脑酚棉球,它有安抚镇痛的作用。

人们经常对开髓有恐惧心理,认为开髓十分疼痛,因而牙痛也不肯去医院。开髓时的疼痛程度取决于牙髓的状态。牙髓已经坏死的,牙神经失去了活力,开髓时患者根本就没有疼痛感。当牙髓部分坏死或化脓时,在钻针穿通髓腔的瞬间,患者有疼痛感,但一般都能耐受。在牙髓活力正常而敏感时,患者会感到锐痛难忍,这种情况医师会使用局部麻醉剂,达到抑制痛觉的作用,即使出现疼痛,也很轻微且持续时间短。

开髓时,患者应尽力与医师配合。首先应张大口,按医师要求摆好头部姿势,让医师在最佳视野、体位下操作。其次,开髓时医师一般使用高速涡轮钻磨牙,钻针锋利,转速高达每分钟25万～50万转,切割力很强,患者在医师操作时,切忌随便乱动,以免损伤软组织。若想吐口水或其他不适,可举手或出声示意,待医师把机头从口中取出后再吐口水或说话。如果在磨牙时,患者突然移动头部或推医师手臂是十分危险的。

七、常用治疗方法

(一)牙髓失活术

牙髓失活术即"杀神经",是用化学药物使发炎的牙髓组织(牙神经)失去活力,发生化学性坏死。多用于急、慢性牙髓炎牙齿的治疗。失活药物分为快失活剂和慢失活剂 2 种。临床上采用亚砷酸、金属砷和多聚甲醛等药物。亚砷酸为快失活剂,封药时间为 24～48 小时;金属砷为慢失活剂,封药时间为 5～7 天;多聚甲醛作用更加缓慢温和,一般封药需 2 周左右。

封失活剂时穿髓孔应足够大,药物应准确放在穿髓孔处,否则起不到失活效果。邻面洞的失活剂必须用暂封物将洞口严密封闭,以防失活剂损伤牙周组织。封药期间,应避免用患牙咀嚼,以防对髓腔产生过大的压力引起疼痛。由于失活剂具有毒性,应根据医师嘱咐的时间按时复诊,时间过短,失活不全,给复诊时治疗造成困难;时间过长,药物可能通过根尖孔损伤根尖周组织。封药后可能有暂时的疼痛,但可自行消失,如果疼痛不止且逐渐加重,应及时复诊除去失活剂,敞开窝洞,待症状有所缓解后再行失活。

(1)拔髓通常使用拔髓针。拔髓针有 1 个"0"、2 个"0"和 3 个"0"之分,根管粗大时选择 1 个"0"的拔髓针,根管细小时,选择 3 个"0"的拔髓针。根据我们临床经验,选择拔髓针时,应细一号,也就是说,如根管直径应该使用 2 个"0"的拔髓针,实际上应使用 3 个"0"的拔髓针。这样使用,可防止拔髓针折断在根管内。特别是弯根管更要注意,以防断针。

(2)活髓牙应在局麻下或采用牙髓失活法去髓。为避免拔髓不净,原则上应术前拍片,了解根管的结构,尽量使用新的拔髓针。基本的拔髓操作步骤如下:拔髓针插入根管深约 2/3 处,轻轻旋转使根髓绕在拔髓针上,然后抽出。牙髓颜色和结构,因病变程度而不同,正常牙髓拔出呈条索状,有韧性,色粉红;牙髓坏色者则呈苍白色,或呈淤血的红褐色,如为厌氧性细菌感染则有恶臭。

(3)对于慢性炎症的牙髓,组织较糟脆,很难完整拔出,未拔净的牙髓可用拔髓针或 10#K 锉插入根管内,轻轻振动,然后用 3%过氧化氢和生理盐水反复交替冲洗,使炎症物质与新生态氧形成的泡沫一起冲出根管。

(4)正常情况下,对于外伤露髓或意外穿髓的前牙可以将拔髓针插到牙根 2/3 以下,尽量接近根尖孔,旋转 180°将牙髓拔出。对于根管特别粗大的前牙,还可以考虑双针术拔髓。

双针术拔髓:先用 75%的乙醇消毒洞口及根管口,参照牙根实际长度,先用光滑髓针,沿远中根管侧壁,慢慢插入根尖 1/3 部,稍加晃动,使牙髓与根管壁稍有分离,给倒钩髓针造一通路。同法在近中造通路,然后用 2 根倒钩髓针在近远中沿通路插至根尖 1/3 部,中途如有阻力,不可勉强深入,两针柄交叉同时旋转 180°,钩住根髓拔除。操作时避免粗暴动作,以免断于根管内,不易取出。双针术在临床实践中能够较好地固定牙髓组织,完整拔除牙髓组织的成功率更高,避免将牙髓组织撕碎造成拔髓不全,不失为一种值得推广的好方法。

(5)后牙根管仅使用拔髓针很难完全拔净牙髓,尤其是后牙处在牙髓炎晚期,牙髓组织朽坏,拔髓后往往容易残留根尖部牙髓组织。这会引起术后疼痛,影响疗效。具体处理方法是用小号锉(15#~20#的,建议不要超过 25#的),稍加力,反复提拉(注意是提拉)。这样反复几次,如果根管不是很弯(<30°角),一般都能到达根尖,再用 2 个"0"或 3 个"0"的拔髓针,插到无法深入处,轻轻旋转,再拉出来,通常能看到拔髓针尖端有很小很小的牙髓组织。

(6)如根管内有残髓,可将干髓液(对苯二酚的乙醇饱和液)棉捻在根管内封 5~7 天(根内失活法),再行下一步处置。

(7)拔髓前在根管内滴加少许乙二胺四乙酸,可起到润滑作用,使牙髓更容易地从根管中完整拔出。这是一种特别有效的方法,应贯穿在所有复杂的拔髓操作中。润滑作用仅仅是乙二胺四乙酸的作用之一,乙二胺四乙酸有许多其他的作用:①与钙螯合使根管内壁的硬组织脱钙软化,有溶解牙本质的作用。既可节省机械预备的时间,又可协助扩大狭窄和阻塞的根管,具有清洁作用,最佳效能时间 15 分钟。②具有明显的抗微生物性能。③对软组织中度刺激,无毒,也可用作根管冲洗。④对器械无腐蚀。⑤使牙本质小管管口开放,增加药物对牙本质的渗透。乙二胺四乙酸作用广泛,是近年来比较推崇的一种口内用药。

如果临床复诊中不可避免地出现因残髓而致的根管探痛,应在髓腔内注射碧兰麻,然后将残髓彻底拔除干净。

最后补充一点就是,拔髓针拔完牙髓后很难将拔髓针清洗干净,有一种很快的方法也很简单,也许大家都会,具体操作如下:右手拿一根牙刷左手拿拔髓针,用牙刷从针尖向柄刷,同时用水冲。最多两下就可以洗干净。如果不行,左手就拿针顺时针旋转 2 下,不会对拔髓针有损坏。

(8)砷剂外漏导致牙龈大面积烧伤的处理方法:在局麻下切除烧伤的组织直至出现新鲜血,再用碘仿加牙周塞止血。一般临床普遍用此法,使用碘仿纱条时应注意要多次换药,这样效果才会好一点。

防止封砷剂外漏的方法:止血;尽可能地去净腐质;一定要注意隔湿,吹干;丁氧膏不要太硬;棉球不要太大。注意:尽可能不用砷剂,用砷剂封药后应嘱患者,如出现牙龈瘙痒应尽快复诊以免出现不良的后果。医师应电话随访,以随时了解情况。

（二）盖髓术

盖髓术是保存活髓的方法，即在接近牙髓的牙本质表面或已经露髓的牙髓创面上，覆盖具有使牙髓病变恢复效应的制剂，隔离外界刺激，促使牙髓形成牙本质桥，以保护牙髓，消除病变。盖髓术又分为直接盖髓术和间接盖髓术。常用的盖髓剂有氢氧化钙制剂、氧化锌丁香油糊剂等。

做盖髓术时，注意要把盖髓剂放在即将暴露或已暴露的牙髓的部位，然后用氧化锌丁香油糊剂暂时充填牙洞。做间接盖髓术需要观察2周，如果2周后牙髓无异常，可将氧化锌去除部分后行永久充填；若出现牙髓症状，有加重的激发痛或出现自发痛，应进行牙髓治疗。做直接盖髓术时，术后应每半年复查1次，至少观察2年，复诊要了解有无疼痛，牙髓活动情况，叩诊是否疼痛，X线片表现，若无异常就可以认为治疗成功。

当年轻人的恒牙不慎受到外伤致使牙髓暴露，以及单纯龋洞治疗时意外穿髓（穿髓直径不超过0.5 mm）可将盖髓剂盖在牙髓暴露处再充填，这是直接盖髓术。当外伤深龋去净腐质后接近牙髓时，可将盖髓剂放至近髓处，用氧化锌丁香油黏固剂暂封，观察1～2周后若无症状再做永久性充填，这是间接盖髓术。

无明显自发痛，龋洞很深，去净腐质又未见明显穿髓点时，可采取间接盖髓术作为诊断性治疗。若充填后出现疼痛，则可诊断为慢性牙髓炎，进行牙髓治疗，盖髓术成功的患者，表现为无疼痛不适，已恢复咀嚼功能，牙髓活力正常，X线片示有钙化牙本质桥形成，根尖未完成的牙齿，根尖继续钙化。但应注意的是，老年人的患牙若出现了意外穿髓，不宜行直接盖髓术，可酌情选择塑化治疗或根管治疗术。

直接盖髓术的操作步骤有以下几点。

（1）局部麻醉，用橡皮障将治疗牙齿与其他牙齿分隔，用麻醉剂或灭菌生理盐水冲洗暴露的牙髓。

（2）如有出血，用灭菌小棉球压迫，直至出血停止。

（3）用氢氧化钙覆盖暴露的牙髓，可用已经配制好的氢氧化钙，也可用当时调配的氢氧化钙（纯氢氧化钙与灭菌水、盐水或麻醉剂混合）。

（4）轻轻地冲洗。

（5）用树脂改良型玻璃离子保护氢氧化钙，进一步加强封闭作用。

（6）用牙釉质/牙本质黏结系统充填备好的窝洞。

（7）定期检查患者的牙髓活力，并拍摄X线片。

（三）活髓切断术

活髓切断术是指在局麻下将牙冠部位的牙髓切断并去除，用盖髓剂覆盖于牙髓断面，保留正常牙髓组织的方法。切除冠髓后，断髓创面覆盖盖髓剂，形成修复性牙本质，可隔绝外界刺激，根髓得以保存正常的功能。根尖尚未发育完成的牙齿，术后仍继续钙化完成根尖发育。较之全部牙髓去除疗法，疗效更为理想，也比直接盖髓术更易成功，但疗效并不持久，一般都在根尖孔形成后，再做根管治疗术。

根据盖髓剂的不同，可分为氢氧化钙牙髓切断术和甲醛甲酚牙髓切断术。年轻恒牙的活髓切断术与乳牙活髓切断术有所不同，年轻恒牙是禁止用甲醛甲酚类药物的，术后要定期复查，术后3个月、半年、1年、2年复查X线片。观察牙根继续发育情况，成功标准为无自觉症状，牙髓活力正常，X线片有牙本质桥形成，根尖继续钙化，无根管内壁吸收或根尖周病变。

活髓切断术适用于感染局限于冠部牙髓，根部无感染的乳牙和年轻恒牙。深龋去腐质时意外露髓,年轻恒牙可疑为慢性牙髓炎,但无临床症状;年轻恒牙外伤露髓,但牙髓健康;畸形中央尖等适合做活髓切断术。病变发生越早,活髓切断术成功率越高。儿童的身体健康状况也影响治疗效果,所以医师选择患者时,不仅要注意患牙情况,还要观察全身状况。

1.牙髓切断术的操作步骤

牙髓切断术是指切除炎症牙髓组织,以盖髓剂覆盖于牙髓断面,保留正常牙髓组织的方法。其操作步骤为无菌操作、除去龋坏组织、揭髓室顶、髓腔入口的部位、切除冠髓、放盖髓剂、永久充填。在这里重点讲髓腔入口的部位。为了避免破坏过多的牙体组织,应注意各类牙齿进入髓腔的部位:①切牙和尖牙龋多发生于邻面,但要揭开髓顶,应先在舌面备洞。用小球钻或裂钻从舌面中央钻入,方向与舌面垂直,钻过釉质后,可以感到阻力突然减小,此时即改变牙钻方向,使之与牙长轴方向一致,以进入髓腔。用球钻在洞内提拉,扩大和修复洞口,以充分暴露近、远中髓角,使髓室顶全部揭去。②上颌前磨牙的牙冠近、远中径在颈部缩窄,备洞时可由颌面中央钻入,进入牙本质深层后,向颊、舌尖方向扩展,即可暴露颊舌髓角,揭出髓室顶。注意备洞时近远中径不能扩展过宽,以免造成髓腔侧穿。③下颌前磨牙的牙冠向舌侧倾斜,髓室不在颌面正中央下方,而是偏向颊尖处。颊尖大,颊髓线角粗而明显,钻针进入的位置应偏向颊尖。④上颌磨牙近中颊、舌牙尖较大,其下方的髓角也较为突出。牙冠的近远中径在牙颈部缩窄,牙钻在颌面备洞应形成一个颊舌径长,颊侧近、远中径短的类似三角形。揭髓室顶应从近中舌尖处髓角进入,然后扩向颊侧近远中髓角,注意颊侧两根管口位置较为接近。⑤下颌磨牙牙冠向舌侧倾斜,髓室偏向颊侧,颊髓角突出明显,备洞应在合面偏向颊侧近颊尖尖顶处,窝洞的舌侧壁略超过中央窝。揭髓室顶也应先进入近中颊侧髓角,以免造成髓腔。

2.活髓切断术的应用指征和疗效

临床上根髓的状况可根据断髓面的情况来判断。如断面出血情况,出血是否在短时间内可以止住。另外从龋齿的深度,患儿有没有自发症状等情况辅助判断。疗效方面,成功率比较高,对乳牙来说,因为要替换,所以效果还可以。但是恒牙治疗远期会引起根管钙化,增加日后根管治疗术的难度。所以,如果根尖发育已经完成的患牙,建议还是做根管治疗术。如果根尖发育未完成,可以先做活切,待根尖发育完成后改做根管治疗术,这样可以减轻钙化程度。

乳牙牙髓感染,常处于持续状态,易成为慢性牙髓炎。本来牙髓病的临床与病理诊断符合率差别较大。又因乳牙牙髓神经分布稀疏,神经纤维少,反应不如恒牙敏感,加上患儿主诉不清,使得临床上很难提出较可靠的牙髓病诊断。因此在处理乳牙牙髓病时,不宜采取过于保守的态度。临床明确诊断为深龋的乳牙,其冠髓组织病理学表现和牙髓血象表示,分别有82.4%和78.4%的冠髓已有慢性炎症表现,因此也提出采用冠髓切断术治疗乳牙近髓深龋,较有实效。

3.常用于活髓切断术的盖髓剂

甲醛甲酚液、戊二醛和氢氧化钙。①甲醛甲酚液断髓术:甲醛甲酚液断髓法用于乳牙有较高的成功率,虽然与氢氧化钙断髓法的临床效果基本相似,但在 X 片上相比时,发现甲醛甲酚液断髓法的成功率超过氢氧化钙断髓法。采用氢氧化钙的乳牙牙根吸收是失败的主要原因,而甲醛甲酚液断髓法可使牙根接近正常吸收而脱落。②戊二醛断髓术:近年来发表了一些甲醛甲酚有危害性的报道,认为甲醛甲酚液对牙髓组织有刺激性,从生物学的观点看不太适宜。且有报道称成功率只有 40%,内吸收的发生与氢氧化钙无明显差异。因此提出用戊二醛做活髓切断的盖髓药物。认为它的细胞毒性小,能固定组织不向根尖扩散,且抗原性弱,成功率近 90%。③氢氧化钙断髓术:以往认为有根内吸收的现象,但近年来用氢氧化钙或氢氧化钙碘仿做活髓切断术的动物试验和临床观察,都取得了较好的结果,也是应用最广泛的药物。

（四）干髓术

用药物使牙髓失活后,磨掉髓腔上方的牙体组织,除去感染的冠髓,在无感染的根髓表面覆盖干髓剂,使牙髓无菌干化成为无害物质,作为天然的根充材料隔离外界的刺激,根尖孔得以闭锁,根尖周组织得以维持正常的功能,患牙得以保留。这种治疗牙髓炎的方法叫干髓术。常用的干髓剂多为含甲醛的制剂,如三聚甲醛、多聚甲醛等。

做干髓术时要注意将干髓剂放在根管口处,切勿放在髓室底处,尤其是乳磨牙,以免药物刺激根分叉的牙周组织。一般干髓术后观察 2 年,患牙无症状及相关阳性体征,X 线片未见根尖病变者方可认为成功。

干髓术的远期疗较差,但是操作简便、经济,在我国尤其是在基层仍被广泛应用。干髓术适用于炎症局限于冠髓的牙齿,但临床上不易判断牙髓的病变程度,所以容易失败。成人后牙的早期牙髓炎或意外穿髓的患牙;牙根已形成,尚未发生牙根吸收的乳磨牙牙髓炎患牙;有些牙做根管治疗术或塑化治疗时不易操作,如上颌第三磨牙,或老年人张口受限时,可考虑做干髓术。

由于各种原因引起的后牙冠髓未全部坏死的各种牙髓病可行干髓术。干髓术操作简便,便于开展,尤其是在医疗条件落后地区。随着我国口腔事业的发展,干髓术能否作为一种牙髓治疗方法而继续应用存在很大的争议。干髓术后随着时间延长疗效呈下降趋势,因我们对干髓剂严格要求,操作严格。

（1）严格控制适应证,干髓术后易变色,仅适用于后牙且不伴尖周炎,故对严重的牙周炎、根髓已有病变的患牙、年轻恒牙根尖未发育完成者禁用。

（2）配制有效的干髓剂,用以尽可能保证治疗效果,不随意扩大治疗范围。

（3）严格操作规程,对失活剂用量、时间及干髓剂的用量、放置位置均严格要求。

（4）术后适当降𬌗,严重缺损的可行冠保护。

（五）牙髓息肉

慢性牙髓炎的患牙,穿髓孔大,血运丰富,使炎症呈息肉样增生并自髓腔突出,称之为牙髓息肉。牙髓息肉呈红色肉芽状,触之无痛但易出血,是慢性牙髓炎的一种表现,可将息肉切除后按治疗牙髓炎的方法保留患牙。

当查及患牙深洞有息肉时,还要与牙龈息肉和牙周膜息肉相鉴别。牙龈息肉多是牙龈乳头向龋洞增生所致。牙周膜息肉发生于多根牙的龋损发展过程中,不但髓腔被穿通,而且髓室底也遭到破坏,外界刺激使根分叉处的牙周膜反应性增生,息肉状肉芽组织穿过髓室底穿孔处进入髓腔,外观极像息肉。在临床上进行鉴别时,可用探针探察息肉的蒂部以判断息肉的来源,当怀疑是息肉时,可自蒂部将其切除,见出血部位在患牙邻面龋洞龈壁外侧的龈乳头位置即可证实判断。当怀疑是牙周膜息肉时,应仔细探察髓室底的完整性,摄 X 线片可辅助诊断,一旦诊断是牙周膜息肉,应拔除患牙。

八、C 形根管系统的形态、诊断和治疗

（一）C 形根管系统的形态与分类

C 形根管系统可出现于人类上、下颌磨牙中,但以下颌第二磨牙多见。下颌第二磨牙 C 形根管系统的发生率在不同人种之间差异较大,在混合人群中为 8%,而在中国人中则高达 31.5%。双侧下颌可能同时出现 C 形根管系统,Sabala 等对 501 例患者的全口曲面断层片进行了回顾性

研究,结果显示在下颌第二磨牙出现的 C 形根管中有 73.9% 呈现对称性。

C 形牙根一般表现为在锥形或方形融合牙根的颊侧或舌侧有一深度不一的冠根向纵沟,该纵沟的存在使牙根的横断面呈 C 形。一般认为,Hertwig 上皮根鞘未能在牙根舌侧融合可导致牙根舌侧冠根向纵沟的出现。从人类进化的角度讲,下颌骨的退化使牙列位置空间不足,下颌第二磨牙的近远中根趋于融合而形成 C 形牙根。C 形牙根中的根管系统为 C 形根管系统。C 形根管最主要的解剖学特征是存在一个连接近远中根管的峡区,该峡区很不规则,可能连续也可能断开。峡区的存在使整个根管口的形态呈现出 180° 弧形带状外观。

Melton 基于 C 形牙根横断面的研究,发现 C 形根管系统从根管口到根尖的形态可发生明显变化,同时提出了一种分类模式,将所有 C 形根管分为 3 型:C1 型表现为连续的 C 形,近舌和远中根管口通常为圆形,而近颊根管口呈连续的条带状连接在它们之间,呈现出 180° 弧形带状外观或 C 形外观;C2 型表现为分号样,近颊根管与近舌根管相连而呈扁长形,同时牙本质将近颊与远中根管分离,远中根管为独立圆形;C3 型表现为 2 个或 3 个独立的根管。范兵等对具有融合根的下颌第二磨牙根管系统进行研究,结果显示 C 形根管从根管口到根尖的数目和形态可发生明显变化。

(二)C 形根管系统的诊断

成功治疗 C 形根管系统的前提是正确诊断 C 形根管系统,即判断 C 形根管系统是否存在及其大致解剖形态。仅仅从临床牙冠的形态很难判断是否存在 C 形根管系统,常规开、拔髓之后可以探清根管口的形态。敞开根管口后,用小号锉进行仔细探查可更准确地了解 C 形根管口的特点。手术显微镜下,增强的光源和放大的视野使 C 形根管口的形态更清晰,诊断更容易、准确。

Cooke 和 Cox 认为通过术前 X 线片很难诊断 C 形根管,所报道的 3 例 C 形根管的 X 线片均表现为近远中独立的牙根。第 1 例 C 形根管是在根管治疗术失败后进行意向再植时诊断的,第 2 和第 3 例则是因为根管预备过程中持续的出血和疼痛类似第 1 例而诊断。最近的研究表明可以通过下颌第二磨牙术前 X 线表现诊断 C 形根管的存在和了解整个根管系统的大致形态。具有 C 形根管系统的牙根多为从冠方向根方具有连续锥度的锥形或方形融合根。少数情况下由于连接近远中两根的牙本质峡区过于狭窄,C 形根管的 X 线影像表现为近远中分离的 2 个独立牙根。将锉置于近颊根管内所摄的 X 线片似有根分叉区的穿孔,这种 X 线特征在 C1 型 C 形根管中更多见。

(三)C 形根管系统的治疗

C 形根管系统的近舌及远中根管可以进行常规根管预备,峡区的预备则不可超过 25 号,否则会发生带状穿孔。G 钻也不能用来预备近颊根管及峡区。由于峡区存在大量坏死组织和牙本质碎屑,单纯机械预备很难清理干净,使用小号锉及大量 5.25% 的次氯酸钠结合超声冲洗是彻底清理峡区的关键。在手术显微镜的直视下,医师可以看清根管壁及峡区内残留的软组织和异物,检查根管清理的效果。

C 形根管系统中,近舌及远中根管可以进行常规充填。放置牙胶以前应在根管壁上涂布一层封闭剂,采用超声根管锉输送技术比手工输送技术使封闭剂在根管壁上的分布更均匀。为避免穿孔的发生,C 形根管的峡区在预备时不可能足够敞开,侧方加压针也不易进入到峡区很深的位置,采用侧方加压充填技术往往很难致密充填根管的峡区,用热牙胶进行充填更合适。热牙胶垂直加压充填可以使大量的牙胶进入根管系统,对峡区和不规则区的充填比侧方加压和机械挤压效果好。Liewehr 等采用热侧方加压法充填 C 形根管取得了较好的效果。手术显微镜下,医师可以清楚地观察到加压充填过程中牙胶与根管壁之间的密合度,有利于提高根管充填的质量。

因此,要有效治疗C形根管系统需采用热牙胶和超声封闭剂输送技术。

C形根管系统治疗后进行充填修复时,可以将根管口下方的牙胶去除2～4 mm,将银汞充入髓室和根管形成银汞桩核;也可以在充填银汞前在根管壁上涂布黏结剂以增加固位力和减少冠面微渗漏的发生。如果要预备桩腔,最好在根管充填完成后行即刻桩腔预备,以减少根管微渗漏的发生。桩腔预备后,根管壁的厚度应≥1 mm以防根折,根尖区至少保留4～5 mm的牙胶。桩钉应置入呈管状的远中根管,因为桩钉与根管壁之间的适应性及应力的分布更合理,而在近舌或近颊根管中置入桩钉可能导致根管壁穿孔。所选用桩钉的宽度应尽可能小,最大限度保存牙本质和增加牙根的强度。

(四)C形根管系统的治疗预后

严格按照生物机械原则进行根管预备、充填和修复,C形根管的治疗预后与一般磨牙没有差别。随访时除观察患牙的临床症状和进行局部检查外,应摄X线片观察根分叉区有无病变发生,因为该区很难充填,而且常常有穿孔的危险。由于C形牙根根分叉区形态的特殊性,常规根管治疗术失败后无法采用牙半切除术或截根术等外科方法进行治疗。可以视具体情况选择根管再治疗或意向再植术。

九、牙髓-牙周联合病变的治疗

(一)原发性牙髓病变继发牙周感染

由牙髓病变引起牙周病变的患牙,牙髓多已坏死或大部坏死,应尽早进行根管治疗术。病程短者,单纯进行根管治疗术,牙周病变即可完全愈合。若病程长久,牙周袋已存在多时,则应在根管治疗术后,观察3个月,必要时再行常规的牙周治疗。

(二)原发性牙周病变继发牙髓感染

原发性牙周病继发牙髓感染的患牙能否保留,主要取决于该牙周病变的程度和牙周治疗的预后。如果牙周袋能消除或变浅,病变能得到控制,则可做根管治疗术,同时开始牙周病的一系列治疗。如果多根牙只有一个牙根有深牙周袋而引起牙髓炎,且患牙不太松动,则可在根管治疗术和牙周炎控制后,将患根截除,保留患牙。如牙周病已十分严重则可直接拔除。

(三)牙髓病变和牙周病变并存

对于根尖周病变与牙周病变并存,X线片显示广泛病变的牙,在进行根管治疗术与牙周基础治疗中,应观察半年以上,以待根尖病变修复;若半年后骨质仍未修复,或牙周炎症不能控制,则再行进一步的牙周治疗,如翻瓣术等。总之,应尽量查清病源,以确定治疗的主次。在不能确定的情况下,死髓牙先做根管治疗术,配合一般的牙周治疗,活髓牙则先做牙周治疗和调颌,若疗效不佳,再视情况行根管治疗术。

在牙髓-牙周联合病变的患者中,普遍存在着继发性咬合创伤,纠正咬合创伤在治疗中是一个重要环节,不能期待一个有严重骨质破坏的牙,在功能负担很重的情况下发生骨再生和再附着。

牙髓-牙周联合病变的疗效基本令人满意,尤其是第一类,具有相当高的治愈率,而第二类和第三类,其疗效则远不如前者。

十、急性牙髓炎开髓后仍然剧烈疼痛的原因

急性牙髓炎疼痛机制可分为外源性和内源性2个方面。急性牙髓炎时,由于血管通透性增

加,血管内血浆蛋白和中性粒细胞渗出到组织中引起局部肿胀,从而机械压迫该处的神经纤维引起疼痛。这就是引起疼痛的外源性因素。另一方面渗出物中各种化学介质如5-羟色胺、组织胺、缓激肽和前列腺素在发炎牙髓中都能被检出。这些炎性介质是引起疼痛的内源性因素。据报道,有牙髓炎症状时其牙髓内炎性介质浓度高于无症状患者牙髓内浓度。

急性牙髓炎时行开髓引流术能降低髓腔内压力而缓解疼痛,但不能完全去除炎性介质,加上开髓时物理刺激和开放髓腔后牙髓组织受污染,有些患者术后疼痛加重。本组研究急性牙髓炎开髓引流术疼痛缓解率为78.2%,术后疼痛加重率为21.8%。

急性牙髓炎时采用封髓失活法,甲醛甲酚具有止痛作用,并能使血管壁麻痹,血管扩张出血形成血栓引起血运障碍而使牙髓无菌性坏死。暂封剂中丁香油也有安抚止痛作用。154例急性牙髓炎行封髓失活疗法疼痛缓解率为92.2%,疼痛加重率为7.8%,与开髓引流比较有显著差异($P<0.01$)。剧烈疼痛患者一般服用镇静止痛药后疼痛缓解。剧痛一般在术后24小时内出现,持续2小时左右,其后疼痛逐渐消退。本组研究观察到急性牙髓炎时采用封髓疗法完成牙髓治疗总次数少于开髓引流术组($P<0.01$)。该结果与Weine结果相近。急性牙髓炎现最好治疗方法是行根管治疗术,但由于受国情所限,对部分有干髓适应证患者行干髓治疗术。

十一、牙髓炎治疗过程中可能出现的并发症

治疗牙髓炎可采用干髓术、塑化术、根管治疗术等方法,治疗过程中可能出现一些并发症。

(一)封入失活剂后疼痛

封入失活剂后一般情况下可出现疼痛,但较轻可以忍受,数小时即可消失。有些患牙因牙髓急性炎症未得缓解,暂封物填压穿髓孔处太紧而出现剧烈疼痛。此时应去除暂封药物,以生理盐水或蒸馏水充分冲洗窝洞,开放安抚后再重新封入失活剂或改用麻醉方法去除牙髓。

(二)失活剂引起牙周坏死

当失活剂放于邻面龋洞时,由于封闭不严,药物渗漏,造成龈乳头及深部组织坏死。

(三)失活剂引起药物性根尖周炎

药物性根尖周炎主要是由于失活剂封药时间过长造成的患牙有明显的咬合痛、伸长感、松动,应立即去除全部牙髓,用生理盐水冲洗,根管内封入碘制剂。因而使用失活剂时,应控制封药时间,交代患者按时复诊。

(四)髓腔穿孔

由于髓腔的形态有变异,术者对髓腔解剖形态不熟悉,或开髓的方向与深度掌握失误,根管扩大操作不当等原因造成的。探入穿孔时出血疼痛,新鲜穿孔可在用生理盐水冲洗、吸干后,用氢氧化钙糊剂或磷酸锌黏固粉充填。

(五)残髓炎

干髓术后数周或数年,又出现牙髓炎的症状,可诊断为残髓炎,这是由于根髓失活不全所致,是干髓术常见的并发症。塑化治疗的患牙也可出现残髓炎,是由于塑化不全,根尖部尚存残髓未被塑化或有遗漏根管未做处理。若出现残髓炎,则应重新治疗。

(六)塑化剂烧伤

牙髓塑化过程中,塑化液不慎滴到黏膜上,可烧伤黏膜,出现糜烂、溃疡,患者感觉局部灼痛。

(七)术后疼痛、肿胀

由于操作过程中器械穿出根尖孔或塑化液等药物刺激所致根尖周炎症反应所致。

（八）器械折断于根管内

在扩大根管时使用器械不当,器械原有损伤或质量不佳;或当医师进行操作时患者突然扭转头等原因,可导致器械折断于根管内。

（九）牙体折裂

经过牙髓治疗后的患牙,牙体硬组织失去了来自牙髓的营养和修复功能,牙体组织相对薄弱,开髓制洞时要磨去髓腔上方的牙齿组织,咀嚼硬物时易致牙折裂,所以在治疗时要注意调整咬合,并防止切割牙体组织过多。必要时做全冠保护,并嘱患者不要咬过硬的食物。

十二、牙体牙髓病患者的心理护理

（一）治疗前的心理护理

首先为患者提供方便、快捷、舒适的就医环境,以"一切以患者为中心,将患者的利益放在首位"为服务宗旨,热情接待患者,以简洁的语言向患者介绍诊疗环境,手术医师和护士的姓名、资历,治疗过程,术中配合及注意事项,以高度的责任心和同情心与患者交谈,耐心解答患者所担心的问题,通过交谈了解病情及病因,根据患者的病情及要求,讲明治疗的必要性、不同材料的优缺点、治疗全过程所需费用及疗效。对经济条件差的患者,尽量提供经济实用的充填材料。其次美学修复可以改变牙齿的外观,在一定程度上可以改善牙齿的颜色和形态,但无法达到与自然牙一致。因此,对美学修复方面要求较高的患者,应注意调整患者对手术的期望值,治疗前向患者讲明手术的相对性、局限性、慎重选择,避免出现治疗后医师满意而患者不满意的情况,提高患者对术后效果的承受力,必要时向他们展示治疗患者的前后照片,使其增强自信心。这样在治疗前使患者对治疗全过程及所需费用,有了充分的了解和心理准备,以最佳的心理状态接受治疗。

（二）治疗中的心理护理

临床发现80%以上的患者均有不同程度的畏惧心理,主要是害怕疼痛。对精神过于紧张、年老体弱、儿童允许家属守护在旁,对于老年人应耐心细致解释治疗中可能出现的情况,由于不同的人疼痛阈值不同,不能横向比较,说伤害患者自尊心的话;而对于儿童在治疗过程中,多与儿童有身体接触,给以安全感,但不要帮助儿童下治疗椅,减少其依赖性,树立自信心,不必和儿童解释牙科治疗问题,与儿童讨论一些他们所感兴趣的问题,对患者的配合给予鼓励。无家属者护士守护在旁,减轻对"钻牙"的恐惧,医护人员操作要轻,尽量减少噪声,在钻牙、开髓术中,如患者感到疼痛难忍或有疑问,嘱其先举手示意,以免发生意外,同时应密切观察患者的脉搏、血压,轻声告知治疗进程,随时提醒放松的方法,使医、护、患、配合默契,顺利地实施治疗。根据患者的治疗进程,告知患者下次复诊时间,在根备或根充后可能会出现疼痛反应,多数是正常反应。如果疼痛严重、伴有局部肿胀和全身反应,应及时复诊,酌情进一步治疗。

（三）治疗后的心理护理

患者治疗结束后,征求患者意见,交代注意事项,稳定患者情绪。牙髓治疗后的牙齿抗折断能力降低,易劈裂,治疗后嘱患者避免使用患牙咀嚼硬物或遵医嘱及时行全冠或桩核修复。美学修复可以改变牙齿的外观,但不会改变牙齿抵抗疾病的能力,因此术后更要注重口腔保健的方法和效率。教给患者口腔保健知识,养成良好的口腔卫生习惯,有条件者应定期口腔检查、洁牙,防止龋病和牙周病的发生,以求从根本上解决问题。

（邢晓华）

第十章

根尖周病

第一节 根尖周炎

一、根尖周炎是如何发生的

根尖周组织是牙根尖周围的牙周膜和牙槽骨,都是结缔组织。牙髓组织通过一个或数个窄小的根尖孔与根尖周组织密切联系,若牙髓炎不及时治疗时,牙髓组织大部分或全部坏死,根管内的感染物质通过根尖孔作用于根尖组织,引起局部组织发炎,叫根尖周炎。感染是引起根尖周炎的最常见的原因。当患有深龋时,龋洞内的细菌可致使牙髓发炎。牙髓炎若不及时治疗,可波及根尖周围组织,引起发炎,另外,创伤、化学刺激、免疫学因素也可引起根尖周炎。

乳牙和年轻恒牙患牙髓炎时,由于患牙根尖孔粗大,牙髓组织血运丰富,感染较易扩散,所以在牙髓炎症早期,便可合并急性根尖周炎。急性根尖周炎在一定条件下可以变成慢性根尖周炎,而慢性根尖周炎在机体抵抗力减弱时,又可急性发作。

二、根尖周炎的分类及临床表现

根据根尖周病的发展进程,可将其分为急性根尖周炎、急性根尖周脓肿、慢性根尖周炎。

(一)急性根尖周炎的临床表现

多数急性根尖周炎的牙齿患有深龋,但也有无龋齿或其他牙体损害者。炎症的早期,根炎周膜充血、水肿,患牙出现咬合痛。随炎症的加剧,大量的炎症分泌物局限于牙根尖周围,患牙有浮出和伸长感,同时,由于牙周间隙内的压力增高,出现自发性、持续疼痛。疼痛是因牙周膜神经受到炎症刺激而引起,疼痛范围局限于患牙根部,也不放散到邻牙或对颌牙齿,患者能明确指出患牙,用手指扣压根尖区黏膜时,有压痛。

(二)急性根尖周脓肿的临床表现

急性根尖周炎没有得到治疗,炎症继续发展,炎症渗出物及坏死细胞液化后形成脓液,集中在根部,向骨壁薄弱的一侧穿通,形成骨膜下脓肿。脓液达到一定压力时,穿通骨膜达牙龈黏膜下,有时可自行破溃,脓液排出。

急性根尖周脓肿可引起患牙区剧烈持续性跳痛,牙齿明显浮出伸长,不能咀嚼,扣压时疼痛,邻近的牙齿也被波及引起疼痛。一般都有全身反应,如发热、白细胞计数增高等,同时炎症常波及面部的软组织,使颜面肿胀,皮肤发红、发热,开口受限,同侧颌下淋巴结肿大。当已发生骨膜下脓肿,应当在麻醉下及时切开脓肿,排出脓液,放入纱布或橡皮引流条引流。在治疗患牙的同时,也应给予全身抗感染治疗,使炎症得到及时控制和缓解。

（三）慢性根尖周炎的临床表现

慢性根尖周炎一般没有明显的自觉症状,常常因为咀嚼不适或牙龈起脓包而就诊,慢性根尖周炎是由牙髓炎或急性根尖周炎发展而来,患牙常有牙髓病史,反复肿胀史或牙髓治疗史。

患牙常存在深的龋洞或充填后或其他的牙体硬组织疾病。牙冠变色,失去光泽,深洞内探诊无反应,牙髓活力测验无反应,当根尖部炎症通过骨质扩散到牙龈时,可在患牙的牙龈处看见瘘管的开口,叩诊患牙可出现不适感或无反应,X线片可见根尖部有密度减低区,这是由于根尖牙槽骨被破坏所致。

三、根尖周炎的常用治疗方法

根尖周炎同牙髓治疗一样,消除炎症,尽量保存患牙,恢复其咀嚼功能。所不同的是患根尖周炎时,牙髓已坏死,同时炎症波及根尖周组织,所以治疗时不能采用保存活髓的方法或干髓术,只能采用塑化术和根管治疗术的方法,必要时拔除患牙。

当急性根尖周炎发作时,要开髓治疗,开通髓腔引流通道穿通根尖孔,使根尖渗出物及脓液通过根管得以引流,以缓解根尖部的压力,使疼痛减轻,开髓后,髓腔内放入一个棉球,引流2～3天,待急性炎症消退后,再做常规治疗。

当急性根尖周炎发展至骨膜下或黏膜下脓肿时,应在局麻下切开排脓,并在切口内放入橡皮引流条一根,每天更换,直至无脓为止。对于根管外伤和化学药物刺激引起的根尖周炎,应去除刺激物,反复冲洗根管,重新封药,或封无菌棉捻。如果根管充填超充引起根尖周炎,经用药治疗,观察效果不佳者,应去除充填物,封药安抚以后重新充填。根尖周炎的治疗一般要给予抗生素或止痛药,也可以局部封闭、理疗及针灸止痛。

（一）根管治疗术

根管治疗术是治疗牙髓病和根尖病最常见的方法。根管治疗术就是将炎症或坏死的牙髓完全除去,用根管扩大针把根管壁上的感染变软的牙本质去除干净,并扩大根管,即医学上称为根管预备。经封药消炎,使根管内无菌化后,严密充填。根管充填后,可防止根管内的感染物质继续向根尖扩散,也可使病变的根尖周组织恢复正常。根管治疗术特别适用于前牙,当后牙牙冠缺损多时,也应选择一个较粗大的根管作根管充填,以便桩冠修复。

当牙髓或根尖有炎症时,首先要在牙上钻洞开髓,抽出炎症牙髓,上药安抚,2～3天后,进行根管预备,封药根管消毒。当根尖无叩痛或叩诊无不适感,根管清洁无渗出物,棉尖干燥、无色无臭,自觉咀嚼功能恢复正常时,即可进行根管充填,但当根管内分泌物多时,常常需增加封药次数。

根管治疗术适合于各种牙髓病、慢性根尖周炎。根管治疗术操作复杂,费时费力,常常选择单根管牙和多根管的年轻恒牙。目前随着理论逐渐完善,器械、材料的改进及其他治疗方法的发展,选择做根管治疗牙病的范围越来越广,如成人后牙常规做一个根管的根管治疗术,以备牙冠缺损严重时打桩做修复治疗;患者有严重的系统性疾病不能拔牙时,可将残根做根管治疗术后,再做覆盖义齿;当根尖周炎伴牙周炎时,牙槽骨吸收,牙齿松动,过去须拔除,而现在通过根管治疗术和牙周联合治疗仍可保存患牙;根尖周炎引起牙龈瘘管时,做根管治疗术是众所周知的,目前,对根尖周炎引起的皮肤瘘管,采取根管治疗术同样有效。

牙髓的不可逆性炎症发生时,细菌经由各种感染渠道进入牙髓系统,组织的炎症从局部的浆液性炎症发展成全部的化脓性炎症坏死,细菌通过根尖孔扩散,导致根尖周围组织的炎症渗出、水肿和破坏,这一病理过程由于根管治疗术的介入而被中断。从病因学的角度分析,造成根管治疗术失败的诸多原因可归纳为两大类:第一类是微生物性病因。当根管治疗术没能有效地阻止细菌的扩散,或者短期内出现了再污染。病程从中断的地方继续发展,那就标志着治疗失败了。由此也可解释为什么感染的根管治疗成功率要低于非感染根管。第二类是非微生物性病因。主要存在于高质量的根管治疗术之后仍然发生失败的病例。本文的目的,是从第一类因素入手,讨论如何通过改善根管治疗术的各个环节,尤其详细分析了治疗操作过程的环节,来改善治疗质量,提高根管治疗术成功率。其中有一部分涉及质量评定的标准。第二类因素的分析不包括在本文论述之列。对于根管治疗术,不论是传统观念中的三大步骤:即根管预备、根管消毒和根管充填,还是现代观念中所提倡的大锥度、侧方加压或垂直加压等,单从治疗操作过程来说,实际上首先是一个外科清创的过程,因此,根管系统彻底地被清洁非常关键,应该被视为整个治疗过程的基础。在此之后的根管充填术中,在用充填材料封闭根管系统时,封闭的严密性又是一个关键。任何影响到这2个关键步骤的操作,都将很大程度地关系到根管治疗术的质量。根管治疗术的长期疗效同样依赖根管的非感染状态,所以某些导致根管再污染的原因会增加失败风险。每一次根管治疗都是一次临床操作的手术过程,这个过程中的每一个细节都会对手术的质量有着或大或小的影响,从而影响治疗成功率。

(1)直接影响彻底清洁的因素:清洁的目的是彻底清除根管内容物,包括残髓组织、牙本质碎屑、感染松解的牙本质表层及可能有的唾液、龋腐残屑、暂封物碎屑等。清洁最主要是依靠化学药物的荡洗,此外,器械的进出、切割和提拉也起到一定机械辅助作用。在这一过程中,直接影响彻底清洁的因素有以下一些:①工作长度不准确。很显然一个短于实际长度的工作长度必定会导致根管不能被完全清洁。对于怎样确定工作长度,传统的方法是通过测量X线片显示的根尖段长度减去1 mm来得到,现代的手段是借助根管长度电测仪来寻找和确认牙本质——骨质界。在实际操作中,不能仅仅依靠某一种方法,而是主张将X线片和电测仪结合起来,以得到最准确的数值。②器械预备根管成形不到位。根管的形状对清洁的效率和效果有着关键的作用。成形的目的是去除髓腔侧壁和根管口的阻力,建立到达根管的直通道;将根管冠中2/3部分扩锉增粗到足够锥度,并且锥度变化均匀一致,建立进入根尖部位的直通道。显然,一个有着粗大开口并且直线进出的根管,比一个细小弯曲的根管更利于冲洗液的分布和回流。从理论上讲,根管越粗,开口越大,锥度越大,越能达到我们希望的目的,但是无限制的过渡扩大增粗是十分错误和危险的,会损害根壁的抗折断力和牙根强度。保持平衡才是成功之道。对于在器械预备成形中发生的一些不测,例如:断针、穿孔、台阶和根尖拉开等,如果没有影响原始根管系统的清洁和成形,就不会直接导致治疗失败;如果妨碍了对原始根管的清洁和成形,甚至使之变成不可能,尤其是发生在一个牙髓坏死的感染根管内,就会大大增加失败的概率。③选择的冲洗药物未能达到预期效果。冲洗的药物应有较强的消毒杀菌功能且流动性较好。3%~5%的次氯酸钠有很强的溶解有机物的能力,是很好的选择。有实验证明:5.25%的次氯酸钠溶液,能在20~30分钟内完全溶解一个完整的新鲜牙髓,加温到60 ℃时,溶解力显著增强。但是次氯酸钠溶液因为缺少抑制根管内厌氧菌的作用,所以建议要配合使用5%的盐酸氯己定溶液交替冲洗,作为弥补。此外,氯亚明和3%过氧化氢溶液都是不错的选择,若选用生理盐水则无法达预期的目的。④冲洗的方法和工具不利。对于冲洗的工具,除了常用的冲洗器之外,超声根管锉的效果非常好。超声根管锉最开始是作为根管预备的工具被广泛推广使用。但根据笔者的使用经验,此器械不宜用于根管预备,倒是其独特的机械震荡清洁功能,在临床使用中效果显著。实际工作中,如果受条件所限,则应尽量选择较细针头的冲洗器,反复大量冲洗。通过增加冲洗量和冲洗次数,并辅助以手用根管锉或棉捻纸捻进行根管荡洗,以期做到尽可能彻底的清洁。

(2)直接影响严密充填的因素:①根管预备的好坏决定了根充的好坏。在影响根充质量的因素中,首当其冲是根管预备的质量。如果根管成形不到位,器械预备后根管没有具备良好的形态,会直接妨碍充填材料的加压致密;根管清洁不到位,尤其是根充前若未能有效地去除根管壁上的牙本质玷污层,会大大影响根充材料与根管壁的密切结合,直接减弱根充的封闭性。②选择合适的根充材料。选择适宜的材料也是个重要的因素。国内已经有条件使用进口成品糊剂的,使用前要根据说明书,充分了解糊剂主要成分、添加成分、性能、硬固时间、允许工作时间,以及与刺激性、安全性有关的信息。有些仍然在使用传统的氧化锌糊剂的,则应当注意糊剂不要过于稀薄,那样会强度不够,体积收缩过大,充填时容易卷入空气形成空隙。此外,碘仿糊剂已经被证明其中的碘会被吸收留下空隙,影响封闭,建议不要再继续使用了。③准确的工作长度。准确的工作长度对完善的根管预备必不可少,同样对高质量根管充填也有着至关重要的作用。因为欠填和超充都会大大降低根管治疗术的成功率。欠填的发生主要是由于工作长度不够,或者由于根管预备的成形和清洁不良,根尖区牙本质泥未被完全清除所导致。造成超充最直接的原因是,预备根尖区时过渡切割,根尖狭窄部被破坏,失去了足够的根尖抵抗,这使得超充的发生不可避免。④选择适宜的根充方法。关于选择哪一种根充方法,理论上讲,没有单纯的侧方加压或垂直加压,根充时施加的任何一次压力都被分解为垂直向分力和水平向分力,同时起到垂直加压和侧方加压的效果,所以无论选择哪一种方法都能够完成一例完美的高质量的根管充填。术者需要熟知每种方法的适应证,熟练掌握操作技术,明白何种情况下应该选择何种相应的根充方法。

(3)根管再感染问题:在导致根管治疗术失败的诸多因素中,根管再感染是一项很重要的因素,并且容易被临床医师所忽视。从打开牙髓,开始髓腔预备到完成根管充填,再进行牙体修复,术者应该始终具备防止根管感染和再感染的意识及相应的措施。

首先,使用橡皮障是很重要的手段。它能有效地避免在手术过程中,口腔环境对根管系统的再污染。当然,使用橡皮障的好处远远不止这一点,还可预防器械落入口腔甚至误吞误吸,保护邻近软组织,避免被不慎划伤或被药物灼伤等,在此不做赘述。如果受条件所限,不能做到每一次根管治疗术都在橡皮障的保护下进行。那么,也许把注意力放在力所能及的事情上会更有实际意义。在开始根管治疗术时,前期要做的是彻底去除所有龋腐质。这样的要求有2个含义:第一,在接触到根管口之前,牙冠上的任何地方都不能还有龋腐质存在,哪怕是与开髓孔没有直接关系、很远的地方;第二,做根管治疗术,同时保留原有的充填体或全冠修复体,这种做法不应当受到鼓励。

其次,通常认为根尖4 mm的充填封闭是根管充填术的关键。但这并不是说可以忽略对根管上段的严密充填。根管上段充填物内部有空隙,或根充物与根管壁不密和,或由于根管桩修复体破坏了封闭,很容易发生根管再污染。同时,牙冠充填物或暂封物的封闭性不佳也会导致根管的再污染。牙齿长期处于口腔唾液环境中,目前任何材料任何技术都不可能从根本上避免修复体微渗漏问题,根管时刻受着再污染的威胁。术者在根管治疗术后牙体修复设计时,必须充分考虑选择适宜的修复时机、修复材料和修复技术,有效地防范,减少发生根管再感染的概率。

(4)影响根管治疗术成功率的其他间接因素:根管治疗术可以说是一次手工操作过程,手术实施者和接受者的心理状态、情绪和精神状态无疑是影响技术发挥的关键。手术不是由一个人单独完成,从术前准备到术中的配合,以及相关的医辅条件,其中的任何一个细节都能通过对医者心智形成干扰,从而影响治疗水平。这些细节包括医护配合的协调性,四手操作能达到何种程度,X线根尖片技术水平,患者做拍片检查是否便捷,患者术前是否有足够的心理准备,时间和经济方面能不能全力配合,甚至诊室的布局格调,设备器械的摆放是不是方便取用等。这类细节若处理不好,造成的后果可能会很严重,在决策的时候,都不要认为是无关紧要的,往往大的失误就来自看似无关紧要的细节。

长期以来我们在评估根管治疗术的质量时,主要取决于最后根管充填的结果。就是说,根据对根充恰填、欠填或超填的判断,来确定根管治疗术的质量。现在看来,这种评估的标准和方法过于片面和简单。首先,恰填、欠填或超填的描述反映的是根充的深度,根管充填的质量除了对根充深度的评估,还应包括极其重要的对根管粗度、锥度、预备后形态等方面的评估。再者,根管充填术只是根管治疗术中的一个小环节,除此之外的每一个环节和细节都会对治疗的结果产生影响,对根管治疗术的质量评估,应该着眼于对整个治疗过程做全面地衡量。对此我们已经在3年前,总结出一套比较全面科学的而且是非常实用的根管充填术后即刻评估标准,不仅作为专业评估标准应用于临床,并且成为医院医疗质量监控的一部分。用科学的评估标准判定根管充填的质量是第一步,更多的是要注意治疗过程中所应用的器械、设备、材料和药物是否科学有效,所选择的术式、方法是否恰当,以及所有与临床操作有关系的各个细节的设置,至少不要有碍于医者医疗水平的发挥,这样才能对一次根管治疗术的质量做全面、科学而准确地评价。

在长期的临床实践中,我们切身体会到,要想提高根管治疗术成功率,应该把握以下一些要点:①得到准确的工作长度。②根管预备达到一定的形态标准。③使用有效的工具和方法,选择适当的药物,彻底清洁根管系统。④选择适当的根充方法和材料,达到尽可能严密的封闭。⑤根管治疗术之后及时制作优良修复体进行牙体修复。⑥使用橡皮障有助于提高治疗成功率。⑦注意与诊疗工作相关的一切细节,涉及医师和患者、设备和材料等各方面,这些都会直接或间接地影响到临床治疗的质量。

(二)寻找根管口的方法

临床上,多根管牙若因某些原因,寻找根管口有困难时,除了应用牙齿髓腔解剖形态的知识外,还可结合使用下列方法来帮助寻找根管口。

(1)多根管牙常因增龄性变化或修复性牙本质的沉积,或髓石,或髓腔钙化,或根管形态变异等情况,而使根管口不易查找时,可借助于牙齿的三维立体解剖形态,从各个方向和位置来理解和看牙髓腔的解剖形态;并采用多种角度投照法所拍摄的X线片来了解和指出牙根和根管的数目、形状、位置、方向和弯曲情况,牙根对牙冠的关系,牙根及根管解剖形态的各种可能的变异情况等。

(2)除去磨牙髓腔内牙颈部位遮拦根管口的牙本质领圈,以便充分暴露髓室底的根管口。

(3)采用能溶解和除去髓腔内坏死组织的根管冲洗剂,以彻底清理髓室后,根管口就很可能被察觉出来。

(4)探测根管口时,应注意选择髓室底较暗处的覆盖在牙骨质上方的牙本质和修复性牙本质上做彻底地探查。并且还应注意按照根管的方向进行探查。

(5)髓室底有几条发育沟,都与根管的开口方向有关,即沿髓室底的发育沟移行到根管口。

所以应用非常锐利的根管探针沿着发育沟搔刮,可望打开较紧的根管口。

(6)当已经指出一个根管时,可估计其余根管的可能位置,必要时可用小球钻在其根管可能或预期所在的发育沟部位除去少量牙本质,然后使用锐利探针试图刺穿任何钙化区,以指出根管口除去牙颈部的牙本质领圈以暴露根管口的位置。注意钻磨发育沟时不要过分地加深或磨平发育沟,以免失去这些自然标志而向侧方磨削或穿刺根分叉区。

(7)在髓室底涂碘酊,然后用稍干的酒精棉球擦过髓底以去碘,着色较深的地方常为根管口或发育沟。

(8)透照法:使用光导纤维诊断仪的光源透照颊舌侧牙冠部之硬组织,光线通过牙釉质和牙本质进入髓腔,可以看到根管口是个黑点;而将光源从软组织靠近牙根突出处进行透照,光线通过软组织、牙骨质和牙本质进入髓腔,则显示出根管口比附近之髓底部要亮些。

(三)塑化治疗

牙髓塑化治疗是指将根管内部分牙髓抽出,不必进行扩大根管等复杂的操作步骤,将配制好的塑化液注入根管内,与牙髓组织聚合一体,达到消除病源刺激物的作用。

牙髓塑化是利用处于液态尚未聚合的塑料,将其注入根管内,当其聚合前,可渗透到残存的牙髓组织及根管的感染物质中,和这些物质一起聚合。残存的牙髓组织及感染物质塑化后,在一定时间内,成为对人体无害的物质,对防止和治疗根尖周病起了一定的作用。它与传统的根管治疗术不同点在于根管治疗术是采用彻底取出病原刺激物的方式,塑化治疗则不需彻底取出,而将这些有害物质固定,包埋于根管中而达到消除病原刺激的目的。

牙髓塑化治疗不需做根管预备及根管换药,复诊次数要比根管治疗术少得多。一般情况下,牙髓炎患者初诊时封入"杀神经"药物,再次复诊就可揭髓顶,拔除部分根髓后,向根管内导入塑化液,完成塑化治疗。根尖周炎患者首诊时,一般就可揭髓顶,拔除部分根髓,窝洞内放入药物棉球开放2~3天后,冲洗根管,封入另一种根管消毒的药物,再次复诊时即可做塑化治疗。

塑化治疗同根管治疗术一样,是用于治疗牙髓病和根尖病的重要方法,由于使用的塑化剂的理化性能,使其选择原适应证有自己的范围。成年人根尖孔已完全形成的恒磨牙,若患有牙髓病和根尖病时,可考虑塑化治疗。尤其是根管细小弯曲的患牙及根管器械意外折断于根管内时,采用塑化治疗可以显示出根管治疗术所不及优势。但有些牙病,如根尖狭窄部已破坏的牙,完全钙化不通的根管,准备进行桩冠修复的患牙或根管就不能做塑化治疗。

塑化治疗术成功条件:①塑化液应具有强大的杀菌作用。②塑化液能够渗透到感染的根管组织中。③塑化液与感染组织共聚形成无害物质。④固化后的塑化剂封闭根管系统。

教科书上介绍的塑化液处方中主要成分包括甲醛和间苯二酚。鉴于这2种成分的强蛋白凝固作用和半抗原性,对正常组织的刺激作用显而易见。有学者认为下述可能产生负面作用的问题也有必要弄清:①塑化的聚合反应严格局限于根管内。②塑化反应应该是完全的,即聚合后根管系统不应有剩余单体(甲醛或酚)或剩余单体在已知的安全范围。③塑化物质对任何细胞、组织和器官无害,且无潜在的免疫原性和致癌、致畸作用。

四、牙髓外科包括哪些内容

当前,根管治疗术的适应证逐渐扩大,许多过去不能治疗的患牙,现在大部分可以保留了。但还有一部分患者仅用根管治疗术难以治愈,必须辅以外科手术,这种由2种方法结合起来的保存患牙的治疗技术,就是牙髓外科。通过牙髓外科手术,大大提高了保存患牙的成功率,缩短了疗程。主要包括以下方面。

(1)建立外科引流通道。如根尖周开窗术和切开引流术。

(2)根尖手术。如根尖刮治术、根尖切除术、根尖倒充术。

(3)牙根外科手术,如截根术、牙根刮治术、牙半切术等。

(4)根管内折断器械取出术。

(5)髓腔修补术。

(6)根管内、骨内植桩术。

(7)牙再植术。

(8)根尖外露修补术。

五、牙瘘的形成与治疗

有的人牙龈上有一个小瘘管,经常溢脓,我们把它叫牙龈瘘管,俗称牙瘘。一般是由根尖周炎引起的,患根尖周炎时,牙髓坏死,根尖周组织化脓,牙槽骨破坏,脓液沿破坏牙槽骨流至牙龈处,使牙龈破坏即成瘘管,有的牙瘘是由牙周脓肿发展来的,它多在靠近牙颈部的牙龈上。有的是由颌创伤性根尖周炎和医源性牙病引起的。

由慢性根尖周炎引起的牙瘘,可只做牙髓治疗,有效去除病因,牙瘘即可痊愈。而牙髓牙周联合病的患牙,因病因复杂,除进行牙髓治疗外,还要进行牙周治疗,对牙周袋及瘘管进行搔制、冲洗、上药,必要时可进行手术治疗,切除患病根尖及所形成的瘘管,去除病因,促进愈合。由颌创伤引起的要进行适当调𬌗消除致病因子。

六、抗生素在治疗根尖周炎中的应用

根尖周炎大多是由龋洞发展成牙髓炎,继而牙髓坏死,炎症波及根尖周组织,产生剧烈疼痛。在治疗过程中,使用抗生素是非常必要的,但仅使用抗生素是不行的,抗生素只消除炎症而不能去除髓腔内的病灶,且疗效缓慢。牙根位于牙槽骨中,当根尖有炎症时,炎性分泌物不易排出,刺激牙周膜神经产生剧烈疼痛。只有开髓后去除坏死的牙髓,通畅根管,建立引流,才能缓解症状,同时全身应用抗生素,根管内局部换药,才能达到消除根尖周炎症的目的。

根管治疗术时要经过根管预备、消毒、充填等许多步骤。炎症坏死的牙髓有大量细菌,而医师的操作有时不能达到完全无菌,所以当进行根管预备时,器械不慎超出根尖孔或根管冲洗时将坏死物质推出根尖孔,可造成根尖的炎症反应及牙龈肿胀,在根管预备及充填后应口服抗生素,以预防和控制炎症。

在根管换药过程中,常用的药物有醛、酚和抗生素,用于根管消毒的抗生素有金霉素、多西环素、土霉素、甲硝唑等,用盐水、丁香油酚等调料拌成糊剂应用,可有效杀灭根管内细菌,达到消炎消毒的作用。

七、牙髓炎与根尖周炎的区别

牙髓炎大多由龋病引起,发展到一定程度时,可变为根尖周炎,二者有密切的联系。一般来说,牙髓炎疼痛发作时为自发性、阵发性疼痛,并且疼痛常常向头部放射,患者常不能指明患牙。根尖周炎则表现为持续性痛,以咬合痛为主,牙齿有明显的浮出和伸长感,能指明患牙,牙髓炎时牙髓有活力,冷、热刺激能引起疼痛或疼痛加重,而患根尖周炎时牙髓神经大多已坏死,对冷、热

刺激无反应。医师做检查时,用探针探入患牙髓炎的龋洞时,一般会感到疼痛或敏感,而根尖周炎的患牙探诊时常无感觉。当叩击患牙时,牙髓炎的患牙出现轻度叩痛或无反应,而根尖周炎叩痛明显。X线片上,根尖周炎的根尖周围有密度减低区,而牙髓炎的根尖周围无明显异常表现。

八、有效清除和控制感染是治愈牙髓及根尖周病的关键

有效清除与控制根管系统的感染物质是牙髓与根尖周病得以治愈的关键,不同的时期,不同的地区,人们曾尝试过多种不同的治疗方法,但所遵循的原则都基于上述认识,即清除感染物质或使感染物质无害化。

(一)微生物是牙髓与根尖周病的病原

牙髓的原发性感染物质主要来自龋损中的微生物感染,牙周组织的感染也可以通过根尖孔或其他牙髓牙周交通支感染牙髓,但所占比例很小。口腔中的微生物还可以通过其他途径如外伤导致的牙硬组织破损、裂纹感染牙髓,或通过各种原因暴露的牙本质小管感染牙髓。另外,微生物也可能通过血运感染牙髓。

(二)清除感染源

由于根管系统的复杂性和同时要考虑对机体的保护,清理根管系统感染的工作是一项十分细致和复杂的工作,在根管治疗过程中占有举足轻重的位置。清除感染即清创,在根管治疗术的步骤中又称为根管预备。根管预备实际上是包括根管清洗和根管成形两部分。2个部分的核心是最大限度的有效去除感染物质,为有效的封闭根管系统做准备,同时要最大限度地限制感染物质的扩散、保护正常的组织。

(三)无害化的理念

牙髓治疗中考虑对感染物质的无害化处理时,不能忽略的是对无害化处理的效果和可能持续的时间进行评价,尤其不能忽略对残留物质和药物可能的远期危害进行评价。在理论上,利用药物在体内达到长期控制感染物质的目的是不可取的。一种药物很难同时具备有效的抗感染作用和机体生物相容性,完全不对机体产生负面影响。由此看来,有效的最大限度地清除感染物质加上有效的封闭根管系统的无效腔,是目前理想的治疗牙髓及根尖周病的方法。

达到完好的根管充填,需要使材料进入所有的根管空隙。良好的根管预备是完善根管充填的前提。同时,根充材料的流动性、稳定性、生物相容性必须符合相关的要求。目前最常用的根充材料仍然是牙胶。如果采用加温加压的方法,会使材料更容易进入根管空隙,更好地与根管组织贴合,达到更好的封闭效果。

(四)牙髓治疗过程中的感染控制

鉴于牙髓根尖周病的病原学特征,在牙髓治疗中,应该尽可能做到以下几点。

(1)不使根管系统现有的微生物感染扩散,包括不将感染物质推出根尖狭窄部。

(2)不增加新的感染,包括不增加根管内细菌感染的类型。

(3)清理和消除已有的感染物质。

(4)封闭清理过的根管系统,防止再感染或感染复发。

(5)及时有效的修复已经进行了牙髓治疗的患牙,防止冠部微生物的渗漏。

对上述5条的全面理解是决定治疗成功的重要方面。目前存在于我国牙髓病临床实践中的许多问题均来自对这些问题理解或重视的不够。

九、细而弯曲根管预备技巧

（一）术前术中术后拍摄清晰不同角度的牙片（推荐数字化牙片）

根尖片可观察堵塞部位，深度，可能的根管弯曲方向等。术中术后的根尖片可以检查是否侧穿或可能形成侧穿，可以不断调整预备的方向。当然，数字化牙片主要是方便，可以进行一些调整图像明暗等的操作，普通的胶片大多数情况还是比数字片清晰的。胶片多次拍片成本比较高，而且洗片花时间（即使现在自动洗片系统也要 5 分钟以上）。由于 X 线片仅能反映二维重叠图像，当切削方向向颊侧或舌侧偏移时则不易判断，以不同角度的拍片可以帮助解决此类问题。

（二）根管口预备要充分

根管口预备用 15#、20#锉，对于钙化、细小、堵塞的根管，用 08#、10#锉，还有根管探针，在 15#找不到或者不确定的时候是有帮助的。

开髓孔预备要充分，开髓之前一定去净龋坏组织、无基釉和松动的充填体等，尽可能形成根尖 1/3 的直线通路，避免器械进入根管时的冠部障碍，这点非常重要。可先采用逐步深入根管锉预备法进行根管上端的预备，使 K 锉能尽可能直的进入到堵塞部位。另外，G 钻对拉开根管口和髓腔侧壁以形成"直线通路"是很好的办法。这样向下预备的时候就 K 锉的工作部分就不是堵塞部上方的根管侧壁或者开髓孔侧壁。对于细小的弯曲根管"直线通路"是很有意义的（另外，"直线通路"发现下切牙的唇舌向双根管，以及根管充填都是也很有帮助的）。

（三）好的、完备的扩大器械

一定要有好的手用扩大锉，"好的"，简单说就是质量好，比较新的，设计的合理，适合自己手感，号码要齐全，对于细小弯曲或者堵塞根管，小号器械特别重要，要备有 15#以下器械。最好从 6#、8#、10#～140#都有。还要注意器械会折旧，金属疲劳，要检查器械有无折断、解螺纹等，损了旧了，不好用了就扔了，不要到器械断根管里才后悔。

堵塞、细小的根管，可以反复使用小号的锉通畅根管。15#无法扩通的根管，试着使用 10#或者 8#的扩大锉，便会发现其中相当一部分可以扩通。好的完备的器械对细小弯曲根管的预备作用太大了。在使用根管锉的时候，了解各种根管锉正确的使用方法也时很重要的，哪些器械用作提拉，哪些用作旋转，限制旋转多少度，根管锉上蘸根管润滑剂……另外，注意使用中的一些问题，如根管锉再次进入根管应清洁；根管锉不可跳号；反复使用小号的锉通畅根管，根管锉不可过度旋转或用力；预备根管一定要在湿润的条件下进行等。

（四）扩大锉的预弯

小号扩大锉＋尖端 3～4 mm 一定的预弯，这点对预备弯曲根管很有帮助，预弯 10#或 8#锉或扩大器通过堵塞处，K 锉尖端 3～4 mm 弯成 30°～45°角的样子，直的扩大锉可能与根管的解剖方向不一致，或者较大号（15#，或者更大号）的器械已经在侧壁预备出一个小台阶，有时会发现有卡住的感觉，这样一般是很有希望的。预弯小号器械能通过堵塞部，可以以 2～3 mm 小距离提拉把弯曲（可能是肩台）处扩顺畅，然后就采用逐步深入根管锉预备法，15#能进去一般就没问题了。锉的尖端蘸上含乙二胺四乙酸的根管润滑剂有明显帮助。镍钛锉弹性很好，不用预弯。

（五）关于镍钛器械

镍钛锉对细小（非堵塞）根管的预备也是比较有用的，某种意义上讲，镍钛器械最大的贡献是用于后牙弯曲根管的预备和提高根管预备的效率，以及更好的根管成型（ProTaper 成型好，配合 06 锥度的非标准牙胶尖存填，效率高）。通常使用的机用的有 ProFile、ProTaper、Hero642 镍钛

250

机动根管锉等。ProTaper应该可以算是 ProFile 的升级产品。另外手用 ProTaper 也很好用,值得推广。ProFile 尖端圆钝,无切削力,能引导器械进入根管,能有效防止侧穿和根管偏移;ProTaper 尖端做了改良,具有一定的切削力,应该算是在两方面都有帮助。另外 Hero642 是设计最简单的一种镍钛机动根管锉,一般根管仅需要 3 根车针。

(贺　莹)

第二节　牙痛的原因及治疗

牙齿是受感觉非常灵敏的三叉神经支配的,牙体组织和牙周组织的任何部分发生损伤或炎症,都可能引起疼痛。牙痛是口腔科疾病最常见的症状,是诊断许多口腔疾病的重要依据。

一、牙本质过敏症

牙本质过敏症即俗称的"倒牙"。由于牙齿过度磨耗或者龋坏(蛀牙)等原因,牙齿最外层坚硬的牙釉质(珐琅质)被破坏,内层敏感的牙本质外露,当用冷水漱口或进食冷、热、酸、甜等食物时,就会因牙髓神经受到刺激而产生难受的酸痛感。久而久之,则会出现牙髓充血,并进而发展为牙髓炎、牙髓坏死、根尖周炎等病症,给患者带来极大的痛苦。

治疗:对牙本质过敏症应进行积极的治疗。首先,可采用专用药物或激光进行脱敏。如果牙齿有龋坏或其他缺损,还需及时加以修补。如果缺损范围较大,修补效果不佳,则可采用全冠进行保护。如果所有这些方法都无法解决问题,最后可将部分或全部牙髓失活,进行牙髓治疗或根管治疗术。

二、牙髓炎

牙髓炎多由牙齿龋坏发展而来。由于牙髓处于硬组织包围之中,有了炎症后,牙髓充血、渗出,压力明显增高,又无处扩散,因而患牙出现一阵阵剧烈难忍的疼痛,晚上平卧时更痛得厉害,常常导致彻夜难眠。进冷热食物可使疼痛加剧。牙髓炎疼痛常常放散到其他部位,患者有时不能指明患处,需要医师借助各种手段才能准确定位。

治疗:急性期的治疗原则是迅速止痛,方法是在局部麻醉下,开放髓腔,引流减压,疼痛可立即缓解。由于牙髓腔的特殊解剖结构,牙髓炎一般是不可逆的,待症状明显减轻后,应进行彻底的牙髓治疗或根管治疗术。对于损坏范围过大,无保留价值的患牙,应尽早拔除。总之,不仅要治牙痛,而且要治牙病。

三、牙根尖周围炎

牙髓炎应及时治疗,继续发展、蔓延到牙根尖周围的组织,便可在此发生较严重的炎症。开始时牙齿有胀痛、伸长的感觉,逐渐发展到不敢触碰,持续跳痛,有时牙齿附近的牙龈与面部还会肿胀、出脓。

治疗:急性期的治疗一是要止痛,行根管开放排脓或软组织切开引流处理,可同时应用止痛药物。二是要消炎,口服或注射抗生素。急性期过后,应及时进行彻底的根管治疗术,以防止炎症再度急性发作并消除病灶。

四、牙周炎

牙周炎即牙周组织发生的炎症,其特征是牙龈经常出血,反复肿痛、流脓,还有口味腥臭,牙面污垢与结石存留等。牙周炎晚期,由于牙槽骨广泛吸收,导致牙齿松动,咀嚼无力,使患者无法正常进食。牙周炎是造成牙齿脱落的主要原因。患有牙周炎的牙齿还可成为慢性感染病灶,有时会导致心内膜炎、风湿热、肾炎等全身性疾病的发生。

治疗:牙周炎属口腔难治疾病之一,有时甚至无法控制其发展,不可避免地导致牙齿脱落。关键是要早发现、早诊断、早治疗。治疗大都是综合性的,包括牙周洁治、药物应用、牙周手术、甲板暂时或永久固定等。对于松动度过大的晚期牙周炎患牙,已无保留价值,应及时拔除,以免形成病灶,祸及全身。

五、智齿冠周炎

智齿冠周炎即下颌最后一颗大牙(第三磨牙,俗称智齿)在长出过程中受阻时,其周围软组织发生的炎症。初发时仅感下颌后牙局部肿胀、疼痛,不敢咀嚼。严重时疼痛剧烈并可向耳颞部放散,甚至出现张口和吞咽困难,同时伴有发热、无力、食欲减退等全身症状。

治疗:急性期以抗感染和对症治疗为主,如止痛、局部冲洗上药、全身应用抗生素等。如果智齿冠周形成脓肿,应及时切开引流。对反复发作且无保留价值的智齿应予拔除。

六、其他原因所致的牙痛

牙痛不一定表明牙齿有病,一些其他疾病也可表现出牙痛。

(1)三叉神经痛。其特点为锐痛,突然发作,程度剧烈并沿三叉神经分布放散,与急性牙髓炎类似,易误诊。但三叉神经痛有疼痛触发点,即"扳机点",疼痛时间较短暂,每次持续数秒至1～2分钟,一般不超过5分钟,而且很少在夜间发作。

(2)急性上颌窦炎。上颌后牙的根尖邻近上颌窦底,分布于上颌后牙牙髓的神经在进入根尖孔前要经过上颌窦侧壁和窦底。因此,上颌窦内的感染常引起上颌后牙的牙髓神经痛,还可放射到头面部,易被误诊为牙髓炎。

(3)某些全身性疾病。可能引起牙痛的全身性疾病有关节炎、疟疾、流感、伤寒、糖尿病、月经痛、妊娠期、绝经期、子宫或卵巢摘除后、心脏功能亢进或减退、神经官能症、癔症等。另外,心绞痛可反射至颌骨或牙齿,患者往往先到口腔科就诊。

(4)某些特殊环境引起的牙痛。常见的有2种,一是航空性牙痛,二是潜水性牙痛。这类患者牙髓往往处于充血状态或慢性炎症,在平常生活环境中不出现症状,但在特殊环境中,由于气压的改变而引起牙痛。所以说,牙痛的原因很多,大部分是由牙病引起的,还有一部分是牙齿以外的原因造成的。我们不能轻易下结论,要仔细区分以免误诊,查明原因,有针对性地进行治疗。

(贺　莹)

第三节　活髓保存治疗

一、间接盖髓术

（一）原理

间接盖髓术的原理是用具有保护和治疗作用的药物、材料（盖髓剂），使因深龋或其他牙体疾病所致的牙髓充血（可复性牙髓炎）恢复正常。

（二）适应证

（1）深龋或其他牙体疾病伴有牙髓充血（可复性牙髓炎）的患牙。

（2）深龋和其他牙体缺损，在备洞时洞底近髓或大面积牙体预备后且患牙感觉极敏感者。

（3）牙冠折断在牙本质深层而未露髓的患牙。

（三）操作步骤

（1）按常规去净腐质，预备窝洞，温水冲洗。

（2）隔离唾液，棉球擦干窝洞。

（3）放置盖髓剂：深龋伴牙髓充血的窝洞，用氧化锌丁香油酚糊剂密封即可。如果窝洞或折断面近髓，在最近髓处放置少量氢氧化钙制剂，再以氧化锌丁香油糊剂封闭窝洞，或用聚羧酸锌水门汀涂覆断面。

（4）10天后复诊，如无症状，换永久充填。无牙髓症状的近髓龋洞也可在盖髓剂上方直接垫底，做永久充填。

（四）注意事项

（1）窝洞近髓或有可疑穿髓点的部位，切勿探入和加压。

（2）2周内如出现自发痛则做进一步的牙髓治疗。2周后症状减轻，但仍有遇冷不适者可继续观察2周，如症状不改善或加重，则做进一步的牙髓治疗。

（3）深龋与慢性闭锁性牙髓炎鉴别诊断不明确时，也可用氧化锌丁香油糊剂暂封，根据症状改变的动向辅助诊断。

（五）术后组织变化和疗效判断

成功的间接盖髓术后，充血状态的牙髓恢复正常，洞底近髓处成牙本质细胞增生并开始形成修复性牙本质（在术后30天左右），100天后形成修复性牙本质的厚度可达0.12 mm。如果牙髓的充血状态不能恢复正常，则会发展为慢性牙髓炎或发生急性牙髓炎，均为失败的病例。

治疗后6个月和1年复查，患牙无自觉症状，功能良好。临床检查无异常所见，牙髓活力正常（与对照牙比较），X线片示根尖周组织正常，则为成功病例。

二、直接盖髓术

（一）原理

直接盖髓术的原理是在严密消毒条件下，用药物覆盖牙髓的意外露髓孔以防止感染，保存牙髓活力;还可能诱导或促进牙本质桥形成,封闭露髓孔。

(二)适应证

(1)治疗牙体疾病预备窝洞时的意外穿髓,窝洞为𬌗面洞或龈壁有足够宽度的复面洞,穿髓孔直径在 1 mm 以内者。

(2)年轻恒牙外伤露髓者。

(三)操作步骤

(1)去净腐质,隔离唾液。

(2)用 75%酒精或 2.5%氯亚明消毒窝洞,棉球擦干。

(3)穿髓孔处放置少量新配制的氢氧化钙糊剂,其上方以氧化锌丁香油糊剂密封。牙冠折断的露髓牙需先做带环,以利盖髓剂固位。

(4)2 周后如无症状,牙髓活力正常,则保留紧贴洞底的暂封物,上方以磷酸锌水门汀垫底,然后做永久性充填(图 10-1)。

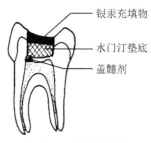

银汞充填物

水门汀垫底

盖髓剂

图 10-1　直接盖髓术

(四)注意事项

(1)治疗中注意无菌操作,应用橡皮障隔离。尽量减少对髓腔的压力和温度刺激。

(2)术后可酌情使用全身消炎药物。

(3)术前、术后和定期复查时均应测试并记录牙髓活力,如发生牙髓炎或牙髓坏死则及时做进一步的牙髓治疗。

(4)重度磨损或老年人的患牙,意外穿髓时不宜做直接盖髓术。

(五)术后组织变化和疗效判断

意外露髓的牙髓组织,因治疗前无炎症,修复愈合较好。首先在露髓处有血块形成,以后血块机化,下方成牙本质细胞形成牙本质基质,矿化后形成牙本质桥将穿髓孔封闭。这种矿化组织一般在术后 100 天左右形成,其下方牙髓组织正常。如果盖髓剂为氢氧化钙制剂,则在其下方出现一层凝固坏死层,下方牙髓组织中成牙本质细胞新生。3~6 个月后,可有牙本质桥封闭穿髓孔,其余部分牙髓组织正常。这些均为成功病例的修复情况。

但是,牙本质桥的出现并不代表牙髓组织完全正常。部分病例中经过直接盖髓治疗后的牙髓,无论术前是否有炎症,都可以发展为慢性牙髓炎;有的可能变为肉芽组织,并可引起牙内吸收;也有的引起牙髓退行性变、钙变,甚至发生渐进性坏死。这些都是治疗失败的病例。

术后一年复查,如果患牙无自觉症状,功能良好,临床检查无异常表现,牙髓活力正常(与对照牙比较),X 线片见根尖周组织正常,穿髓孔处有或无,或有部分牙本质桥形成,均可列为治疗成功的病例。

三、活髓切断术

(一)原理

活髓切断术的原理是在严密消毒条件下,切除有局限病变的冠髓,断髓创面用盖髓剂覆盖以防止根髓感染;并诱导或促进牙本质桥形成,封闭根管口以保存根髓的活力和功能,使患病的年轻恒牙根尖继续发育形成。

(二)适应证

(1)外伤露髓而不宜做盖髓治疗的年轻恒牙。

(2)年轻恒牙早期或局部性牙髓炎。

(3)不具备盖髓条件的意外穿髓患牙。

(三)操作步骤

(1)局部麻醉:要求效果确实,必要时可辅以髓室内麻醉。

(2)去净腐质:常规预备窝洞并清洗,用75%酒精消毒窝洞。

(3)橡皮障或棉卷隔湿:用2.5%碘酊和75%酒精消毒牙面。

(4)用消毒裂钻扩大穿髓孔,揭除髓室顶。

(5)用锐利的挖匙由根管口或低于根管口处切除冠髓,前牙在相当于牙颈部水平切除冠髓。

(6)用温热的生理盐水冲洗髓腔,棉球吸干。如出血不止,用0.1%去甲肾上腺素棉球止血。

(7)将新鲜调制的盖髓剂放置于根髓断面,用氧化锌丁香油糊剂密封。

(8)2~4周后复诊,无自觉症状,无叩痛,牙髓活力正常或略低于对照牙,则可去除大部分暂封剂,垫底后做永久充填;也可在断髓和盖髓后当时垫底和做永久充填(图10-2)。

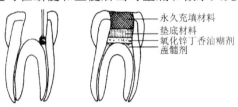

永久充填材料
垫底材料
氧化锌丁香油糊剂
盖髓剂

图 10-2　活髓切断术

(9)年轻恒前牙:在术后6个月、1年和2年复查时,如根尖部已形成,则改做根管充填。

(四)注意事项

(1)结合年龄和全身情况,严格选择适应证;年轻恒患牙可适当放宽选择。

(2)严格无菌操作,最好用橡皮障隔湿。

(3)去髓室顶和切断冠髓时,切忌压碎和撕裂根髓。

(4)术中避免温度刺激,严防加压。

(5)术后3天仍有明显自发痛和叩痛,应改做根管治疗术。

(五)术后组织变化和疗效判断

成功的活髓切断术后,牙髓创面可出现暂时的炎症,盖髓剂(氢氧化钙制剂)下方可有程度不同的凝固坏死层。两周后炎症逐渐消退,断面血块机化形成肉芽组织和瘢痕组织;成牙本质细胞向创面聚集,可形成牙本质桥封闭根管口,根髓组织正常。

如果术后牙髓内有持续的轻度感染存在,日后根髓内可发生营养不良性矿化,甚至发生根管闭塞。如果根髓内发生了急性炎症、化脓、坏死或者长期慢性炎症,根髓成为充血性肉芽组织,出现根管侧壁牙本质吸收,均为治疗失败病例。

治疗后 6 个月、1 年和 2 年复查,患牙无自觉症状,功能良好;临床检查无异常所见,牙髓活力正常或迟钝;X 线片可见根管口处有牙本质桥形成,根管正常或闭塞而根尖周组织正常,则为成功病例。

（贺　莹）

第四节　现代根管治疗术概念

根管治疗术是治疗口腔科常见疾病"牙髓和根尖周病"的最根本和最有效的方法。20 世纪 80 年代以来,根管治疗术已逐步发展为理论系统完善、操作步骤规范、器械设备标准化及疗效恒定的一种保存患牙的治疗方法。近 20 多年来,根管治疗术的医学科学基础研究、根管预备器械和预备方法、根管充填材料和方法,以及显微根管治疗术技术等均有明显进步,根管治疗术的成功率可达 95% 左右,而且明显扩大了牙齿保存的范围,也为修复技术的进步奠定了基础。近十几年来,现代根管治疗术在国内的研究和应用逐步推广,但在临床应用、根管治疗术的完善程度和长期疗效方面仍有许多问题值得商讨。

一、根管治疗术的发展过程

尽管牙髓和根尖周病的治疗历史悠久,但根管治疗术学是近代牙科保存治疗学中最为年轻的专业学科之一。被誉为"牙髓病学之父"的 Louis Grossman 将 1776－1976 年的 200 年根管治疗术史分为 4 个阶段。1776－1826 年:水蛭治疗脓肿牙齿,用烧红的金属丝烫死牙髓,用金箔充填根管;1826－1876 年:全麻、橡皮障、牙胶尖的出现,原始的拔髓针和根管锉的产生,砷剂用于杀死牙髓;1876－1926 年:X 线的发明,局麻的应用,根管内消毒的应用;1926－1976 年:X 线根尖片的应用,局麻和根管治疗术方法的逐步提高,根管预备器械的标准化。牙髓病学的先驱 Edgar Coolidge 提出了大量的实例证明,原来认为必须拔除的患牙可以用根管治疗术得以保存。1945 年后,根管治疗术逐渐在保存牙医学的领域中占有重要的地位。

随着根管治疗术器械、设备和技术的引进,国内牙体牙髓科和口腔科应用根管治疗术的比例迅速增高,一些口腔医学院和口腔专科医院还设立了解决根管治疗术中疑难问题的专家诊室,并不断举办国内、外专家的继续教育讲座。根管治疗术学中的问题已成为许多口腔临床研究生的研究课题,研究根管治疗术学的论文也日益增多,上述情况表明现代根管治疗术已在国内得到应用,并正在逐步推广。

现代根管治疗术学不仅有了完整的理论系统,而且根管治疗术技术有了明显的进步,具体内容将在下文介绍。

二、现代根管治疗术的原理及其医学科学基础

根管治疗术的原理是通过清创、化学和机械预备彻底除去根管内感染源,并严密充填根管以促进根尖周病变的愈合或防止发生根尖周病变。

为了能达到"彻底消灭根管内感染源"和"严密充填根管,防止再感染"的目的,许多学者进行

大量的医学科学的基础研究,与根管治疗术技术有关的研究简要归纳如下。

(一)根管内微生物学研究

随着厌氧菌培养和厌氧菌分析鉴定技术的进步,已确定厌氧菌是感染根管内的优势菌,占2/3以上;厌氧菌中以革兰氏阴性菌最多,如产黑色素类杆菌群、不产黑色素类杆菌群和梭杆菌属等。根管治疗术的主要任务就是去除根管内的感染源。虽然根管内细菌培养阴性已不作为根管充填前的常规检查。但从根管治疗术效果来看,根管预备后细菌培养阴性者的成功率高于阳性者。当患根尖炎的感染根管经过化学和机械预备后,根管内残留的细菌85%是革兰氏阳性菌,偶见革兰氏阴性厌氧菌。根管治疗术期间急症的发生率为1.5%～22.0%,原因包括不完善的根管预备、感染物挤出根尖孔及根管内氧化还原电位的变化致使兼性厌氧菌数量的急剧增多。有研究表明,根管治疗术失败伴有根尖透射区的患牙,根管内细菌培养分离最多的是专性厌氧菌(42.6%)。与根管内微生物相关的研究还包括根管内冲洗剂和消毒剂的大量研究。上述研究结果均表明,根管内感染源的控制是根管治疗术成功的首要条件。

(二)根管系统类型的研究

Vertucci根据根管和根尖孔的分布将根管类型分为Ⅲ类8分类;岳保利和吴友农根据中国人1 769个透明恒牙标本描述了各牙位错综复杂的根管解剖形态,并按根管口和根尖孔的分布将根管系统分为7型;上颌磨牙近中颊第二根管自1925年首次报道以来有关文献颇多,由于研究方法不同,近中颊根第二根管(MB2)的检出率为38.0%～95.2%。下颌第二磨牙C形根管的发生率文献报道不一,国内报道为15.8%～45.5%,并有详细的分型。不同根管类型的预备和充填方法均有其特殊性,因此上述研究资料对提高根管治疗术的质量起了重要作用。

(三)有关根管壁玷污层的研究

玷污层是指根管预备时压贴在根管壁上的由细菌、坏死组织及扩锉下来的牙本质碎屑组成的混合物。玷污层厚度为2～5 μm,可贴附在牙本质表面,也可能深入到牙本质小管内。玷污层的存在可以阻止或延迟消毒剂对牙本质小管中细菌的作用,妨碍根充材料与根管壁的渗透和紧密贴合;玷污层可以是根管治疗术过程中或充填后微生物生长和定植的底物,也可以是微渗漏的通道。因此,关于去除玷污层的化学制剂、根管预备方法和充填技术有大量的研究报道。现代根管治疗术中,根管预备后根管壁玷污层的情况已成为评定根管预备器械、冲洗液和预备方法优劣的重要指标之一。

(四)根管充填后微渗漏的研究

现代根管治疗术学认为,根管系统的三维严密充填是根管治疗术成功与否的关键因素。根管充填后存在的微渗漏使微生物及其代谢产物再次进入根尖周组织,约60%的失败病例是由于根尖区不完全封闭所致。因此,研究微渗漏的方法与根管充填质量的研究密切相关。体外研究微渗漏的方法很多,包括示踪剂浸润法、示踪剂透过法、电化学技术、电镜观察和液压技术。与其他研究方法比较,由Pashley等提出的,用改进的流体输送模型可以对根管微渗漏进行连续和动态的观察的方法,定量准确,但需要一定的设备。国外学者推荐的葡萄糖定量分析模型方法简便,定量灵敏,已引起了许多学者的重视。目前,根管充填后微渗漏的检测是评定各类根管充填材料、器械和充填技术对根管封闭效果优劣的重要指标。

(五)毒理学、组织学和分子生物学等方面的研究

当研究新的药物和材料是否可以用于根管治疗术时,根尖周组织的生物相容性是最基本的一个评价指标。有关口腔根管治疗术生物材料鉴定的国际标准规定在用于人体之前,必须通过

严格的毒性测验和动物实验鉴定,以保证根管治疗术所用的药物和材料具有良好的生物相容性。分子生物学的研究又进一步为根管治疗材料的优良生物性能提供了科学依据。近 20 年来,对氢氧化钙制剂的大量研究结果奠定了其在根管治疗术中应用的重要地位。

三、根管治疗术适应证范围的扩大

随着根管治疗术技术和器械的进步,只要患牙有保留的价值,患者同意选择,根管治疗术无牙位的限制,全口牙齿均可进行完善的根管治疗术;也没有年龄的限制,只要患者有适当的开口度。机用旋转 NiTi 预备器械的广泛应用,使磨牙的根管预备变得相对容易,对患者开口度的要求有所降低。弯曲钙化根管治疗术的成功率与正常根管治疗术成功率相近,90％以上的钙化根管能够成功扩通和预备,由于显微根管治疗术技术和超声根管治疗术技术的应用与推广,根管内折断器械及堵塞物的取出率明显提高,使得非手术根管再治疗成为可能。

四、无菌观念的加强

(一)橡皮障的应用

根管治疗术要求手术区域和周围均处在无菌环境中。口腔内和周围环境微生物对根管的污染会影响根管治疗术的效果,导致根管治疗术的最终失败。橡皮障的使用是标准根管治疗术的必要步骤,不可缺少。橡皮障具有以下作用:隔离治疗牙齿,获得干燥、清洁和无菌的治疗区;预防患者的误吸;避免软组织受伤;有效隔湿防止唾液进入术区。

(二)约诊间严密封药的意义

开髓孔的严密暂封是防止微生物再次污染根管系统的关键步骤之一,它的重要性一直未受到临床医师的足够重视。根管治疗术约诊之间和根管充填后都应进行严密的暂封,而且暂封的时间不宜过长,一般不应超过 4 周。体外研究表明,根充后髓腔暴露于唾液中几天,唾液能渗入到根管全长的 33％～85％。这种微渗漏可能是根管治疗术失败的重要原因之一。暂封材料至少应具备良好的严密的边缘封闭作用;能阻止细菌和液体的通透,能在数分钟内硬固;能形成良好的固位,具有一定的抗压强度,承受咀嚼压力;操作方便。临床应用的暂封材料种类较多。最常用氧化锌丁香油水门汀,暂封厚度应不少于 3.5 mm。双封技术是 Grossman 建议采用的方法,内层放入牙胶,外层放上水门汀。由于氧化锌丁香酚水门汀的抗压强度较差,牙胶能增加氧化锌丁香酚水门汀的抗压强度;在去除氧化锌丁香酚水门汀时,牙胶的存在也能防止水门汀碎屑进入根管。

(三)冠部封闭的重要性

冠部修复体或充填体是完善的根管治疗术的必要步骤。如果没有良好的冠部修复体将影响根管治疗术的远期疗效。一些研究证实,X 线上可见修复体(充填体)边缘不密合或继发龋的患者,其根尖病变明显高于修复体完好组;充填物下有垫底层比无垫底层根尖病变率低;银汞充填比树脂充填的根尖病变率低。而且,全冠修复能显著延长根管治疗术后牙齿的寿命。

五、根管治疗术方法的进步

(一)根管预备方法的进步

(1)根管预备的时机。应该在急性炎症控制后进行。

(2)开髓孔和髓腔预备的要求。去除全部髓顶;开髓孔的壁应与根管的根尖 1/3 成直线,器械与冠部根管壁无阻力;使暂封药固位良好;提供冲洗液存流的空间,获得良好的寻找根管口的视线和细小器械进入的通道。对于弯曲钙化根管的开髓孔应尽可能取得便利型,有时甚至需要牺牲更多的牙体组织。

(3)根管工作长度的确定。临床上,医师不能看到牙齿的根尖部,不能直接确定根管长度,需要采用各种不同的手段或几种手段相结合的方法,确定临床工作长度。理想的工作长度测量方法应具备下列条件:适应于不同的牙髓状况和根管内容物,能快速准确地确定根尖狭窄处,能不停地监测和确定工作长度的变化,医师和患者舒适,放射量小,费用较低。目前为止,没有任何一种方法能完全达到理想方法的要求。要获得高度准确的工作长度,应将几种不同的方法结合起来,特别是在测定根管工作长度有困难或有疑问的患者。最常用的方法为 X 线法、电测法和手感法。纸捻法和根尖牙周膜敏感法也有人采用。将 X 线诊断丝照相与电测法结合是临床上最常用和相对准确的方法。

(4)根管预备的基本原则。根尖 1/3 预备之前一定要有准确的工作长度;根管预备时一定保持根管湿润,保证足够的冲洗;根管锉不可跳号;1 根管锉应做适当的预弯;预备后的根管为连续锥状;保持根管原始的解剖形态;根尖孔位置不变;根尖狭窄处直径越小越好,避免在急性炎症期做根管预备。

(5)根管预备器械的进步。根管治疗术的进步很大一方面受到材料和器械发展的影响。近年来,根管预备器械在材料、锥度、手用器械与旋转器械等方面有很大的进步。

1958 年以前,根管预备器械分为 1#～6#,没有统一的规则和规格,多采用碳钢材料。1976 年确定了根管预备器械的国际标准,锥度为 0.02 mm/mm。2002 年根管预备器械最新修订标准为器械从 6#～160#,以尖端的直径确定号数,锥度为 0.02 mm/mm,材料多为不锈钢。最近,大锥度根管预备器械的出现,0.04、0.06 及 0.08 锥度能形成更好的根管冠部的扩展,材料多为 NiTi 合金。与大锥度相反,0.02 锥度的半号锉用于极细小根管的预备。机用根管预备系统能明显提高临床工作效率并减低医师的疲劳程度。M₄ 手机使用不锈钢根管锉在较直的根管内效果良好,但在弯曲根管内会造成肩台、根管拉直、侧穿或人造根管。NiTi 机用预备系统由于 NiTi 合金的超弹性和记忆性,有利于沿根管原始形态预备;但应避免 NiTi 合金的疲劳或使用方法不当,防止器械折断,并及时更换器械。

(二)根管冲洗的原则

根管荡洗是根管预备过程的重要环节之一,对根管治疗术成败起关键作用。根管荡洗主要目的:去除根管内容物,溶解组织,破坏和杀灭病原微生物,润滑作用,去除玷污层,避免被推向深部或出根尖孔。根管冲洗的 3 重含义:根管冲洗液量要足够,每次冲洗液量应在 1 mL 以上;次数要足够,每次换锉均应冲洗;冲洗的深度要足够,冲洗器应能疏松地进入根管的 2/3 或离根尖狭窄处 4～6 mm。

玷污层去除及乙二胺四乙酸的使用:超声根管预备成型效果不十分明显,但超声根管荡洗去除根管壁玷污层的作用非常显著。超声根管荡洗与次氯酸钠结合效果更好。螯合剂如乙二胺四乙酸等,其中的活性成分是 15% 乙二胺四乙酸,研究已证实 15% 乙二胺四乙酸与 5.25% 次氯酸钠交替冲洗根管能有效去除根管壁的玷污层。此外,含乙二胺四乙酸和过氧化脲的糊状混合物,在预备钙化和弯曲根管的初始阶段有明显的辅助作用。

(三)根管内封药的意义

根管内封药消毒曾被认为是根管治疗术的重要步骤。很长一段时间,许多学者强调 2 次复诊之间,根管内封药消毒是根管治疗术成功的重要因素。现在的研究证实,目前根管消毒药物难以使根管内达到完全无菌;而且,根管内完全无菌也不是根管充填的必要前提。因此,根管消毒不能忽视,但也不能过分强调完全无菌。药物性能应具备持久的、较强的杀菌作用,对根尖周无刺激,无全身性的毒副作用,无耐药性,使用方便等。根管消毒药物如酚类、醛类在杀菌的同时,都有一定的不良反应。氢氧化钙的强 pH 值具有很好的抑菌性,能够降解细菌的内毒素,同时能降低根尖周的炎症,诱导根尖周组织的愈合,使得氢氧化钙类根管内封药临床应用更广泛。根管预备时,荡洗的液体也具有一定的杀菌作用。

氢氧化钙制剂是目前根管内封药的最常用药物,有糊状或与牙胶混合做成牙胶尖状。氢氧化钙糊剂的表面最好放一小棉球,然后再放暂封材,以便于氢氧化钙的取出。封药时间为 1 周。对于活髓牙,在充分的根管预备和荡洗后也可不封药,只封干棉球。甲醛甲酚液应用于根管内封药逐渐减少。

(四)根管充填方法的进步

严密的根管系统的三维充填是根管治疗术成功的关键。不论根尖状况如何,超填和差填都是不适当的,恰填是良好根管充填的标准。认为超填比差填好缺乏科学根据。根充物应以牙胶为主,根充糊剂为辅,采用相应的侧压法或垂直加压法,使根充物致密。单纯用糊剂,特别是可吸收的碘仿类糊剂治疗恒牙是错误的,银尖法也已被淘汰。单牙胶根管充填也难以获得良好的三维封闭,已少用。在良好的根管预备的基础上,目前最常用的方法为侧压法,包括冷侧压和热侧压、垂直加压法;热牙胶技术如 Obtura 2、Uitrafil 3D、Thermafil 等。

(五)显微镜的应用

显微镜能够提供良好的视野,放大倍数为 3～26 倍,便于精细操作,扩大了根管治疗术的范围,并提高了疑难根管的治疗成功率。显微镜在根管治疗术中的主要应用有寻找钙化根管、打通钙化桥、寻找和去除再治疗根管的内容物、修补各种穿孔、取出根管内异物及显微根尖手术等。

六、根管治疗术与知情同意

随着人们生活水平的提高,患者在要求获得高质量的口腔科服务的同时,也更加关注自己的权利。由于根管治疗术的复杂性,出现意外的可能性较大,术前详细的临床检查和 X 线分析,将可能发生的问题及预后告之患者,并要求患者在知情同意书上签字是十分必要的。患者的投诉主要包括诊断错误、检查不完善(如无术前 X 线片)、病历记录不全面、开髓牙位错误、使用材料不当(如可吸收糊剂用于恒牙)、根管穿孔、器械折断、误吞(未用橡皮障)、过度超填或欠填、下唇麻木等。对于复杂和特殊患者,如复杂的多根管、根管分叉、细小钙化根管、堵塞根管(根管内异物)、弯曲根管、牙齿错位、畸形牙、有严重全身疾病的患者和智力障碍的患者,有条件应转诊给根管专家治疗。知情同意书至少应包括治疗的方法、步骤、术中术后反应、预后、可能出现的意外、其他可选择的治疗方法、不治疗的后果及治疗所需的时间和费用等。由于医疗纠纷和诉讼逐年增加,医师应该在更加谨慎和认真地提供医疗服务的同时,有义务让患者对自己的患病情况和治疗效果充分理解,有思想准备与医务人员共同面对治疗过程中出现的并发症及其他问题。

七、现代根管充填技术

(一)冷牙胶侧向加压充填技术

1.选择侧向加压器

侧向加压器应能无阻力地插入至距工作长度 1～2 mm 处。

2.试尖

根管充填前需进行试尖,并拍 X 线片确认。

3.涂根管封闭剂

将封闭剂均匀地涂布到根管壁上。

4.放置主尖

将选定的主牙胶尖蘸取根管封闭剂缓慢插至工作长度。

5.侧向加压

将选定的侧向加压器紧贴主尖缓慢旋转插入至距工作长度 1～2 mm 处,放置 15 秒以上,旋转 180°后退出侧向加压器;沿形成的空隙插入副牙胶尖,如此反复操作直至整个根管充填紧密。

6.垂直加压

用烧热的挖匙将多余的牙胶从根管口切断去除,选用合适的垂直加压器对根管口软化牙胶垂直加压。

(二)热牙胶垂直加压充填技术

1967 年,Schilder 提出热牙胶垂直充填技术,他的观点主要是以最少的封闭剂和最大量的牙胶三维充填根管,包括侧支根管和副根管。

将根管预备成连续的锥形并彻底清理后进行试主牙胶尖,这是根管治疗术成功与否的关键步骤。首先通过 X 线片确定根尖终点的位置,主牙胶尖在根管内达到这个长度,并在根尖区应当有"紧缩感",使主牙胶尖与根管尽可能密贴,然后切除牙胶尖端 0.5～1.0 mm。对于初学者而言,通常切除的太多了。有学者报道,热牙胶垂直充填技术的应用,有超过 40％的牙根表现出不止一个根尖孔,只要时间准确、正确,很少会发生欠填或超填的现象,当然如果发生上述现象最好重新预备根管。

根充前要选择好垂直加压器,大号垂直加压器用于根上 1/3 充填,中号垂直加压器用于根中 1/3 充填,小号垂直加压器用于根尖 1/3 充填,根管充填一般用 3～4 个加压器,加压器上每隔 5 mm 有一个凹槽标记,有利于操作过程中,控制好加压深度。

使用这项技术时,需要有器械对牙胶进行加热,现在应用的是一种电加热器,其特点是可以自助加热。有学者推荐使用 kerr 公司的根管封闭剂,它的特点是凝固时间短,收缩小,最近经过改进后的商品名叫作 EWT。下面详细介绍热牙胶垂直充填技术的详细步骤。

(1)干燥根管,确定根尖位置。

(2)通过 X 线片试主牙胶尖,并去除冠方多余的牙胶尖。

(3)主尖根尖去除 0.5～1.0 mm,取出后备用。

(4)选择垂直加压器。

(5)清洗干燥根管。

(6)根管内用螺旋充填器倒入少量根管封闭剂。

口腔正畸与修复

（7）主牙胶尖尖端蘸少量根管封闭剂并置入根管。

（8）去除主牙胶尖根管口或冠方的牙胶。

（9）加热根管上 1/3 的牙胶，用垂直加压器加压充填，使半流体状的牙胶能充填入侧副根管内。

（10）然后取出经过垂直加压过的根上 1/3 牙胶，通常情况下，每次操作的深度为 3～4 mm。

（11）用同样的方法充填根中 1/3 部分，充填至根尖 4～5 mm 时，顺向充填就结束了。

（12）如果不做桩冠，就向根管内加入少量牙胶，经过加热后垂直加压，每次充填深度也为 3～4 mm，直至充填到根管口。

热牙胶垂直充填技术适用于极度弯曲的根管和多根尖孔的根管，能够很好地充填侧副根管，充分的反映根管的形态和各种解剖学变异，与其他充填方法比较，有极少的微渗漏。热牙胶垂直充填技术应用过程中，要注意根管内的温度不可过高，否则容易损伤牙周组织。热牙胶充填技术还包括很多种，例如热塑牙胶充填、热牙胶机械式充填、热注牙胶充填等，各种技术都有其独特的优点，但也都有很多缺点有待进一步改进。

（三）热牙胶连续波充填技术

（1）选择携热加压器头：携热加压器头能自由达到距工作长度 5～7 mm 处。

（2）试尖：同上。

（3）放置主尖：同上。

（4）去除上端牙胶尖：用已加热携热加压器头平根管口去除上端牙胶尖，用冷的垂直加压器向下轻轻加压。

（5）热加压：开启加热器，携热加压器头向根方进入牙胶，直到距参照点 2～3 mm 处，关闭加热器。

（6）连续加压：继续向下加压直到参照点，保持加压状态 10 秒。

（7）退出热压器头：开启加热器 1 秒，迅速退出热压器头，再用冷的垂直加压器向下加压。

（8）充填根管上部：用 Obtura 注射式充填方法完成。

八、现代根管治疗术技术的新进展

（1）传统根管治疗术（简称传统）的治疗一般有三步曲：预备、消毒、充填。而现代根管治疗术（简称现代）的治疗三步曲：清理、成形、充填。强调的是根管的清理和成形，而不强调消毒的必要性，对于活髓牙不强调封药消毒，可以即可充填；对于感染的根管才强调根管消毒的必要性。根管预备的侧重点不同，传统的根管预备强调的是根管工作长度，而现代在重视根管工作长度的同时，还强调根管直径的大小。根管横截面的形态并不是标准的圆形，而是椭圆形或扁圆形，采用标准器械来成型根管时，必然有一部分根管壁没有得到彻底的清理，从而使感染物质残留，导致根管治疗术失败。目前越来越广泛的运用镍钛根管预备器械，采用的是大锥度设计，提高了切削力，能更好地进行根管清创，尤其是 Lightspeed 器械，它可以在根管成形前快速测出根尖部的直径大小。

（2）预备的方法不同，传统的是传统手用器械采用逐步后退法，而现代的预备方法是机用镍钛器械采用冠根向的逐步深入法。根管的消毒药物不同，传统的是用酚醛类，这些物质有潜在的组织刺激性等，目前已经不提倡用了，现代根管治疗术首选氢氧化钙糊剂，因为它无毒安全，刺激性小,如果能用超声波根管清洗的话可以起到事半功倍的效果,主要因为有它的声流作用和空穴作用,不仅能有效地杀灭细菌,而且对根管的清洁程度是非常干净的,一般情况下建议选择超声波来清理根管。

(3)根管充填的侧重点不同,传统的强调严密封闭根尖孔,其技术主要是糊剂牙胶侧压充填术,而现代认为严密封闭根管口及根管壁同等重要,可以达到三维充填效果,其技术主要是牙胶尖热加压技术,热熔牙胶充填术等。其中热熔牙胶充填术密封效果最好,简单规范,否则就是做的再漂亮,如果烦琐无果都是空谈,就像 Stranger 说的一样"确实 crown-down 不是适合所有的根管,并且根据病例不同,根管开阔的程度应该有所选择。如果考虑到牙齿较小,牙根较细,绝对不可以粗暴的追求扩大,对某些根管我甚至不反对塑化。"

(4)显微根管治疗术的出现使牙髓治疗由宏观趋向微观,是牙髓治疗史上的一次意义深远的变革。在牙隐裂根折,寻找根管口,根管预备等有很大的帮助。不过这个技术还需要一段时间"上市"。

(5)弯曲根管预备的方法与技巧大致有以下几种:①逐步后退法。注意问题:弯度偏大的根管少用旋转力,多用提拉力,少用扩大针,多用根管锉,过弯过曲的根管先预弯器械再进入,小弯码的根管器械易变形扭曲,其使用次数应受限制;可使用含乙二胺四乙酸或次氯酸钠的液体或凝胶。②平衡力法。方法:顺转$90°\sim180°$,进入根管,逆转 $180°\sim360°$,下压器械,再顺转$180°\sim360°$提拉退出根管外。注意:过细过弯根管使用此法慎重,旋转角度应减少。③逐步深入法。可简单归纳为 3 个锥度[0.02、0.04、0.06(手用为 0.02,镍钛机扩为0.04~0.06或更大)];3 个号码[25#、30#、35#(常用)];3 个阶段。第一次达根管1/2 或 2/3,第二次距工作长度2 MM,第三次达工作长度;机动器械和手动器械联合使用,机动-根管口,手动-根尖。

(6)器械折断与根管中的处理方法。在根管治疗术中,拔髓针、扩大器均有可能折断与根管中。使用前应检查器械是否生锈、弯曲。器械进入根管后,不要在插紧的情况下用力旋转。折断器械的断端完全在根管中则不易拔出,可试用棉捻放进根管中将其带出。若不能取出时,则改用塑化治疗,但要确认器械断端未刺出根尖孔时,才能用塑化治疗。若器械断端已刺出根尖孔时,则考虑拔除患牙或做根尖切除术。术中将器械断端取出,并将根尖填充完整。

(贺　莹)

第五节　根管治疗术技术规范和质量控制标准

一、适应证和禁忌证

(一)适应证

各种类型的牙髓病和根尖周病;牙髓牙周综合征;选择性根管治疗术如需行桩冠修复的患牙,修复前有可疑牙髓病变的牙,修复错位牙及行根切术等可能导致的牙髓暴露等。

(二)禁忌证

无功能或无修复价值的牙;无足够牙周支持的患牙;患牙预后不良或患者不能合作或患者有严重的全身系统性疾病不能耐受治疗。

二、术前准备

根据患者的主诉、病史、临床检查及 X 线片检查明确诊断。诊断明确后,制定根管治疗术计划,并向患者讲明治疗方案及可能出现的问题,经患者知情同意后再进行治疗。器械准备:包括感染控制,高压消毒所有金属器械等(推荐使用橡皮障)。

三、髓腔入口的制备(开髓)

(一)开髓

髓腔入口是进入髓腔的通道,其形状、大小、方向取决于髓腔的解剖形态。制备髓腔入口时,首先用金刚砂钻或裂钻去除所有龋坏组织并穿入髓腔;然后换球钻从髓室顶到洞口上下提拉,去除全部髓顶,使髓室充分暴露;后用金刚砂钻修整洞形。

质控标准:髓室壁与根管壁连续流畅,并且不对器械产生阻力,保证器械可循直线进入根管弯曲处。髓腔入口的制备既要使髓腔充分暴露,又要尽量少破坏健康牙体组织,并应避免发生牙颈部台阶、穿孔及髓室底的过度切削和穿孔等。

(二)髓腔初步清理

开髓后,先用锋利的挖器去除髓室内容物,用尖探针探查根管口,使根管口充分暴露,再用倒钩髓针去除根髓,如果牙髓已坏死可配合冲洗进行清理。对于细小的根管,不要用拔髓针拔髓,以免发生折断;可用 10# K 锉做初始预备,残留根髓及根管壁上残留的感染牙本质可在根管预备过程中用根管扩大器械去除。

四、工作长度测定

确定工作长度是为了根管预备尽可能地止于根尖最狭窄处(牙本质牙骨质界)。常规应用根尖定位仪 ROOTZX 测定工作长度(禁用于戴心脏起搏器患者;推荐插锉拍 X 线片确认)。质控标准:将距根尖 0.5~1 mm 处作为根管预备的工作长度。

五、根管预备

常用的根管预备方法主要为不锈钢 K 锉、镍钛 K 锉联合应用 G 钻的逐步深入技术及逐步后退技术,以逐步深入技术最常用,其预备原则如下。根尖 1/3 预备之前一定要有准确的工作长度;根管预备时一定保持根管湿润;预备过程中每退出或换用一次器械需用根管冲洗液冲洗根管,防止碎屑阻塞;根管锉不可跳号;对弯曲根管,根管锉应预弯;为便于根管充填,根尖最小扩大为 25#,根据初尖锉的不同,主尖锉一般比初尖锉大 2~3 号。

(一)逐步后退技术程序

1.确定工作长度

方法同前。

2.根尖预备

将初尖锉预弯成与根管弯曲度一致的形状,轻轻插入根管,转动器械进行根管扩大。顺时针方向旋转 30°~60°,然后轻轻向下加压逆时针方向旋转 30°~60°,最后向外提拉退出器械,这种切削模式类似于上手表发条的方法。预备过程中每退出或更换一次器械,应用生理盐水和 3% 过氧化氢液交替冲洗根管(推荐使用 2.5% 次氯酸钠和 17% 乙二胺四乙酸溶液)。根尖预备的最大号器械应比初尖锉大2~3号。为防止在预备过程中发生根管阻塞,在换用大号器械之前,可先用小一号器械插入根管内,去除根管内的牙本质碎屑,并用冲洗液冲洗并润滑根管壁。以根管工作长度 20 mm、初尖锉 15# 的根管为例,根尖预备时器械进入根管内的顺序依次为:15#~20#~15#~25#~20#。每个器械的操作长度均为20 mm。

3.逐步后退预备

根尖预备完成后,根管尖部和中部通过器械每增加一号、工作长度减少1 mm(0.5 mm)的方法敞开,即逐步后退。在逐步后退预备时,每更换大一号器械前,应将主尖锉插入至操作长度,去除根管内的牙本质碎屑,并用冲洗液冲洗,防止根管阻塞。以工作长度为20 mm、主尖锉为25#的根管为例,逐步后退时器械进入根管内的顺序及相应操作长度依次为:25#(20 mm)~30#(19 mm)~25#(20 mm)~35#(18 mm)~25#(20 mm)~40#(17 mm)~25#(19 mm)~45#(16 mm)。

4.根管中上部的预备

根管中上部用G钻进行预备,顺序使用 1#、2#、3# 或 4#G 钻;每换用大一号G钻时,操作长度减少2 mm,并将主尖锉器械插入至工作长度,去除根管内的牙本质碎屑,并用冲洗液冲洗。

5.根管壁的修整

使用主尖锉将根管壁修整成为连续的锥形,方法是将主尖锉插入根管至工作长度,使用锉法消除阶梯,并用冲洗液洁净根管。

(二)逐步深入技术程序

1.根管中上部的预备

参考术前X线片,用 10# 和 15#K 锉疏通根管后,再用 20# 和 25#K 锉扩大根管的冠2/3(16 mm);然后使用 2# 和 3#G 钻进一步敞开根管的中上部(14 mm 和12 mm);G 钻通过具有恒定速度的慢速手机驱动,并轻轻向下加压进行切削。更换器械时使用3%过氧化氢液和生理盐水冲洗根管。

2.确定工作长度

方法同前。

3.根尖预备

根尖预备的方法与逐步后退技术使用的方法相同,根尖预备的最大号器械应比初尖锉大2个或3个顺序号。

4.逐步后退预备

这一阶段根管的预备方法与逐步后退法中的逐步后退预备相同,一般制备3~4个阶梯。

5.根管壁的修整

使用主尖锉进行根管壁的修整,使根管形成连续的锥形。使用逐步深入技术扩大根管时应注意:由于工作长度的测量是在根尖预备时进行的,因此在预备根管中上部之前,应能根据术前X线片较为准确地推测根管的工作长度或用根尖定位仪测定初步工作长度。

对于弯曲根管,可选用机用镍钛器械或机用镍钛器械联合应用手用器械,常用的机用镍钛器械主要有 ProFile 及 ProTaper 器械,推荐使用根向预备技术。

(三)ProFile 机用镍钛器械预备程序

(1)X线片粗估工作长度,用 10#、15#K 锉疏通根管,再用 20#K 锉扩大根管口。

（2）OS 器械 3# 及 2# 预备扩大根管冠部，然后用 ProFile.06 25# 及 20# 预备根管中部，预备至短于粗估长度 3 mm 处。

（3）确定精确工作长度。

（4）再用 ProFile.04 25# 及 20# 预备根管尖部，由最小号逐步扩大至主尖锉，每一号均达正确的工作长度。

（5）最后用 ProFile.06 20# 器械最后成形。

（四）ProTaper 机用镍钛器械预备程序

（1）X 线片粗估工作长度，用 10#、15# K 锉疏通根管，再用 20# K 锉扩大根管口。

（2）S1、S2 敞开冠 2/3（根管直线部分），遇阻力时退出；以上下轻轻提拉的动作切削根管冠部牙本质。

（3）测定工作长度。

（4）S1、S2 依次到达工作长度，进行根尖预备。

（5）用 F1～F3 完成根管预备；对于细小弯曲根管，一般预备至 F1 即可。

机用镍钛器械操作过程中不要用力推进；遇阻力时，退出然后继续下一步；每换一根器械，应使用冲洗液冲洗根管并维持根管在预备过程中的湿润状态，并用 15# K 锉疏通根管以防堵塞；器械所需转速为150～350 rpm；每根器械在根管内的停留时间不超过 6 秒；根管尖部重度弯曲时，推荐使用手用器械预备。

（五）根管预备的质控标准

根管经预备后，选择的侧压器应能自如地到距工作长度 12 mm 处；主牙胶尖可以较容易地进入到根管的尖部；尽可能保持根尖狭窄区的原始位置和大小；根尖狭窄区明显，有明显的停顿；根管壁光滑无台阶；预备后的根管形态为冠方大根端小的连续锥形、无偏移。

六、根管消毒

两次治疗间期，经预备的根管需进行根管封药消毒以防止残留于根管内的细菌生长繁殖。对于活髓牙如冠折露髓及因修复要求需行根管治疗术的牙可在局部麻醉下行一次根管治疗术，不需根管封药。

常规采用氢氧化钙糊剂行根管封药，具体操作如下：用适量生理盐水将氢氧化钙粉调制成糊剂状，将其导入已预备好的根管，用氧化锌丁香油黏固剂暂封。

七、根管充填

根管经预备、消毒后，应进行严密的根管充填，有效消灭无效腔，阻断来自根尖及冠方的各种微漏，阻止外界细菌和污染物的渗入，防止再感染，创造一个有利于根尖愈合的良好生态环境。通常情况下，只要患牙无疼痛或其他不适，根管无臭味，无渗出液，窦道完全闭合即可进行根管充填。

常规使用侧向加压根管充填技术，材料主要选用标准牙胶尖和根管封闭剂（常规应用 AHPlus 根管封闭剂）。对于解剖形态复杂的根管，如根管峡部、根管间交通支、侧支根管及C形根管等可采用热牙胶垂直加压充填技术和连续波充填技术，所需器械材料主要有非标准牙胶尖、根管封闭剂、垂直加压器和携热器等。

（一）侧向加压充填技术

(1)选择侧向加压器。侧向加压器应能无阻力地插入至距工作长度1～2 mm处。

(2)试尖。根管充填前需进行试尖,主尖(主牙胶尖)的大小通常与主尖锉一致。选择相应大小的标准牙胶尖作为主尖,根据操作长度用镊子在主尖相应部位夹一压痕,将其插入根管内至正好到达做好标记的工作长度处,插至工作长度处应有摩擦感,如不能到达工作长度则应换小一号牙胶尖,如果无摩擦感则需剪除牙胶尖尖端后再试,直至有摩擦感为止。拍插有主尖的X线片确定主尖在根管内的具体位置。如X线片显示主尖位于距根尖1～2 mm,可行根管充填;如果主尖位于距根尖2～3 mm处或超出根尖,则需重新试尖;如果距根尖3 mm以上,则需重新行根尖预备和试尖。

(3)涂根管封闭剂。选用与主尖锉相当的锉或小一号的锉,在尖端沾适量根管封闭剂,插入至工作长度,逆时针方向旋转退出,将封闭剂均匀地涂布到根管壁上。

(4)放置主尖:将选定的主牙胶尖蘸取根管封闭剂缓慢插至工作长度。

(5)侧向加压:将选定的侧向加压器紧贴主尖缓慢旋转插入至距工作长度1～2 mm处,放置15秒以上,旋转180°后退出侧向加压器;沿形成的空隙插入副牙胶尖,如此反复操作直至整个根管充填紧密,加压器只能进入根管口2～3 mm为止。

(6)垂直加压:用烧热的挖匙将多余的牙胶从根管口切断去除,选用合适的垂直加压器对根管口软化牙胶垂直加压,使牙胶紧密充填根颈1/3区。

（二）热牙胶垂直加压充填技术

(1)选择加压器:选3根垂直加压器,最小一根能自由到达距工作长度3～4 mm处。

(2)试尖:选择非标准牙胶尖作为主尖,距工作长度0.5 mm处,根尖部有摩擦感,拍插有主尖的X线片确认。

(3)放置主尖:根管干燥后涂少量封闭剂于根管壁上,主尖涂根管封闭剂后插入根管。

(4)充填根管上部侧支根管:用携热器齐根管口切除多余主尖,并将根管上段牙胶软化。用最粗的垂直加压器对根管上段进行垂直加压,此时根管上部的侧支根管得到充填。

(5)充填根管中部侧支根管:将加热后的携热器插入牙胶中并保持2～3秒,取出携热器同时带走部分牙胶,迅速将中号垂直加压器放入根管内加压,此时根管中部的侧支根管得到充填。

(6)充填根尖部主根管及侧支根管:将加热后的携热器插至根尖部分,并带走部分牙胶。迅速用最小号垂直加压器加压,将根尖分歧主副根管充填,如作桩冠修复则可结束充填过程。

(7)充填中上段主根管:用Obtura II 注射式充填方法完成,注射2～3次,每次用合适的垂直加压器压紧。

（三）热牙胶连续波充填技术

(1)选择携热加压器头:携热加压器头能自由达到距工作长度5 mm处,用橡皮片作参照点。

(2)试尖:选择非标准牙胶尖作为主尖,距工作长度0.5 mm处,根尖部有摩擦感,拍插有主尖的X线片确认。

(3)放置主尖:根管干燥后涂少量封闭剂于根管壁上,主尖涂根管封闭剂后插入根管。

(4)去除上端牙胶尖:用已加热携热加压器头平根管口去除上端牙胶尖,用冷的垂直加压器向下轻轻加压。

(5)热加压:开启加热器,携热加压器头向根方进入牙胶,直到距参照点 2～3 mm,关闭加热器。

(6)连续加压:继续向下加压直到参照点,保持加压状态 10 秒。

(7)退出热压器头:开启加热器 1 秒,迅速退出热压器头,再用冷的垂直加压器向下加压。

(8)充填根管上部:用 Obtura Ⅱ 注射式充填方法完成,注射 2～3 次,每次用合适的垂直加压器压紧密。

(四)根管充填质控标准

完成根管充填后均需拍 X 线片检查充填效果。①适充:根充材料距根尖≤2 mm,根管充填致密;②欠充:根充材料距根尖 2 mm 以上或根管充填不致密;③超充:根充材料超出根尖。

（贺　莹）

参 考 文 献

[1] 房兵.临床整合口腔正畸学[M].上海:同济大学出版社,2020.

[2] 王松灵,程斌.口腔医学[M].北京:北京大学医学出版社,2019.

[3] 王玮.现代实用口腔医学[M].昆明:云南科学技术出版社,2020.

[4] (德)安德烈·维切豪斯.口腔正畸临床治疗设计[M].沈阳:辽宁科学技术出版社,2019.

[5] 张栋梁.口腔正畸舌侧矫治技术[M].沈阳:辽宁科学技术出版社,2018.

[6] 张志愿.口腔科学 第9版[M].北京:人民卫生出版社,2019.

[7] 北京医师协会组织.口腔科诊疗常规[M].北京:中国医药科技出版社,2020.

[8] 王兴,刘宝林.中国口腔种植临床精萃[M].沈阳:辽宁科学技术出版社,2019.

[9] (美)卡尔·德拉戈.口腔种植修复 分步骤操作指南[M].沈阳:辽宁科学技术出版社,2018.

[10] 姚森.口腔正畸临床技巧与科学管理[M].北京/西安:世界图书出版公司,2020.

[11] 邹慧儒.口腔内科学[M].北京:北京科学技术出版社,2020.

[12] 唐红萍,朱兰省,崔永新.现代口腔诊疗学[M].汕头:汕头大学出版社,2019.

[13] 王晓娟.口腔临床药物学[M].北京:人民卫生出版社,2019.

[14] 樊明文,周学东.口腔科学[M].北京:高等教育出版社,2019.

[15] (澳)蒂娜·瑞克德.口腔正畸临床实用技术[M].重庆:重庆出版社,2020.

[16] 张锡忠.口腔正畸学[M].北京:北京科学技术出版社,2020.

[17] 日本口腔外科学会.口腔外科手术学 第4卷[M].沈阳:辽宁科学技术出版社,2019.

[18] 曲兆明.口腔种植与牙周病诊治技术[M].天津:天津科学技术出版社,2018.

[19] 樊洪.口腔修复学[M].北京:北京科学技术出版社,2020.

[20] 赵志华.实用口腔修复技术[M].郑州:郑州大学出版社,2019.

[21] 陈乃玲.口腔操作技术与疾病概要[M].长春:吉林科学技术出版社,2019.

[22] 赵志河.口腔正畸学[M].北京:人民卫生出版社,2020.

[23] 王楠.实用口腔医学 第2版[M].长春:吉林科学技术出版社,2019.

[24] 陈宜辉.实用临床口腔诊疗精要[M].哈尔滨:黑龙江科学技术出版社,2018.

[25] 米方林.口腔医学 第2版[M].南京:江苏凤凰科学技术出版社,2018.

[26] (英)奈恩·威尔逊,斯蒂芬·邓恩.口腔临床操作技术[M].上海:上海科学技术出版社,2019.

[27] 张志愿.口腔医学 4[M].北京:中国协和医科大学出版社,2019.

[28] 王佃亮,唐志辉,危岩.口腔科医师处方[M].北京:中国协和医科大学出版社,2019.

[29] 刘浩.口腔颌面外科学[M].北京:北京科学技术出版社,2020.

[30] 肖水清,郭泾.口腔正畸学[M].北京:中国医药科技出版社,2019.

[31] 朱云山,施洁珺.口腔正畸与颜面美容[M].北京:科学出版社,2019.

[32] (德)斯蒂芬·沃夫特.口腔种植修复[M].沈阳:辽宁科学技术出版社,2019.

[33] 李睿敏.现代实用口腔科疾病诊断与治疗[M].青岛:中国海洋大学出版社,2020.

[34] 陈谦明,曾昕.口腔正畸临床治疗设计[M].北京:人民卫生出版社,2020.

[35] 秦昌娟.口腔临床实用技术[M].北京:中国纺织出版社,2019.

[36] 李永清,惠小勇,许广杰,等.自体牙移植预后的影响因素[J].实用口腔医学杂志,2021,37(4):580-584.

[37] 鲁汝清.牙缺损伴牙颌畸形的联合治疗观察[J].中国社区医师,2021,37(11):43-44.

[38] 刘娇.牙槽骨微穿孔术加速正畸牙移动的研究进展[J].中国美容医学,2021,30(2):175-178.

[39] 邵乐.口腔修复治疗先天性缺牙患者的临床效果[J].中国医药指南,2021,19(3):85-86.

[40] 刘宇.口腔种植牙修复牙列缺损的临床效果观察[J].中国医药指南,2021,19(19):76-77,80.